民航运输类专业规划教材

实用航空医学基础

湛明 潘应平 主编

国防工业出版社

·北京·

内 容 简 介

本书是根据高等职业教育教学改革的要求而编写的,在编写理念上力求基础理论以应用为目的,同时贯彻理论联系实际的原则,着重基本概念和原理的阐述,突出理论知识的应用和实际操作,注重引入航空医学新技术。

全书共分八章,主要介绍人体解剖、生理学基础,航空生理学因素,航空生物动力学因素,空勤人员的自我健康管理,女乘务员的常见医学问题,空勤人员常见疾病及防治,机上救护,实验。每章前有学习提示,章后附有思考与讨论,以便于学生巩固提高;书中还有实验内容,有助于学生对理论知识的加深认识。全书配有大量的插图,有利于学生对生理解剖知识的理解。

本书既可作为高等职业院校和普通高等学校相关专业的教材,还可供从事航空保障工作的医师和其他人员参考。

图书在版编目(CIP)数据

实用航空医学基础/湛明,潘应平主编.—北京:国防工业出版社,2022.1 重印
 民航运输类专业规划教材
 ISBN 978-7-118-06234-2

Ⅰ.实… Ⅱ.①湛…②潘… Ⅲ.航空航天医学 – 高等学校 – 教材 Ⅳ.R85

中国版本图书馆 CIP 数据核字(2009)第 030145 号

※

国防工业出版社出版发行
(北京市海淀区紫竹院南路 23 号 邮政编码 100048)
三河市天利华印刷装订有限公司印刷
新华书店经售

*

开本 787×1092 1/16 印张 18¾ 字数 422 千字
2022 年 1 月第 6 次印刷 印数 13001—15000 册 定价 36.00 元

(本书如有印装错误,我社负责调换)

国防书店:(010)88540777 发行邮购:(010)88540776
发行传真:(010)88540755 发行业务:(010)88540717

空中乘务专业
规划教材建设委员会

主 任 委 员　陈玉华

副主任委员　（按姓氏笔画排序）

邓顺川　刘小芹　关云飞　李振兴　杨　征

杨涵涛　张同怀　林薇薇　洪致平　曹建林

委　　　员　（按姓氏笔画排序）

方凤玲　孔庆棠　刘连勋　刘雪花　汤　黎

孙　军　何　梅　陈晓燕　张为民　武智慧

季正茂　宓肖燕　赵淑桐　俞迎新　姜　兰

姚虹华　倪贤祥　郭定芹　谢　苏　路　荣

廖正非

《实用航空医学基础》
编委会

主　编　湛　明　潘应平
副主编　崔学民　陈晓燕
参　编　梁　军　卢　颖

前　言

航空医学是职业医学的一个分科,它是为了使航空人员和机上旅客适应空中不良的环境需要而发展起来的。航空环境对任何人来说基本是一种非自然的环境,它对人的生理、心理和健康状况提出了许多要求。为了有效地开展航空医学工作,同时也使航空人员了解有关飞行负荷反应的生理学和医学基本知识,特编写本教材。本教材的编写目的是使空中乘务员能学习航空医学基础知识,通过学习,要求乘务员必须具有提供适当救助的能力。当机上旅客、机组人员患病或意外受伤时,空中乘务员是提供第一线救助的人,而空中乘务员对疾病的诊断和处置,可以产生完全不同的结果。

本书为了帮助空中乘务员维护自身健康,介绍了常见的医学基础知识、航空环境因素对健康的影响、空勤人员的健康自我管理、常见的航空性疾病等内容,以及空中乘务员需要了解自己在什么情况下适合飞行,在什么情况下不适合飞行。本书还帮助空中乘务员了解对病危旅客和机组人员进行救助,介绍了对旅客突发疾病的救助方法,客舱现场急救方法以及空中意外的应急措施,这些对于保证旅客和机组人员的生命安全是极其重要的。因为空中乘务员在承担一种职责,即为机舱内的每一位乘客和机组人员提供服务。

本书采用国际单位制,专业名词术语和图形符号均符合我国制定的相应标准。

本书由湛明、潘应平任主编,崔学民、陈晓燕任副主编。全书编写分工如下:东方航空集团公司湛明编写第一章、第八章,东方航空股份有限公司卢颖编写第二章,浙江旅游职业学院陈晓燕编写第三章、第四章,浙江育英职业技术学院崔学民编写第五章,成都航空职业技术学院潘应平编写第六章,三亚航空旅游职业学院梁军编写第七章。本书在编写过程中得到了中国东方航空集团公司、浙江育英职业技术学院、浙江旅游职业学院、成都航空职业技术学院、三亚航空旅游职业学院的大力支持与帮助,在此表示衷心感谢!

由于编者的水平所限,疏误和缺点在所难免,欢迎广大读者批评指正。

编　者

目 录

第一章 人体解剖、生理学基础 ... 1
第一节 运动系统 ... 2
第二节 循环系统 ... 4
　　一、心脏 ... 5
　　二、动脉 ... 8
　　三、静脉 ... 9
　　四、淋巴系统 ... 10
　　五、脾 ... 10
第三节 消化系统 ... 11
　　一、口腔、咽 ... 12
　　二、食管 ... 15
　　三、胃 ... 15
　　四、小肠、大肠 ... 16
　　五、肝 ... 18
　　六、肝外胆道 ... 19
第四节 呼吸系统 ... 20
　　一、肺外呼吸道 ... 20
　　二、肺 ... 21
　　三、胸膜和纵膈 ... 22
第五节 感觉器 ... 23
　　一、视觉器官 ... 23
　　二、前庭蜗器（位听器） ... 26
　　三、嗅觉器官 ... 28
　　四、其他 ... 28
第六节 神经系统 ... 29
第七节 泌尿系统 ... 38
第八节 生殖系统 ... 40
　　一、男性生殖系统 ... 40
　　二、女性生殖系统 ... 41
　　三、妊娠 ... 43
　　四、乳房 ... 44
第九节 内分泌系统 ... 44

一、甲状腺 ································· 45
二、甲状旁腺 ······························· 46
三、肾上腺 ································· 46
四、垂体 ··································· 48
五、胰岛 ··································· 49
六、松果体与其他 ··························· 49

第十节　血液 ··································· 50
一、血液的组成与特性 ······················· 50
二、血细胞及其功能 ························· 50
三、生理止血 ······························· 51
四、血型 ··································· 51

第二章　航空生理学因素 ························· 53

第一节　地球大气的组成及分层 ··················· 53
第二节　大气压力及大气的功能 ··················· 55
第三节　缺氧 ··································· 57
一、急性高空缺氧 ··························· 60
二、爆发性高空缺氧 ························· 61
三、慢性高空缺氧 ··························· 61

第四节　低气压的物理性影响
一、高空胃肠胀气 ··························· 62
二、高空减压病 ····························· 63
三、体液沸腾 ······························· 65
四、迅速减压——肺损伤 ····················· 66
五、中耳及鼻窦的气压性损伤 ················· 68

第五节　辐射环境 ······························· 72
一、基本概念 ······························· 72
二、宇宙空间及大气层的辐射来源 ············· 74
三、辐射对人体健康的危害及防护方法 ········· 77

第六节　臭氧 ··································· 78
第七节　温度负荷 ······························· 79
一、航空中温度负荷的原因 ··················· 79
二、高温的生理影响及防护措施 ··············· 80
三、低温的生理影响及防护措施 ··············· 80

第八节　航空毒理学 ····························· 81
一、毒理学基础 ····························· 81
二、航空毒理学的基本问题 ··················· 83
三、常见的航空毒物 ························· 84

第九节　似昼夜节律 ····························· 86

  一、概况 86
  二、时差效应 87

第三章 航空生物动力学因素 89
第一节 概述 89
第二节 加速度 89
  一、直线加速度 89
  二、曲线运动中的加速度 90
  三、科里奥利加速度 91
  四、加速度的 G 单位制 91
  五、加速度对人体的影响 92
  六、人体对 G 值的耐力和防护 93
第三节 振动 93
  一、航空振动环境 94
  二、振动对人体的影响 94
  三、振动的防护 95
第四节 噪声 96
  一、概述 96
  二、航空噪声环境 97
  三、噪声对人体的影响 98
  四、噪声的防护 99

第四章 空勤人员的自我健康管理 101
第一节 飞行执照与体格检查 101
第二节 航空运输飞行中的 4 个阶段 112
第三节 运输飞行时航空人员的卫生保健 113
第四节 航空人员起居作息卫生 115
第五节 体育锻炼 116
  一、体育锻炼对人体的生理作用 117
  二、航空人员锻炼方法 117
  三、体育锻炼的注意事项 118
  四、锻炼效果的评定 118
第六节 药物与飞行 119
第七节 饮酒与飞行 121
第八节 吸烟与飞行 122
第九节 航空人员营养基本要求 124
  一、热能 124
  二、蛋白质 125
  三、脂肪 128
  四、碳水化合物 130
  五、维生素 131

  六、维生素缺乏症 ·· 138
  七、无机盐及微量元素 ·· 142
  八、航空人员饮食卫生基本要求 ···································· 148
  九、航空人员饮食卫生管理 ·· 151

第五章　女乘务员的常见医学问题 153
  一、痛经 ·· 153
  二、子宫内膜异位症 ·· 154
  三、妊娠 ·· 156
  四、避孕 ·· 158
  五、艾滋病 ·· 161

第六章　空勤人员常见疾病及防治 163
第一节　高空病的发生原因及防治 163
  一、高空缺氧症 ·· 163
  二、高空减压病 ·· 164
  三、高空胃肠胀气 ·· 166
第二节　高血压病的病因及防治 167
  一、什么是高血压病 ·· 167
  二、高血压的病因和临床表现 ······································ 167
  三、高血压的主要预防措施及治疗 ·································· 168
第三节　冠心病的病因及防治 169
  一、冠心病的病因 ·· 169
  二、冠心病的类型 ·· 170
第四节　空晕病的诱因及防治 171
  一、空晕病的症状及诊断 ·· 172
  二、空晕病的处理 ·· 172
第五节　航空性中耳炎的病因及防治 172
  一、航空性中耳炎的病因 ·· 172
  二、耳气压损伤或航空性中耳炎的诊断 ······························ 173
  三、症状和体征 ·· 173
  四、预防与处理 ·· 174
第六节　航空性鼻窦炎的病因及防治 175
  一、症状和体征 ·· 175
  二、鉴别诊断 ·· 175
  三、处理预防 ·· 176
  四、治疗与预后 ·· 176
第七节　航空性牙痛的病因及防治 176
  一、症状 ·· 176
  二、处理与治疗 ·· 177
第八节　乙型肝炎的病因及防治 177

一、肝炎病因与病理 ·································· 177
　　二、临床表现及诊断 ·································· 177
　　三、治疗与预防 ······································ 177
　　四、取得Ⅳ$_a$级体检合格证应当无乙型肝炎表面抗原阳性 ·········· 178
第九节　细菌性痢疾的病因及防治 ······························· 178
　　一、病因 ·· 178
　　二、临床表现 ·· 178
　　三、治疗 ·· 179
　　四、预防 ·· 179
第十节　食物中毒的防治 ······································· 180
　　一、特点和分类 ······································ 180
　　二、引起食物中毒的原因 ······························ 180
　　三、临床表现 ·· 181
　　四、处理与治疗 ······································ 181
　　五、防治 ·· 182
第十一节　流行性感冒的病因及防治 ····························· 182
　　一、病因 ·· 183
　　二、临床表现 ·· 183
　　三、治疗 ·· 183
　　四、传播和预防 ······································ 183
第十二节　流行性腮腺炎的病因及防治 ··························· 184
　　一、病因 ·· 185
　　二、临床表现 ·· 185
　　三、治疗 ·· 185
　　四、预防 ·· 185

第七章　机上救护 ·· 187
　第一节　常见诊疗技术 ······································· 187
　　一、脉搏的检查方法 ·································· 187
　　二、呼吸的检查方法 ·································· 188
　　三、体温的检查方法 ·································· 188
　　四、血压的检查方法 ·································· 190
　第二节　现场急救的基本原则与措施 ··························· 192
　　一、现场急救的注意事项 ······························ 192
　　二、现场急救的基本原则 ······························ 192
　　三、现场急救的主要措施 ······························ 193
　第三节　急救箱的使用 ······································· 193
　　一、机上急救箱使用规定 ······························ 193
　　二、机上应急医疗箱使用规定 ·························· 194
　　三、附:药物使用说明 ································ 195

第四节　旅客中常见伤病的急救处理 …………………………………… 197
　　一、脑出血 …………………………………………………………… 197
　　二、晕厥 ……………………………………………………………… 197
　　三、休克 ……………………………………………………………… 198
　　四、癫痫 ……………………………………………………………… 198
　　五、低血糖症 ………………………………………………………… 198
　　六、急性胃肠炎 ……………………………………………………… 199
　　七、胃及十二指肠溃疡 ……………………………………………… 199
　　八、急性胃出血 ……………………………………………………… 199
　　九、急性胃穿孔 ……………………………………………………… 199
　　十、急性阑尾炎 ……………………………………………………… 200
　　十一、急性胰腺炎 …………………………………………………… 200
　　十二、胆石病 ………………………………………………………… 200
　　十三、泌尿系结石 …………………………………………………… 201
　　十四、烧烫伤 ………………………………………………………… 201
第五节　外伤急救技术 …………………………………………………… 202
　　一、出血与止血 ……………………………………………………… 202
　　二、包扎 ……………………………………………………………… 206
　　三、骨折固定法 ……………………………………………………… 210
　　四、伤员的搬运 ……………………………………………………… 213
　　五、伤口的处理 ……………………………………………………… 215
第六节　对猝死旅客的急救——心肺复苏术（CPR）…………………… 217
　　一、心肺复苏的重要性及其局限性 ………………………………… 217
　　二、心肺复苏术的实施 ……………………………………………… 218
　　三、自动体外除颤器（AED）介绍 …………………………………… 220
第七节　对窒息旅客的急救 ……………………………………………… 221
　　一、梗阻窒息的原因 ………………………………………………… 221
　　二、梗阻窒息的表现 ………………………………………………… 221
　　三、梗阻窒息的急救 ………………………………………………… 221
第八节　分娩急救 ………………………………………………………… 222
　　一、机上流产 ………………………………………………………… 222
　　二、机上分娩 ………………………………………………………… 223
第九节　机上常见症状的处理方法 ……………………………………… 225
　　一、发热 ……………………………………………………………… 225
　　二、头痛 ……………………………………………………………… 226
　　三、急性腹泻 ………………………………………………………… 227
　　四、咯血与呕血 ……………………………………………………… 227
　　五、鼻出血 …………………………………………………………… 229
第十节　不适合乘机的伤病 ……………………………………………… 230

第十一节　旅客死亡的处理 ⋯⋯⋯⋯⋯⋯⋯⋯⋯⋯⋯⋯⋯⋯⋯⋯⋯⋯⋯⋯⋯⋯⋯ 231
　　　　一、死亡过程 ⋯⋯⋯⋯⋯⋯⋯⋯⋯⋯⋯⋯⋯⋯⋯⋯⋯⋯⋯⋯⋯⋯⋯⋯⋯⋯⋯⋯ 231
　　　　二、死亡旅客的处理 ⋯⋯⋯⋯⋯⋯⋯⋯⋯⋯⋯⋯⋯⋯⋯⋯⋯⋯⋯⋯⋯⋯⋯⋯⋯ 232
第八章　实验 ⋯⋯⋯⋯⋯⋯⋯⋯⋯⋯⋯⋯⋯⋯⋯⋯⋯⋯⋯⋯⋯⋯⋯⋯⋯⋯⋯⋯⋯⋯⋯ 233
　　实验一　观察长骨的构造 ⋯⋯⋯⋯⋯⋯⋯⋯⋯⋯⋯⋯⋯⋯⋯⋯⋯⋯⋯⋯⋯⋯⋯⋯ 233
　　实验二　分辨两点触觉刺激的测试 ⋯⋯⋯⋯⋯⋯⋯⋯⋯⋯⋯⋯⋯⋯⋯⋯⋯⋯⋯⋯ 234
　　实验三　出血与止血方法 ⋯⋯⋯⋯⋯⋯⋯⋯⋯⋯⋯⋯⋯⋯⋯⋯⋯⋯⋯⋯⋯⋯⋯⋯ 235
　　实验四　胸围差的测定 ⋯⋯⋯⋯⋯⋯⋯⋯⋯⋯⋯⋯⋯⋯⋯⋯⋯⋯⋯⋯⋯⋯⋯⋯⋯ 237
　　实验五　人体动脉血压的测定 ⋯⋯⋯⋯⋯⋯⋯⋯⋯⋯⋯⋯⋯⋯⋯⋯⋯⋯⋯⋯⋯⋯ 239
　　实验六　皮肤表面的触觉感受器分布的测定 ⋯⋯⋯⋯⋯⋯⋯⋯⋯⋯⋯⋯⋯⋯⋯⋯ 240
　　实验七　人体的静脉瓣观察 ⋯⋯⋯⋯⋯⋯⋯⋯⋯⋯⋯⋯⋯⋯⋯⋯⋯⋯⋯⋯⋯⋯⋯ 242
附录一　民用航空招收飞行学生体格检查鉴定管理办法 ⋯⋯⋯⋯⋯⋯⋯⋯⋯⋯⋯⋯⋯ 244
附录二　民用航空招收飞行学生体格检查鉴定标准 ⋯⋯⋯⋯⋯⋯⋯⋯⋯⋯⋯⋯⋯⋯⋯ 260
附录三　航空医学常用名词汉英对照 ⋯⋯⋯⋯⋯⋯⋯⋯⋯⋯⋯⋯⋯⋯⋯⋯⋯⋯⋯⋯⋯ 278
参考文献 ⋯⋯⋯⋯⋯⋯⋯⋯⋯⋯⋯⋯⋯⋯⋯⋯⋯⋯⋯⋯⋯⋯⋯⋯⋯⋯⋯⋯⋯⋯⋯⋯⋯ 285

第一章　人体解剖、生理学基础

人体解剖学、生理学是研究正常人体形态结构、整个生物及其组成部分所表现的各种生命现象或生理作用以及各种生理变化规律的科学。学好基础课程,对学生理解和掌握人体的各器官、系统的正常形态和结构以及人体各器官的正常生理功能,有一定的指导意义。只有掌握了解了正常人体形态结构、生理功能,才能判断人体的正常与异常,区别生理与病理状态,以便对疾病有正确的诊断与治疗。在学习人体解剖和生理学基础时,要结合民航运输业的特点进行学习。在航空运输业,空中乘务员是第一个面对乘客的人员,在乘客患病、负伤时,空中乘务员是第一线提供救助的人,座舱内的每一位乘客都仰仗空中乘务员,他们的航空医学知识可以为旅客提供必需的服务。空中乘务员学习好航空医学基础知识,对提高服务质量、保证飞行安全、提高飞行劳动效率,具有重要的意义。

人体是一个极为复杂的有机体,虽然形态上有很大差异,但结构上是基本相同的。

细胞是构成人体最基本的结构单位,只有了解细胞的构造,才能知道人体的形态结构。细胞是由细胞膜、细胞质、细胞核组成的。细胞极小,只有用显微镜才能看清它的全貌(如图 1-1 所示)。

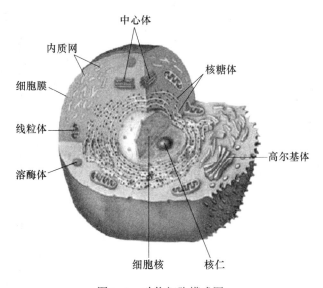

图 1-1　动物细胞模式图

活的细胞在不停地进行着新陈代谢,表现出细胞的生命现象——生长、发育、繁殖、衰老、死亡,同时细胞还具有应激性。整个机体的一切生命活动都是在细胞新陈代谢基础上产生的。细胞是用有丝分裂的方式进行繁殖,在正常情况下,机体借细胞分裂来完成生长、发育、创伤的修复和生理再造(如造血、上皮细胞的更新)等过程。当细胞在某些致病因素的作用下,局部细胞脱离了机体的控制,迅速地进行异常分裂,就形成了肿瘤。

人体的各器官、系统进行的各种生命活动,都是靠细胞组成的组织完成的。根据组织的形态和功能的不同,分为上皮组织、结缔组织、肌肉组织和神经组织。

几种不同类型的组织有机地结合起来,构成一定形态和功能结构,称之为器官,如平时生活中所说的心、肺、肝、肾、胃、脾等都是器官。每一个器官都有它自己特殊的组织结构和功能。由许多器官联系起来共同完成人体某项生理功能的共同体系,叫系统,如运动系统、循环系统、呼吸系统、消化系统等。人体对食物的消化、吸收,一直到粪便的排出,是由口腔、咽、食管、胃、小肠、大肠、肛门和各种消化腺(唾液腺、肝、胰)等器官共同完成的,称它们为消化系统。

营养物质被消化系统吸收后,进入循环系统,依靠血液循环将营养物质运送到全身,供给全身组织细胞新陈代谢的需要。人体各系统之间有着密切的联系,它们的互相协调、密切配合是在神经系统活动中,通过神经纤维的联系,在体内化学物质和内分泌腺所分泌的激素参与下,对机体各部分进行适当调节,完成人体的各种生命活动,使机体内部保持相对稳定,并同外界环境保持动态平衡。在人体的各种生命活动中神经系统的调节作用占主导地位,它使人成为一个统一的整体。

第一节 运 动 系 统

学习提示:掌握骨、肌肉的组成、基本功能和形态特征。

运动系统是由骨、骨连接和骨骼肌三部分组成。骨是一种器官,有一定的形态和功能,骨主要由骨组织、骨细胞、胶原纤维、基质构成,外有骨膜、内有骨髓,它坚硬而又有弹性,还有丰富的血管、神经,不断地进行新陈代谢,并有修复、再生能力,骨髓还有造血功能。

人体的骨通过骨骼肌互相连接,构成骨骼(如图1-2所示),各骨彼此之间的连接叫骨连接。两块或更多块骨连接在一起,并能活动,称为关节。人体通过关节的屈伸达到行走、跳跃等活动,同时还可以减少运动时的冲击和震动。

运动系统的功能如下。

(1) 运动:通过全身各骨与骨连接构成骨骼。附于骨骼上的骨骼肌收缩时,牵引骨移动位置,产生运动。

(2) 支持:骨骼也是人体的支架,它与肌共同赋予人体以基本外形并可支持人体的重量。

(3) 保护:骨骼和肌肉构成体腔的壁(如颅腔、胸腔、腹腔和盆腔),保护内脏。

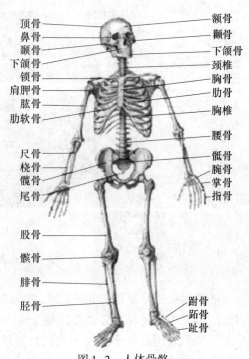

图1-2 人体骨骼

成人全身共有骨206块,形态各异,大小差异也很大,功能也各不相同。可分为躯干骨(51块)、颅骨(29块,包括听小骨6块)、上肢骨(64块)和下肢骨(62块)四部分。根据骨的形态基本上可分为四类:长骨、短骨、扁骨和不规则骨(如图1-3所示)。

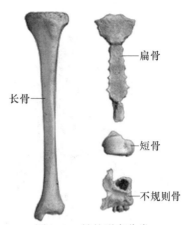

图1-3　骨的形态分类

骨由骨膜、骨质、骨髓三部分组成,骨膜有营养、助生长的作用。当骨折后,它能促进骨的愈合,骨能随年龄的增长而变长,但到25岁左右后骺软骨完全骨化,骨干与骺之间遗留一骺线,个子也就不再长高。骨髓有造血功能,骨还是钙和磷的储存场所,参与钙、磷的代谢,它们随时可以被吸收入血,供给机体的需要。骨骼构成的支架,对内脏有保护作用。骨骼的粗细、个子的高矮、身体的胖瘦与种族、营养、遗传、气候、环境、体育锻炼等有很大关系。

骨的化学成分包括有机质和无机质。有机质主要是由骨胶原纤维和黏多糖蛋白组成,构成骨的支架且具有弹性。无机质主要是以碱性磷酸盐为主的钙盐,使骨坚实而硬挺,具有抗压和抗扭曲能力。一生中骨的有机质和无机质不断发生变化,随着年龄的增大,无机质的比例增高(见表1-1所列)。长期对骨的不正常压迫,骨容易变形(如童工负重、儿童的不正确姿势以及肿瘤的压迫),老年人的骨容易发生骨折。

表1-1　骨的化学成分随年龄增长比值的变化

	幼儿时期	青年	成年	老年
有机质	5	4	3	2
无机质	5	6	7	8

根据肌(如图1-4、图1-5所示)组织结构和功能的不同,可将人体的肌分为平滑肌、心肌和骨骼肌三种。平滑肌主要构成内脏和血管的管壁,具有收缩缓慢、持久、不易疲劳的特点;心肌构成心壁;骨骼肌分布于头、颈、躯干和四肢,通常附着于骨,随人的意志收缩,又称随意肌。骨骼肌在人体内分布极为广泛,大约有600多块,约占体重的40%,肌肉内约20%为蛋白质,60%为水。每块肌肉都具有一定的形态、结构、位置和辅助装置,执行一定的功能,且有丰富的血管和淋巴管分布,接受神经的支配。肌肉附着在骨的表面,也是促使骨骼运动的动力器官,肌肉的收缩、舒张,彼此相依、相互协调。人体的任何运动都是由两组或更多组肌群彼此协调共同来完成。人体完成的每一个动作都是肌肉舒缩的结果,在肌肉舒缩的同时,还放出大量能量,以供给人体热能和保持体温。肌肉中的丰富血管和神经组织,使肌肉在神经系统的支配下,能保持持久、准确、协调的运动,并且能维持人体的正常姿势。如果肌肉中的神经受伤,该神经所支配的肌肉就不能随意收缩、舒张,如果不能得到有效、及时的治疗,肌肉就可能会废用性萎缩。

空中乘务员是处在一个特殊的劳动环境中工作的,需要有坚强、健美的体魄,更需要有聪颖、清醒的头脑。在选拔空中乘务员、安全员时对体型、体态、步态、身体标准,都有一

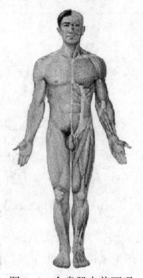
图1-4 全身肌肉前面观

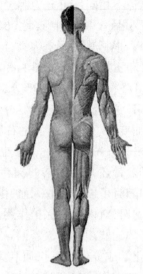
图1-5 全身肌肉后面观

定的标准要求,只有有了良好的健康基础和后天坚持不懈的运动、适度的锻炼,才会有身体的健与美。而肌肉与骨骼在经常受到锻炼后,可促进骨、肌肉的良好生长和发育,而长期废用则容易出现骨质疏松。肌肉和骨骼经常受到锻炼,也能促使年轻人长得快而高,肌肉丰满、骨骼坚固、身材匀称、柔韧性好、充满青春活力,即使年长者经常锻炼,也能延年益寿。肌肉与骨骼经常锻炼,还能增强眼、脑、手的协调性,从而在工作中得心应手。在锻炼过程中,要根据个人的年龄、性别、健康状况、气候、环境来进行。身体锻炼要有科学性,不然在运动锻炼中会发生肌肉的拉伤、撕裂伤,严重的还可能会造成骨折。

思考与讨论

1. 运动系统由哪几部分组成?
2. 运动系统有何主要功能?
3. 为什么老年人的骨容易发生骨折?

第二节 循环系统

学习提示:掌握心脏的主要结构、心血管系统和淋巴系统的组成、动脉主要分支和静脉的主要属支。

循环系统是一套密闭的管道系统,包括心血管系统和淋巴系统两部分。心血管系统由心、动脉、静脉和毛细血管组成,其内流动的是血液;淋巴系统由淋巴管道、淋巴器官和淋巴组织组成,其管道内流动着淋巴,最后注入静脉。循环系统的主要功能是物质运输,即将消化吸收的营养物质、肺吸入的氧和内分泌腺分泌的激素运送到全身各器官、组织和细胞,并将它们代谢产生的二氧化碳和其他废物运往肺、肾和皮肤,排出体外,以保证机体新陈代谢的正常进行。内分泌器官和分散在体内各处的内分泌细胞所分泌的激素以及生物活性物质亦有赖于循环系统输送,作用于相应的靶器官,以实现身体的体液调节。此外,循环系统对维持身体内环境理化特性的相对稳定以及机体防卫功能的实现等均有重要作用。

一、心脏

心是心血管系统的动力器官,通过节律性的收缩,像水泵一样把从静脉吸入的血液不断地推送到动脉。心脏的外形略呈倒置的圆锥形,大小约相当于本人的拳头。心位于胸腔的纵隔内,外面包以心包。约2/3在身体正中线的左侧,1/3在右侧,如图1-6所示。心的前面大部分被肺和胸膜遮盖,只有一小部分借心包与胸骨体和肋软骨直接相邻。心的两侧与肺和胸膜腔相邻。心的后方有食管、迷走神经和主动脉胸段。心的下方为膈。心的上方连着心的大血管。由于心的前方大部分被肺和胸膜遮盖,仅下方一小区域借心包与胸骨体下半和左第2~6肋软骨相邻,因此临床抢救做心内注射,应在左侧第4

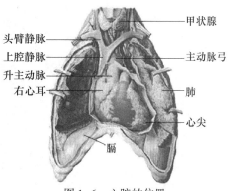

图1-6 心脏的位置

或第5肋间隙紧贴胸骨左缘刺入,可避免刺伤肺、胸膜或胸廓内动静脉。心有四个腔,如图1-7、1-8所示,即左心房、左心室、右心房和右心室。左、右心房间以房间隔为界,左、右心室以室间隔为界。左右心房之间、左右心室之间均不相通。但左心房和左心室之间、右心房和右心室之间,均借房室口相交通。心壁由心内膜、心肌层和心外膜构成。心内膜是衬于心房和心室壁内面的一层光滑的薄膜,与血管的内膜相连续。在房室口和动脉口处折叠成瓣膜。心内膜为风湿性疾病易侵犯部位,易引起结缔组织增生,使瓣膜变形,造成瓣膜闭锁不全或引起瓣膜黏连,使瓣膜间隙狭窄。心肌由心肌纤维构成,心室肌比心房肌厚,尤以左心室肌最厚。心房肌和心室肌不连续,所以心房和心室不同时收缩。心外膜是包在心肌外面的一层光滑的浆膜,心外膜即浆膜性心包的脏层。心腔内瓣膜位置及作用总结见表1-2、图1-9所示。

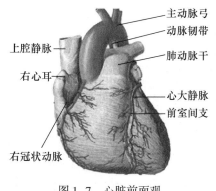

图1-7 心脏前面观

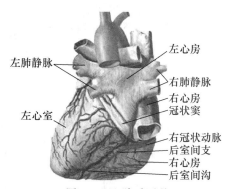

图1-8 心脏后面观

表1-2　心瓣膜位置及作用

瓣膜	位置	作　用
二尖瓣	左房室口	防止血液由左心室返回左心房
三尖瓣	右房室口	防止血液由右心室返回右心房
主动脉瓣	主动脉口	防止血液由主动脉返回左心室
肺动脉瓣	肺动脉口	防止血液由肺动脉返回右心室

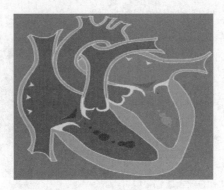

图1-9　心脏瓣膜图示

心的传导系统位于心壁内,是心肌细胞特化而成,能产生兴奋和传递冲动,以维持心正常的节律性舒缩。心的传导系统(如图1-10所示)包括窦房结、房室结、房室束及其分支。窦房结位于上腔静脉与右心耳之间的心外膜的深面,呈椭圆形,是心自动节律性兴奋的发源地,即心的正常起搏点。房室结位于房间隔下部右侧心内膜的深面,冠状窦口的前上方。房室结呈扁椭圆形,是心房和心室之间的特殊传导组织,是心房兴奋传入心室的通道。

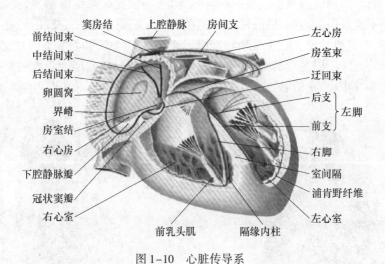

图1-10　心脏传导系

房室束又称希氏(His)束,从房室结发出后,在室间隔上部分为左脚(左束支)和右脚(右束支),分别沿室间隔左、右侧心内膜深面下行,到左、右心室。左脚下行中又分为前上支和后下支。左、右脚在左、右心室内逐渐分为许多细小的分支,最后形成浦肯野氏纤维网(心内膜下支),与一般心肌相连。心的自动节律性兴奋由窦房结开始,一方面传到心房肌,使心房收缩;另一方面传到房室结,再经房室束、左右束支、浦肯野氏纤维网,至心室肌,使心室也开始收缩,这样一先一后,使心不断有节律地跳动。

心包为包裹心和大血管根部的纤维浆膜囊,可分为纤维心包和浆膜心包两部分,如见图1-11所示。纤维心包为心包外层,是纤维结缔组织囊,上方与出入心的大血管外膜相移行,下方与膈中心腱愈合。浆膜心包可分为脏、壁两层。脏层覆盖于心肌表面,即心外膜;壁层贴在纤维心包内面。脏、壁两层在出入心的大血管根部相互移行,两层之间的腔隙称心包腔,内有少量浆液,起润滑作用,可减少心搏动时的摩擦。

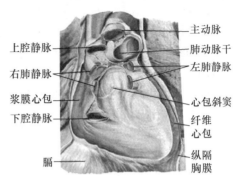

图1-11 心包

心肌组织具有兴奋性、自律性、传导性和收缩性四种生理特性。兴奋性、自律性和传导性,是以肌膜的生物电活动为基础的,故又称为电生理特性。心肌组织的这些生理特性共同决定着心脏的活动。所有心肌细胞都具有兴奋性,即具有在受到刺激时产生兴奋的能力。组织、细胞能够在没有外来刺激的条件下,自动地发生节律性兴奋的特性,称为自动节律性,简称自律性。心肌在功能上是一种合胞体,心肌细胞膜的任何部位产生的兴奋不但可以沿整个细胞膜传播,并且可以通过闰盘传递到另一个心肌细胞,从而引起整块心肌的兴奋和收缩。其中窦房结的兴奋性最高,自动兴奋频率约为100次/min,窦房交界约50次/min,末梢浦肯野氏纤维网兴奋性最低约25次/min。

心脏每收缩和舒张一次,称为一个心动周期。一个心动周期中,两心房首先同时收缩,继而心房舒张;心房开始舒张时,两心室几乎立即同时收缩,随后进入舒张期,这时心房也处于舒张期,所以这一时期称为全心舒张期(共同舒张期)。左、右两侧心房或两侧心室的活动则几乎是同步的。

心脏有节律的跳动是生命重要的特征之一,平均每分钟75次。空勤人员、运动员经常进行体育锻炼,心跳次数略低于平均数,在不同的生理情况下,心跳也有较大的变化,如站立时比坐位时快,坐位时比卧位时快,环境和情绪的变化对心跳也有较大的影响。

一分钟内心脏搏动的次数称为心率。正常成年人安静时的心率有显著的个体差异,平均75次/min,正常范围为60次/min～100次/min。心率的快慢直接影响到每个心动周期持续的时间。当心率加快时,心动周期缩短,收缩和舒张期均相应缩短,但舒张期缩短的比例大,这样就不利于心脏的休息。坚持锻炼的人平时心率较慢,强烈运动时心率加快也不如缺乏锻炼的人那样显著,所以说生命在于运动。

血压是循环系统的一个重要指标。血压是指血管内血流对于单位面积血管壁的侧压力,即压强。心血管系统中各部位的血压是不一样的,通常所说的血压是指一些常规检查部位的动脉血压,如肱动脉、颈总动脉、股动脉等处的动脉血压。按照国际标准计量单位规定,压强的单位为帕(Pa),也常用mmHg来表示。血压的形成原因:①血管内有血液充盈是形成血压的基础;②心脏射血是形成血压的动力;③外周阻力是形成血压的重要因素。

通常所说的血压,就是指体循环系统中的动脉血压,它是决定其他各类血管血压的主要动力。在每次心动周期中,动脉血压随着心室的舒缩活动而发生明显的波动。但是这种波动在小动脉后端已消失。

(1) 收缩压:指心缩期中动脉血压所达到的最高值,也称为高压。

(2) 舒张压:指心舒期中动脉血压下降所达到的最低值,也称为低压。

动脉血压的数值通常以分数形式加计量单位来表示,收缩压为分子,舒张压为分母,即收缩压/舒张压,单位为 mmHg 或 kPa。

(3) 脉搏压:收缩压与舒张压的差值,简称为脉压。

(4) 平均动脉压:在一个心动周期中,每一瞬间动脉血压都是变动的,其平均值称为平均动脉压。

$$平均动脉压 = 舒张压 + 1/3(收缩压 - 舒张压) = 舒张压 + 1/3 脉搏压$$

通常在上臂测得的肱动脉压代表主动脉压。我国健康青年人在安静状态时的收缩压 13.3kPa～16.0kPa(100mmHg～120mmHg),舒张压为 8.0kPa～10.6kPa(60mmHg～80mmHg),脉搏压为 4.0kPa～5.3kPa(30mmHg～40mmHg),平均动脉压在 13.3kPa(100mmHg)左右。中国民用航空人员医学标准规定,收缩压持续超过 155mmHg 或舒张压持续超过 95mmHg,为飞行不合格。血压一般随年龄、遗传、生活习惯、环境、情绪的变化,可能有暂时的升高。血压过低或过高,都会影响人的正常生活,血压持续过高会加重人的负担,长时间的高血压,会使小血管持续受到冲击,而发生破裂。脑部的血管破裂会造成脑溢血。空勤人员高血压病是丧失飞行执照的最常见原因。

二、动脉

动脉是引导血液离开心脏的管道,包括肺循环的动脉和体循环的动脉两部分。血液循环可分为两部分,如图 1-12 所示。一部分以右半心脏开始,把从静脉回到心脏的血液经过肺动脉输送到肺,在那里放出二氧化碳,吸取氧气,再从肺静脉回到左半心脏。这一部分血液循环叫肺循环。另一部分从左半心脏开始,经过主动脉到全身,再通过上、下腔静脉回到右半心脏,把从肺静脉回到心脏的含氧较多的血液输送到全身,供给组织细胞氧气和养料,并把组织细胞代谢产生的二氧化碳和废物带走,再经肺、肾、皮肤等排泄器官排出体外。这一部分血液循环叫体循环。

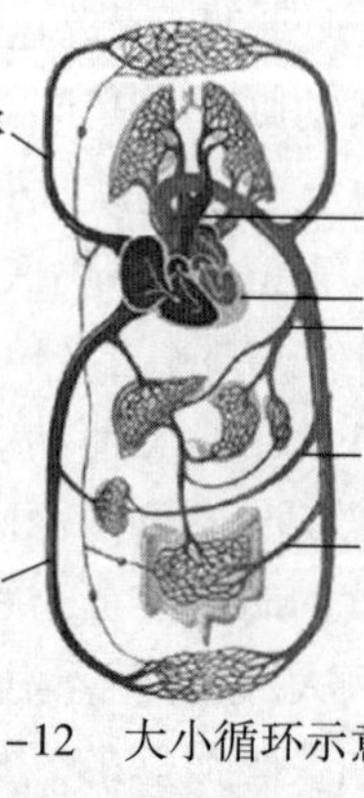

肺循环的动脉包括肺动脉干、左肺动脉、右肺动脉。肺动脉干短而粗,起自右心室肺动脉口,经升主动脉前方

图 1-12 大小循环示意图

向左后上方斜行,至主动脉弓的下方分为左、右肺动脉。左肺动脉走行到左肺门处分为上、下两支,分别进入左肺上、下叶。右肺动脉走行到右肺门处分为上、下两支,一支到肺上叶,另一支再分两支,分别进入右肺中、下叶。在肺动脉干分叉处与主动脉弓下缘之间连接一条结缔组织索,称动脉韧带,是胎儿时期动脉导管的遗迹。动脉导管在胎儿时期将肺动脉血导向主动脉,出生后不久即闭锁,形成索条样结构,称动脉韧带,如不闭锁,就成

为动脉导管未闭,属一种先天性心脏病。此时主动脉内血液可经动脉导管流向肺动脉。

肺循环(小循环):血流由右心室→肺动脉(含静脉血)→各级动脉分支→肺泡、毛细血管,通过它们之间的呼吸膜实现气体交换(放出二氧化碳摄入氧气)经肺大、中、小静脉(含氧气血),于是暗红色的静脉血就变成了鲜红色的动脉血→回到左心房。

体循环开始于左心室。血液从左心室搏出后,流经主动脉及其派生的若干动脉分支,将血液送入相应的器官。动脉再经多次分支,管径逐渐变细,血管数目逐渐增多,最终到达毛细血管,在此处通过细胞间液同组织细胞进行物质交换。血液中的氧和营养物质被组织吸收,而组织中的二氧化碳和其他代谢产物进入血液中,变动脉血为静脉血。此过程静脉管径逐渐变粗,数目逐渐减少,直到最后所有静脉均汇集到上腔静脉和下腔静脉,血液即由此回到左心房,从而完成了体循环过程。

体循环(大循环):血流由左心室→主动脉→动脉分支→全身毛细血管网,将营养物质和氧气输送到各器官组织去,同时将器官组织在新陈代谢过程中的代谢产物带走,再经肾、肺、皮肤等排泄器官排泄出体外。于是动脉血就变成了静脉血,经全身毛细血管网→小静脉→大静脉→上、下腔静脉、冠状窦→右心室。

血流经过体循环一次,大约需要 20s,血流经过肺循环一次,大约需要 4s~5s。当人在剧烈运动时血液流动加快,体循环、肺循环所需要的时间也相应的缩短,身体内的内分泌腺所分泌的激素也需要通过血流循环,把激素运送到身体的各个器官组织中去发挥调节作用。血流循环如果停止,机体组织、器官细胞由于缺氧,人很快就会失去意识,危及生命,所以缺氧在航空生理学方面是一个重要的研究课题,高空缺氧也是危及飞行安全的重要原因。缺氧最敏感的是中枢神经系统,尤其是大脑皮质,只要稍有缺氧它的机能就会受到影响,3min~8min 就可造成不可逆的病理改变,对缺氧比较敏感的还有肝脏、肾脏、心脏的实质细胞。

三、静脉

静脉是引导血液返回心脏的血管,它起于毛细血管,逐级汇合,最后汇合成大静脉注入右心房。

静脉的特点如下。

(1)管壁薄,管腔大,弹性差。

(2)管腔内含有静脉瓣,可防止血液倒流。四肢尤以下肢多,头颈部静脉无瓣膜。

(3)可分浅静脉和深静脉。浅静脉位于皮下(浅筋膜内),与浅淋巴管、皮神经伴行,深静脉与同名动脉伴行。浅静脉最后注入深静脉。

(4)在有的部位形成静脉丛或网。静脉丛再发出静脉向心回流。

(5)静脉的变异较多。

静脉分肺循环的静脉和体循环的静脉。

体循环的静脉:包括心静脉、上腔静脉系、下腔静脉系。体循环的静脉收集全身的静脉血通过冠状窦、上腔静脉和下腔静脉最终到达右心房。

肺循环的静脉:肺静脉分左、右两条,分别称左肺上静脉、左肺下静脉和右肺上静脉、右肺下静脉。它们起自肺门,注入左心房。

心静脉收集心本身的静脉血,通过冠状窦回流至右心房。

上腔静脉系由收集头颈、上肢、胸壁及部分胸腔脏器血液回流的各静脉组成。主干为上腔静脉,它借各级属支主要收集膈以上及上半身的静脉血,最后流入右心房。

下腔静脉系由下腔静脉及其各级属支组成,收集膈以下及下半身的静脉血,最后注入右心房。

四、淋巴系统

淋巴系统(如图1-13所示)由淋巴管道、淋巴器官和淋巴组织组成。

淋巴管道内流动的是淋巴。当血液运行到毛细血管时,部分液体经毛细血管滤出,进入组织间隙,形成组织液,组织液与细胞进行物质交换后,大部分在毛细血管的静脉端被吸收,然后进入静脉内,小部分进入毛细淋巴管内成为淋巴,沿淋巴管道向心流动,最后注入静脉。

淋巴器官:包括淋巴结、脾、腭扁桃体和胸腺。它们具有产生淋巴细胞、过滤淋巴和产生抗体的功能。

淋巴组织:是含有大量淋巴细胞的网状结缔组织,主要分布于消化管和呼吸道的黏膜下,也具有防御功能。

淋巴系统是循环系统的一个组成部分,是静脉的辅助系统,还具有防御功能。

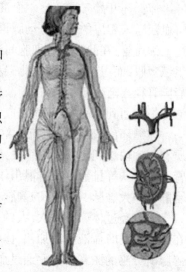

图1-13 淋巴系统模式图

淋巴管道可分为毛细淋巴管、淋巴管、淋巴干和淋巴导管。

当淋巴流经淋巴结时,淋巴结一方面将本身产生的淋巴细胞释放入淋巴,另一方面对淋巴进行过滤,当某器官或区域发生病变时,病菌、毒素、寄生虫或癌细胞可沿淋巴管进入相应的局部淋巴结,该淋巴结对它们有阻截、消灭的能力,可防止它们扩散,此时,淋巴结内的淋巴细胞迅速增殖,表现为淋巴结的增大。但如果该淋巴结没有完全消灭它们,则细菌、癌细胞等可继续沿该淋巴结引流的方向蔓延,最后,有可能进入血液循环,引起血的传播。所以,了解淋巴结的收集范围和作用,对临床诊断和治疗某些疾病有一定的意义。

淋巴的生成与回流如图1-14所示。

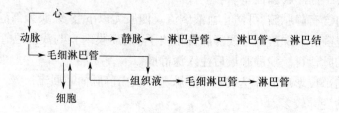

图1-14 淋巴的生成与回流

五、脾

脾是人体最大的淋巴器官,具有造血、滤血、清除衰老血细胞及参与免疫反应等功能。脾位于左季肋部,平对第9肋~第11肋,其长轴与第10肋一致,在左肋弓下不能触及。

脾色暗红、质地软而脆,若受暴力打击易破裂。脾椭圆形,可分为膈、脏两面,前、后两端和上、下两缘(如图1-15所示)。膈面隆突贴膈,脏面凹陷,中央为脾门,内有脾动脉、脾静脉和神经等的出入,脾的上缘锐利,常有2个~3个切迹为脾切迹,脾肿大时可作为触诊的标志。

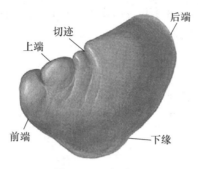

图1-15　脾膈面

思考与讨论

1. 循环系统由哪几部分组成?
2. 循环系统由哪些主要功能?
3. 心血管系由几部分组成?体循环和肺循环的循环路径由哪些?
4. 心脏的位置在什么地方?
5. 淋巴系统由哪几部分组成?

第三节　消 化 系 统

学习提示: 掌握消化系统的组成及各器官的结构特点。了解各器官的位置、组成。

消化系统由消化管和消化腺两部分组成。消化管是一条由口腔至肛门、粗细不等的弯曲管道,长约9m,包括口腔、咽、食管、胃、小肠(又分为十二指肠、空肠及回肠)和大肠等部分。临床上通常把从口腔到十二指肠的一段,称为上消化道;空肠到肛门的一段,称为下消化道,如图1-16所示

消化腺是分泌消化液的腺体,包括大、小两种。大消化腺有三大唾液腺、肝和胰;小消化腺则位于消化管壁内,如食管腺、胃腺和肠腺等。消化腺包括三大唾液腺、肝脏、胰腺及消化管壁内的胃腺、肠腺等,均为外分泌腺。肝是人体最大的腺体,分泌胆汁,肝脏由肝小叶构成。胰分泌胰液,也有内分泌腺为胰岛。

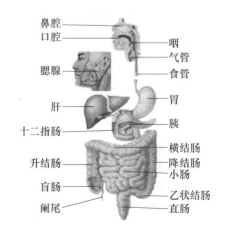

图1-16　消化系统概观

大唾液腺有三对,包括腮腺、下颌下腺和舌下腺。

1. 腮腺

形态:不规则三角形,分浅、深两部。

位置:耳廓前下方,咬肌后缘,下颌后窝内。

导管:从腮腺前部发出,在颧弓下一横指处,横过咬肌表面,穿颊肌开口于上颌第二磨牙相对的颊黏膜,开口处称腮腺管乳头。

2. 下颌下腺

形态:呈卵圆形。

位置:在下颌骨下缘与二腹肌前、后壁所围成的下颌下三角内。

导管:自腺体内侧面发出,经口腔底黏膜深面前行,开口于舌下阜。

3. 舌下腺

形态:扁长圆形。

位置:在舌下襞深面。

导管:大管与下颌下腺管共同开口于舌下阜,小管约10条,开口于舌下襞。

消化系统的功能是摄取食物,进行物理性和化学性消化,吸收其中的营养物质,并将剩余的糟粕排出体外,以保证人体新陈代谢正常进行。食物的消化方式主要是通过消化道肌肉的舒缩活动将食物磨碎,使食物与消化液混合,并且将食物不断地向消化道的远端运送;另一种消化方式是通过消化腺分泌的消化液,这些消化液中含有多种消化酶,这些消化酶能分别分解蛋白质、脂肪和糖类等物质。这两种消化方式的消化作用是同时进行的,食物在经过消化后由消化道的黏膜吸收,进入血流和淋巴循环,而不能被消化和吸收的食物残渣,最后以粪便的形式排出体外。

一、口腔、咽

口腔(如图1-17所示)为消化管的起始部分,以上、下颌骨和肌为基础,外面覆以皮肤,内面衬以黏膜而构成。咽是消化管,是从口腔到食管的必经之路,也是呼吸道中联系鼻腔与喉腔的要道,因此,咽是消化和呼吸共用的器官。咽的交通:咽向前直接和鼻腔、口腔和喉腔相通,向下直接和食管相通,鼻咽部向两侧通过咽鼓管和中耳鼓室相通(如图1-18所示)。口腔中的牙齿是人体中最坚硬的器官,当人体被大火烧毁后,牙齿能完好地保存下来,这也是作为空难后进行尸体识别的重要标志之一。当食物被送入口腔,使牙齿咀嚼磨碎后,在舌的搅拌下,使食物与唾液充分地混合,而唾液中的淀粉酶就开始对食物进行分解,使淀粉酶转变为麦芽糖,它也可以湿润食物,使之形成食团,通过吞咽将食物推向咽经食管到达胃。

(一) 口腔境界和分部

1. 境界

前壁:上、下唇,借口裂通外界。

后界:咽峡,与咽相通。

上壁:腭。

下壁:口腔底。

侧壁:颊。

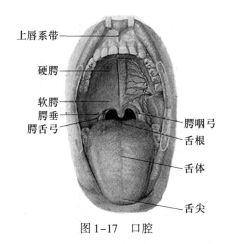
图 1-17 口腔

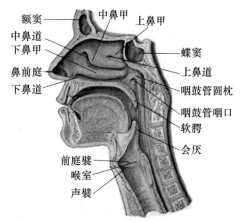
图 1-18 鼻腔、口腔、咽和喉的正中矢状断

2. 分部

以上、下牙弓、牙槽突和牙龈为界,分为口腔前庭和固有口腔。

(二) 牙

乳牙共 20 个,恒牙全部出齐共 32 个。

1. 牙的功能

牙具有对食物进行咀嚼,辅助发音及保持面部正常外形等功能。

牙的外形分部如下

(1) 牙冠:暴露于口腔内的部分。

(2) 牙颈:介于牙根和牙冠之间的缩细部分。

(3) 牙根:嵌入上、下颌骨牙槽内的部分,其内腔称牙根管,与牙腔相通,其末端有根尖孔。

2. 牙的分类

(1) 乳牙:分乳中切牙、乳侧切牙、乳尖牙、乳磨牙。

(2) 恒牙。恒牙分为以下几类。

① 切牙:牙冠扁平,一个牙根。

② 尖牙:牙冠呈锥形,一个牙根。

③ 前磨牙:牙冠呈方圆形,一般一个牙根,上颌第一前磨牙可有两个牙根。

④ 磨牙:牙冠最大呈方形,上颌磨牙 3 个牙根,下颌磨牙 2 个牙根。

3. 牙组织

(1) 牙本质:构成牙的大部分。

(2) 牙釉质:在牙冠部的牙本质外面覆盖的部分。

(3) 牙骨质:在牙根部的牙本质外面包绕的部分。

(4) 牙　髓:位于牙腔内,由结缔组织、神经和血管共同组成。

4. 牙周组织

(1) 牙周膜:介于牙根和牙槽骨之间的致密结缔组织。

(2) 牙槽骨:属于上、下颌骨的牙槽突。

(3) 牙　龈:是覆盖在牙颈和牙槽突表面的口腔黏膜。

5. 牙式

为了缩减临床书写或口述牙的全名,常用代号来表示,目前最常用的方法有:以"+"符号将上下牙弓分为四区。符号的水平线用以区分上下;垂直线用以区分左右。恒牙用阿拉伯数字1、2、3、4、5、6、7、8代表,乳牙用罗马数字Ⅰ、Ⅱ、Ⅲ、Ⅳ、Ⅴ代表,乳牙名称及代号、恒牙名称及代号如下。

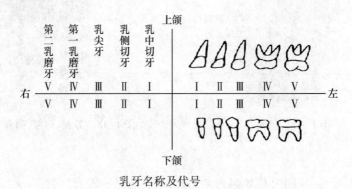

乳牙名称及代号

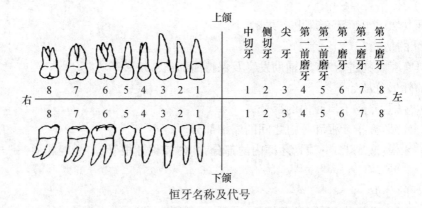

恒牙名称及代号

6. 临床牙式记举例

 5|右上颌第二前磨牙; |6 左下颌第一磨牙; Ⅲ|左上颌乳尖牙; |Ⅳ右下颌第一乳磨牙。

(三) 咽

咽分3部分:鼻咽、口咽和喉咽。

1. 鼻咽

(1) 位置:在咽腔的上部。上界:颅底。下界:软腭后缘与口咽分界。

(2) 主要结构如下。

① 咽扁桃体:是鼻咽的顶和后壁黏膜下的淋巴组织,婴幼儿较发达。

② 咽鼓管咽口:在侧壁,距下鼻甲后1cm处,向后外通中耳鼓室。

③ 咽鼓管圆枕:为咽鼓管咽口前、上、后方的隆起。

④ 咽鼓管扁桃体:为咽鼓管咽口周围黏膜内的淋巴组织。

⑤ 咽隐窝:为咽鼓管圆枕后方与咽后壁之间的凹陷,是鼻咽癌的好发部位。

2. 口咽

(1) 位置:在咽腔的中部。上界:软腭后缘。下界:会厌上缘。

（2）主要结构如下。

① 舌会厌正中襞:位于舌根后部与会厌相连的黏膜皱襞。

② 舌会厌谷:为舌会厌正中襞两侧的凹陷。

③ 腭扁桃体:位于腭舌弓和腭咽弓之间的扁桃体窝内。

④ 咽淋巴环:由咽扁桃体、腭扁桃体、舌扁桃体、咽鼓管扁桃体共同围成,有防御功能。

3. 咽喉

（1）位置:在咽腔的下部。上界:会厌上缘。下界:环状软骨下缘。

（2）主要结构。梨状隐窝:由喉口的两侧和甲状软骨板内面之间的黏膜下陷形成,是异物常易嵌顿停留的部位。

二、食管

食管是输送食物的管道。上段为骨骼肌,中段为骨骼肌和平滑肌,下段为平滑肌。食管为消化管最扁窄的部分,长约25cm,从鼻前至食管末端的长度约42cm～45cm,为一肌性管道,上端在第6颈椎下缘或环状软骨下缘水平续于咽,下端在第11胸椎左侧续于胃的贲门。全长有3个生理性狭窄,这些狭窄处是异物容易停留的部位,也是食管癌好发的部位(如图1-19所示)。

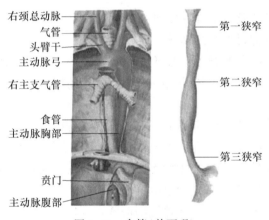

图1-19 食管(前面观)

1. 食管的分部

颈部:上起环状软骨下缘高度,下至胸骨颈静脉切迹水平,长约5cm。

胸部:上起胸骨颈静脉切迹水平,下至膈食管裂孔,长约18cm。

腹部:由食管裂孔至贲门,长约1cm～2cm。

2. 食管的狭窄部

第一个狭窄部:位于食管与咽交接处,距中切牙15cm。

第二个狭窄部:位于与左支气管交叉处,距中切牙25cm。

第三个狭窄部:为膈食管裂孔处,距中切牙40cm。

三、胃

胃是消化管中最膨大的部分。食物由食管入胃,混以胃液经初步消化后,再逐渐输送至十二指肠。胃可分为4部分:贲门部、幽门部、胃体和胃底。胃有两口、两壁、两缘和三部(如图1-20所示)。

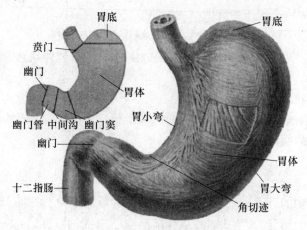

图1-20　胃的肌层和分部

(1) 两口:入口为食管与胃相续处,称为贲门;出口为胃与十二指肠相续处,称为幽门。

(2) 两壁:胃前壁朝向前上方;胃后壁朝向后下方。

(3) 两缘:上缘称为胃小弯,下缘称为胃大弯。

(4) 三部:自贲门向左上方膨起的部分称为胃底;胃的中间广大部分称为胃体;近于幽门的部分称为幽门部。幽门部中紧接幽门而呈管状的部分,称为幽门管;幽门管左侧稍膨大的部分,称为幽门窦。

胃上接食管,下续十二指肠,具有暂时储存食物的功能。成年人平均胃长度(胃底至胃大弯下端)为25cm~30cm,胃容量为1500mL。胃的形态和位置随胃的充盈程度而有些变化,但在通常的情况下,它位于上腹部略偏左的位置。胃的主要功能是收纳食物,调和食物和分泌胃液。胃的黏膜较厚,形成许许多多的皱襞,其中有许多的腺体。健康成人的胃每天可分泌1500mL~2000mL无色透明的酸性液体。胃液的主要成分是盐酸、钠和钾的氯化物、胃蛋白酶和黏液蛋白。胃液有消化食物的作用,并且还有一定的杀菌作用。当食物达到胃内后约5min,蠕动即开始,它通过胃的蠕动将食物和胃液充分混合成食糜,进行消化,然后通过幽门的多次开放,将食物逐渐送到十二指肠。一般糖类的排空时间较蛋白质要短,约需2h,蛋白质需要2h~3h,而脂肪类食物排空最慢,一般需要5h左右,而混合食物由胃内完全排空通常需要4h~6h。

当飞行时,由于在航空环境下,航空器的振动、噪声、气压改变、气流等因素,使人体植物神经系统发生改变,可导致胃肠蠕动的减慢,胃排空时间相对延长,消化腺分泌的消化液减少,故易引起胃肠胀气等。

四、小肠、大肠

(一) 小肠

小肠为消化管中最长而弯曲的一段,全长约为5m~7m,是消化食物和吸收营养的最重要部位(如图1-21所示)。小肠由上至下可分为十二指肠、空肠及回肠3部分,有环行皱襞、绒毛和微绒毛。

(1)十二指肠为小肠的起始段,全长约25cm～30cm,相当于12个横指并列的距离。上端起于幽门,下端至十二指肠空肠曲与空肠连续。十二指肠呈"C"字形包绕胰头,可分为4部:上部、降部、水平部和升部。上部又称为球部,临床上十二指肠溃疡多发生于此部。

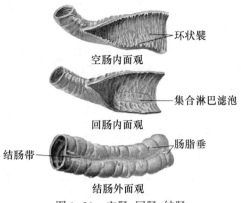

图1-21 空肠、回肠、结肠

(2)空肠和回肠由小肠系膜连于腹后壁,又称系膜小肠,活动度较大,区别见表1-3所列。

表1-3 空肠和回肠区别

	空 肠	回 肠
位 置	位于左上腹部	位于右下腹部
长 度	占全长的2/5	占全长的3/5
管 腔	较粗	较细
管 壁	较厚	较薄
颜 色	较红	较淡
环状襞	明显	不明显
淋巴小结	孤立淋巴小结	集合淋巴小结、孤立淋巴小结
血管弓	少,1级～2级	多,3级～4级
直血管	较长	较短

(二) 大肠

大肠长约1.5m,在空、回肠的周围形成一个方框。根据大肠的位置和特点,分为盲肠和阑尾、结肠(升结肠、横结肠、降结肠和乙状结肠)、直肠、肛管。大肠在外形上与小肠有明显的不同,一般大肠口径较粗,肠壁较薄。

1．盲肠和结肠具有3种特征性结构

(1)结肠带有3条,是肠壁的纵行肌聚集而成的带状结构,在肠管表面纵行排列。

(2)结肠袋:由于结肠带较肠管短,使肠管形成许多由横沟隔开的袋状膨出,称为结肠袋。

(3)肠脂垂:在结肠带的附近,是脂肪组织聚集成的大小不等的突起。这三种特征性结构是肉眼将盲肠、结肠与小肠区别的重要依据。

2．阑尾

阑尾的形态如蚯蚓,又称蚓突。上端连通盲肠的后内壁,下端游离,一般长约7cm～9cm。阑尾有系膜,其活动性较大。其伸展的位置较不恒定,以盆位者多见,其次为盲肠后位及盲肠下位,回肠前位和后位较为罕见。因为3条结肠带最后都汇集于阑尾根部,故沿结肠带向下追踪,是寻找阑尾的可靠方法。通常以脐和右髂前上棘连线的中、外 1/3 交界处作为标志(如图 1-22所示)。临床上称麦克勃尼(McBurney)点,急性阑尾炎时该处可有压痛。

3. 结肠

结肠为介于盲肠和直肠之间的部分,按其所在位置和形态,又分为升结肠、横结肠、降结肠和乙状结肠4部分。

4. 直肠

直肠为大肠的末端,长约 15cm~16cm,位于小骨盆内。上端平第 3 骶椎处接续乙状结肠,沿骶骨和尾骨的前面下行,穿过盆膈,下端以肛门而终。直肠与小骨盆腔脏器的毗邻关系男女不同:男性直肠的前面有膀胱、前列腺和精囊腺;女性有子宫和阴道。因此,临床指诊时,经肛门男性可触及前列腺,女性可触及子宫和阴道。

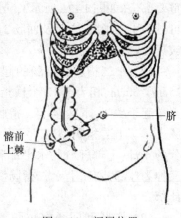

图 1-22　阑尾位置

五、肝

肝是人体中最大的腺体。我国成年人肝的重量男性为1230g~1450g,女性为1100g~1300g。肝脏由肝小叶构成。肝血液供应丰富,为棕红色,质软而脆,受暴力打击易破裂出血。肝呈楔形,可分为上、下两面,前、后两缘,左、右两叶。肝的上面凸隆,贴膈;肝的下面凹凸不平,与许多内脏接触(如图 1-23、1-24 所示)。肝以其上面的肝镰状韧带的附着线为界,分为左、右两叶。左叶小而薄;右叶大而厚。肝主要位于右季肋区和腹上区,只有小部分延伸至左季肋区,大部分为肋弓所覆盖,仅在腹上区左、右肋弓间露出,并直接接触腹前壁。

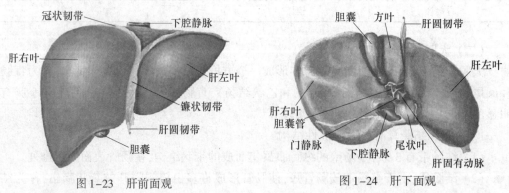

图 1-23　肝前面观　　　　图 1-24　肝下面观

肝脏的血流接受双重供应,除接受肝动脉外还接受肝的静脉的血流注入。肝小叶是构成肝脏的基本结构单位,肝小叶为多角棱柱形,由肝细胞、中央静脉、血窦和毛细血管组成。肝的功能很复杂,它是人体新陈代谢最为活跃的器官。肝在人的生命活动中起着极为重要的作用,主要参与蛋白质、脂类、糖类和维生素等物质的代谢,从胃、肠吸收来的营养物质,走经肝脏进行综合处理后进入血流循环,以供人体组织器官生长、发育、生殖以及体温维持、调节等机能的正常进行,同时还有解毒作用,肝将代谢过程中产生的废物、有害物质进行解毒,通过排泄器官排出体外,当有毒、有害物质超过肝的解毒能力时,肝脏的功能会受到损害或严重损坏,甚至引起各种代谢的紊乱而危及生命。此外,胆汁的生成与分泌均在肝内进行。

六、肝外胆道

肝外胆道包括胆囊和肝左管、肝右管、肝总管、胆总管。

胆囊略呈鸭梨形,位于肝右纵沟前部内,上面借结缔组织与肝结合,下面由腹膜覆被,有储存和浓缩胆汁的作用。胆囊从前向后可分为胆囊底、胆囊体、胆囊颈、胆囊管(图1-25所示)。胆囊底为突向前下的膨大盲端,常在肝下缘处露出,其体表投影相当于右侧腹直肌外缘与右肋弓相交处,当胆囊发炎时,此处可有压痛。

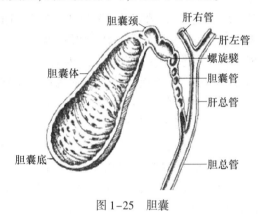

图1-25　胆囊

胆囊管、肝总管和肝脏面围成的三角形区域称胆囊三角,是胆囊手术中寻找胆囊动脉的标志。

胆汁和胰液的排泄途径如图1-26所示。

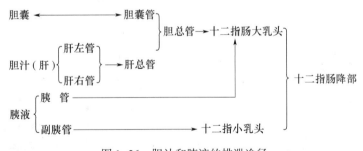

图1-26　胆汁和胰液的排泄途径

肝胰壶腹:胆总管斜穿十二指肠降部后内侧壁中,与胰管汇合,形成略膨大的肝胰壶腹,开口于十二指肠大乳头。在肝胰壶腹周围有肝胰壶腹括约肌包绕。

航空人员最常见的消化道疾病:急、慢性胃炎,急、慢性胃肠炎,急、慢性胆囊炎,胆囊结石,胃、十二指肠溃疡,胃肠功能紊乱,便秘等。这些疾病与饮酒、暴饮暴食、食物不洁、饮食不当、生活饮食不规律等有关。胃、十二指肠溃疡的发病与植物神经系统功能紊乱、内分泌失调等有关。消化系统常见的传染病有急、慢性痢疾,急、慢性病毒性肝炎等。有些疾病可使航空人员在飞行时突然失能,有些消化系统疾病也是航空人员停飞的原因之一。

思考与讨论

1. 消化系统的组成及消化系统的主要功能有哪些？
2. 消化管的一般构造有哪几部分？
3. 肝、胆的位置及主要功能有哪些？
4. 患急性阑尾炎时什么部位易疼痛？

第四节 呼吸系统

学习提示：掌握呼吸系统的组成，各器官的结构特点、位置、组成。

呼吸系统是由肺外呼吸道和肺两大部分组成（如图1-27所示），包括鼻、咽、喉、气管、主支气管和肺等器官。肺主要包括主支气管在肺内的各级分支和肺泡两部分。鼻、咽、喉、气管和各级支气管为呼吸道，肺泡是气体交换的场所。临床上把鼻、咽、喉称为上呼吸道，气管、主支气管和肺内各级支气管称为下呼吸道。呼吸系统的功能主要是与外界进行气体交换，调节气道阻力，对呼吸道有加温湿润、清洁过滤作用。在受到机械、化学刺激时，可引起防御反射。呼吸道可吸进氧气，呼出二氧化碳。这种机体与外界环境之间的气体交换过程成为呼吸。呼吸也是机体维持新陈代谢和其他功能活动所必需的最基本生理功能之一。人一旦呼吸停止，生命也将终结，呼吸是生命活动的重要特征。另外，鼻还有嗅觉功能，喉兼有发音功能。

一、肺外呼吸道

鼻是呼吸道的起始部分，能净化吸入的空气并调节其温度和湿度，它也是嗅觉器官，还可辅助发音。鼻包括外鼻、鼻腔和鼻旁窦（如图1-28所示）3部分。鼻后端与咽部相

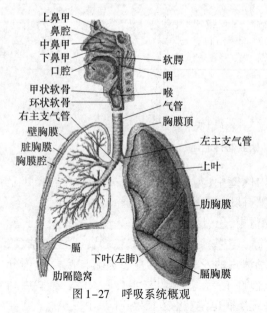

图1-27 呼吸系统概观

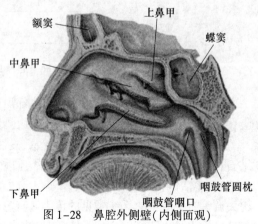

图1-28 鼻腔外侧壁（内侧面观）

连。咽是消化管,也是呼吸道中联系鼻腔与喉腔的要道,是从口腔到食管的必经之路,因此,咽是消化和呼吸共用的器官。注意咽的交通:咽向前直接和鼻腔、口腔、喉腔相通,向下直接和食管相通,鼻咽部向两侧通过咽鼓管和中耳鼓室相通。咽部有丰富的淋巴组织,是机体防御系统的一部分。在航空人员飞行过程中两个功能缺一不可,空中乘务员用清脆、明亮、圆润的发音,在空中服务时特别重要。保持上呼吸道通畅,不受细菌感染,对预防航空性中耳炎、航空性副鼻窦炎有重要意义。喉既是呼吸道,又是发音器官。喉向上开口于喉咽,向下与气管相连。气管形态为后壁略平的圆筒形管道,成人长约11cm～13cm。左主支气管的特点为长、细、较水平,上方有主动脉弓跨过。右主支气管的特点为短、粗、较垂直,异物易落于右主支气管和右肺内。鼻旁窦的位置与开口部位总结见表1-4所列。

表1-4 鼻旁窦的位置与开口部位总结

鼻旁窦		位置	开口部位
上颌窦		上颌骨体内	中鼻道
额窦		额骨眉弓深面	
筛窦	前群	筛骨迷路内	
	中群		
	后群		上鼻道
蝶窦		蝶骨体内	蝶筛隐窝

二、肺

肺是进行气体交换的器官,位于胸腔内纵膈的两侧,左右各一。肺为呼吸的重要器官,呈海绵状,由肺内的各级支气管、肺泡、血管及淋巴管等组成。左右肺外形不同:左肺因心脏偏左,较右肺窄而长;右肺因膈下有肝,较左肺宽而短。每个肺的表面覆以胸膜,故平滑、湿润、有光泽。肺为锥形,分肺尖和肺底,三面三缘。肺尖向上经胸廓上口突入颈根部,底位于膈上面,对向肋和肋间隙的面叫肋面,朝向纵膈的面叫内侧面,该面中央的支气管、血管、淋巴管和神经出入处叫肺门,这些出入肺门的结构,被结缔组织包裹在一起叫肺根。左肺由斜裂分为上、下二个肺叶(如图1-29所示),右肺除斜裂外,还有一水平裂将其分为上、中、下3个肺叶。由于肺含有空气,故能浮于水中。左右支气管进入肺叶,每一肺段支气管及其所属的肺组织分支与支气管的分支相伴行进入肺段。相邻的肺段之间还有少许疏松结缔组织相分隔。人的肺泡约有7.5亿个,呼吸面积约为$50m^2$～$100m^2$,一个正常成年人每天需要呼吸$12m^3$的空气。肺泡壁很薄,有丰富的毛细血管,是气体交换的场所。它们之间的气体交换是通过呼吸膜来实现的。气体交换无论是在肺还是在组织中都是根据气体扩散原理进行的,即从分压高处向分压低处扩散,

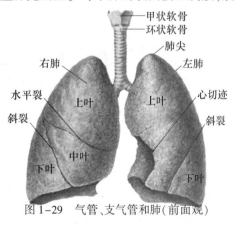

图1-29 气管、支气管和肺(前面观)

分压差越大,扩散的速度也就越快。在高空飞行时,如果机舱突然失密,航空人员和旅客如果没有及时吸氧或吸入氧气不足,就会发生缺氧症,严重时可引起高空减压病。肺有两套血管系统:一套是循环于心和肺之间的肺动脉和肺静脉,属肺的机能性血管。一套是营养性血管叫支气管动、静脉,发自胸主动脉,随支气管分支而分布,营养肺内支气管的壁、肺血管壁和脏胸膜。

三、胸膜和纵膈

胸膜是一层光滑的浆膜,覆于肺的表面、胸腔内面。在肺表面的胸膜叫脏胸膜,在胸腔内面的胸膜叫壁胸膜。壁胸膜分4部:膈胸膜、纵膈胸膜、肋胸膜、胸膜顶(如图1-30所示)。脏胸膜和壁胸膜在肺根处互相延续,形成封闭的胸膜腔。壁胸膜相互移行处形成隐窝,有肋膈隐窝、肋纵膈隐窝、膈纵膈隐窝。脏、壁两层胸膜在肺根周围相互移行,围成完全封闭的胸膜腔,胸膜腔左右各一,互不相通。正常的胸膜腔为负压,内有少量浆液,可减少呼吸时两层胸膜的摩擦。胸膜腔的最低部位是肋膈隐窝(肋膈窦)。肋膈隐窝是在肋胸膜与膈胸膜转折处形成的较大间隙,左右各一,胸膜炎症的渗出液常积聚于此,所以该处为临床胸膜腔穿刺或引流的部位。

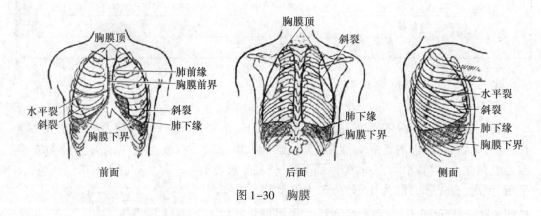

图1-30 胸膜

纵膈是左右纵膈胸膜间的全部器官、结构的总称。通常以胸骨角平面将纵膈分上纵膈和下纵膈。下纵膈以心包为界分为前方的前纵膈、后方的后纵膈和中纵膈。上纵膈内主要含有胸腺、出入心的大血管、迷走神经、膈神经、气管、食管、胸导管等。前纵膈仅含少量结缔组织和淋巴结;中纵膈主要含心包、心及出入心的大血管根部;后纵膈内则含胸主动脉、奇静脉及其属支、主支气管、食管、胸导管、迷走神经、交感神经和淋巴结等。

思考与讨论

1. 呼吸系统由哪几部分组成?
2. 呼吸系统的主要功能是什么?
3. 上、下呼吸道怎样划分?

第五节 感 觉 器

学习提示：掌握眼球、中耳、内耳的组成，理解眼球的神经支配。

感觉器是机体感受刺激的装置，是感受器及其附属器的总称。感觉器不仅感受装置更为完美，而且具有更为复杂的附属装置，如视觉器官除光感受器之外还包括眼的屈光系统和保护、运动装置。感受器是感受某种刺激而产生兴奋的结构（游离神经末梢、环层小体、触觉小体等）。感受器的功能是接受刺激，并将刺激转为神经冲动，该冲动经过感觉神经和中枢神经系的传导通路，传导至大脑皮质，从而产生相应的感觉。

感觉器官包括眼、耳、鼻、舌、皮肤，是人类认识世界的器官。

根据感受器的部位和接受刺激的来源，把感受器分为3类。

（1）外感受器分布在皮肤、嗅黏膜、味蕾、视器和前庭蜗器等处，接受来自外界环境的刺激，如触、压、痛、温度、光、声、嗅、味等刺激。（眼——光波感受器；耳——声波感受器；嗅黏膜——嗅觉感受器；舌的味蕾——味觉感受器；皮肤——湿、冷、热、触、痛觉感受器等。）

（2）内感受器分布在内脏和血管等处，接受来自内脏和血管的刺激，如压力、渗透压、温度和化合物浓度等刺激。

（3）本体感受器分布在肌肉、肌腱、关节和前庭器等处，接受运动和平衡时产生的刺激。

感受器在正常情况下，只对某一种适宜的刺激特别敏感，如视网膜的适宜刺激是一定波长的光，耳蜗的适宜刺激是一定频率的声波等。机体对外界各种不同的影响刺激能做出更精确的分析和反应，从而更完善地适应其生存的环境。

一、视觉器官

视器感受光波的刺激，通过视神经等的传导将光刺激转化的神经冲动传至大脑皮质的视觉中枢而产生视觉。视器由眼球（如图1-31所示）及眼附属器两部分组成。眼球具有屈光成像和将光的刺激转换为神经冲动的作用。眼附属器包括眼睑、结膜、泪器、眼球外肌、眶筋膜、眶脂体等。引起视觉的外周感受器官是眼，它由含有感光细胞的视网膜和

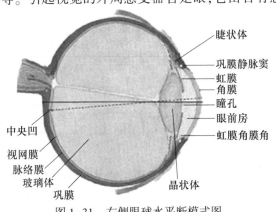

图1-31 右侧眼球水平断模式图

作为附属结构的折光系统等部分组成。人眼的适宜刺激是波长370nm～740nm的电磁波。在这个可见光谱的范围内,人脑通过接受来自视网膜的传入信息,可以分辨出视网膜像的不同亮度和色泽,因而可以看清视野内发光物体或反光物体的轮廓、形状、颜色、大小、远近和表面细节等情况。自然界形形色色的物体以及文字、图形等形象,通过视觉系统在人脑得到反映。据估计,在人脑获得的全部信息中,大约有95%以上来自视觉系统,因而眼无疑是人体最重要的感觉器官。

眼球为视器的主要部分,位于眶的前部,后端由视神经连于间脑。眼球由眼球壁和眼球内容物组成。眼球壁由外向内可依次为眼球纤维膜、眼球血管膜和视网膜3层。

(1) 外膜(纤维膜)的特点是厚、致密、坚韧。包括前1/6的角膜,透明,无血管,感觉神经丰富,有屈光作用。还有后5/6的巩膜,乳白色,有眼肌附着,有支持和保护作用。

(2) 中膜(血管膜),血管神经丰富,有色素。包括:①脉络膜占中膜后2/3,营养作用和吸收分散光作用;②睫状体,矢状面呈三角形,调解晶状体曲度和产生房水作用;③虹膜调解光线作用。

(3) 内膜(视网膜)分内外两层,外层为色素上皮层,有避光作用,内层神经细胞层,有感光作用。

人眼的基本结构中,除了控制眼球运动的眼外肌和起保护、营养作用的巩膜、脉络膜等结构外,眼内与视觉传入信息的产生直接有关的功能结构,是位于眼球正中线上的折光系统和位于眼球后部的视网膜。由角膜经房水、晶状体、玻璃体直至视网膜的前表面,都是一些透明而无血管分布的组织,它们构成了眼内的折光系统,使来自眼外的光线发生折射,最后成像在视网膜上。视网膜具有同神经组织类似的复杂结构,其中含有对光刺激高度敏感的视杆和视锥细胞,能将外界光刺激所包含的视觉信息转变成为电信号,并在视网膜内进行初步处理,最后以视神经纤维的动作电位的形式传向大脑。眼的结构和作用在很大程度上如一架高性能的照相机,当外界物体发出反射的光,透过眼的透明组织发出折射后,在眼底视网膜上形成物像,引起眼感光细胞(锥状细胞感受强光,杆状细胞感受弱光)的活动,产生神经冲动,通过视觉通路传到大脑皮质,从而产生视觉。它不仅能使人们能够认识世界物体的大小、形态、颜色、位置和运动情况,而且还可以帮助维持身体的平衡。如果人采取单脚鹤立式,将双上肢平展做平衡调节,睁眼和闭眼能得到的平衡是有很大差别的。

眼睑俗称眼皮,位于眼球的前方,保护眼球,避免异物、尘埃、强光等对眼球的伤害。睑板腺分泌物有润滑睑缘和防止泪液外流的作用。当睑板腺阻塞时,可形成睑板腺囊肿,亦称霰粒肿。泪器(如图1-32所示)由泪腺和泪道构成。

泪腺分泌的泪液具有冲洗结膜囊内的异物和保护角膜湿润以及抑制细菌繁殖等作用。泪道由泪点、泪小管、泪囊和鼻泪管组成。泪液的产生和排出途经:泪腺分泌泪液→泪腺的排泄小管→结膜上穹→泪点→上泪小管和下泪小管→泪囊→鼻泪管→下鼻道。

视网膜在眼睛的后部,包含感光细胞。这些特化的细胞被称为光感受器。视网膜中的光感受器(如图1-33所示)中有两种类型:视杆(细胞)和视锥(细胞)。视杆细胞对光线的阴暗变化、形状和位移感觉灵敏,只包含一种对光敏感的视色素。视杆细胞对色彩感

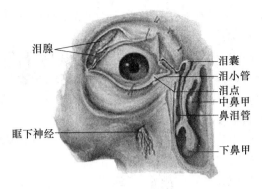

图 1-32 泪器(右侧)

觉不灵敏。在昏暗的房间里,人们就成了"色盲",主要使用视杆细胞。视杆细胞在视网膜外围的数量要远远大于视锥细胞。如果人们想看闪烁的星星,用的就是视杆细胞。视锥细胞对光线不像视杆细胞一样敏感。但是,视锥细胞对 3 种颜色(绿红蓝)感觉灵敏。从视锥细胞传出的信号传递到脑,脑再将这些信号转换成颜色感知。但是,视锥细胞只在明亮光线下发挥作用,这就是人们为什么不能在昏暗处较好地辨认颜色的原因。所以视锥细胞是可以辨认颜色的,而且对细节辨认更灵敏。

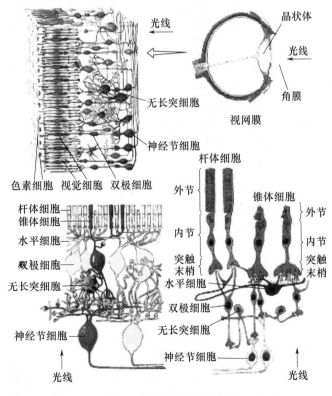

图 1-33 视网膜细胞分层

暗适应:当从亮光处进入暗室时,最初看不清任何东西,经过一定的时间,视觉敏感度才逐渐增高,恢复了在暗处的视力,称之为暗适应。暗适应是人眼对光的敏感度在暗处逐渐提高的过程,暗适应的产生机制是与视网膜中感光色素在暗处时合成增强,因而增加了视网膜中处于未分解状态色素的量有关。

明适应:当人从暗处来到亮处时,最初感到一片耀眼的光亮,但不能看物体,只有在稍待片刻后,才能恢复视觉,这称为明适应。明适应出现较快,一般约需一分钟就可以完成。主要是由于在暗处蓄积起来的合成状态的视觉红质在进入亮处时先迅速分解,使它对光的敏感度较视锥细胞中的感光色素更高。

视野:单眼注视前方一点不动,这时该眼所能看到的范围称为视野。在同一光照条件下,白色视野最大,黄蓝色次之,再次为红色,绿色视野是最小的。

双眼视觉:当双眼视物时,视野差不多大部分重叠,称为双眼视觉。在正常时,当两眼视物,两侧的视网膜上各形成一个完整的物像,而人主观上只产生一个物体的感觉,也可能是物体同一部分来的光线,正常时应成像在两侧视网膜的相称点上。

立体视觉:当人用双眼视物时,使视觉系统可以感知物体的厚度,从而形成了立体感。立体视觉的产生并不全是靠双眼视觉,它与物体表面的光线反射情况、阴影的有无,以及过去的经验等有关。

正常人的大部分信息来自眼的感觉,眼也是人体中最为"娇气"的器官,是人们认识世界的重要器官。眼对于航空人员来说,尤其重要,必须要好好地加以保护。航空人员在驾驶飞机的过程中,需要迅速地辨认空中、地面的各种目标、地标,同时还要及时、正确地阅读驾驶舱内的各种信息。由于空中与地面的环境截然不同,会经常遇到很多使视觉产生困难的不利因素,如雨、云、雾、尘埃等,都可能减低航空人员视觉的感受能力。而这些不利因素对视力良好的航空人员影响较小,但对视力不良或视力较差的航空人员则影响较大,所以中国民用航空人员医学标准规定:取得Ⅳa级体检合格证每眼矫正或未矫正远视力应达到0.5以上,如果仅在使用矫正镜(眼镜或接触镜)时才能满足以上规定,在行使执照权利时,应当佩戴矫正镜,且备有一副随时可以取用的、与所戴矫正镜度数相同的备份矫正眼镜。取得Ⅳb级体检合格证每眼未矫正远视力应达到0.7以上,如低于以上标准则为飞行不合格。

航空人员眼睛最常见的疾病是沙眼、麦粒肿、结膜炎、屈光不正(近视、远视、散光)、眼底疾病。屈光不正和眼底疾病是选飞和招收空中乘务员、安全员不合格和停飞最多的原因之一。因此,航空人员要对视力倍加爱护,养成良好的用眼卫生习惯。

二、前庭蜗器(位听器)

前庭蜗器由前庭器和蜗器两部分组成(如图1-34所示)。虽然两部分的机能不同,但在结构上,两者的关系是密不可分的,包括外耳、中耳和内耳三部分。其中外耳和中耳是收集和传导声波的装置,内耳有接受声波和位觉刺激的感受器。耳廓与外耳道有集音和共鸣腔的作用,鼓膜和中耳听骨链有增压效应。

外耳:包括耳廓、外耳道和鼓膜。耳廓位于头部两侧,耳廓上方的大部分以弹性软骨为支架,外覆皮肤,皮下组织很少,但血管神经丰富。下方的小部分无软骨,由结缔组织、脂肪及皮肤组织组成,为耳垂,也是经常采血化验的部位。外耳有收集声波的作用。外耳道由外耳门至鼓膜之间的弯曲管道组成,长约2.5cm。其软骨部分占外侧1/3,骨部分占内侧2/3。弯曲由外向内:先向前上,继而稍向后,然后弯向前下。做检查时可将耳廓向

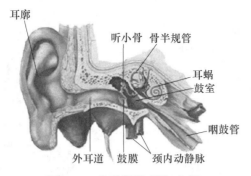

图1-34 位听器模式图(右侧)

后上方牵拉,即可拉直外耳道观察鼓膜。鼓膜位于外耳道底与鼓室之间。其位置向前外倾斜,与外耳道底约呈45°角。它的最佳共振频率约在3500Hz左右。

中耳主要包括鼓室、咽鼓管和乳突窦、乳突小房,位于外耳与内耳之间,是声波传导的主要部分。鼓室的内容物主要有3块听小骨(如图1-35所示),由外至内为锤骨、砧骨和镫骨。三者形成听小骨链,连于鼓膜和前庭窗之间。咽鼓管是连于鼓室和鼻咽部的管道,使鼓室和外界的大气压相等。以便鼓膜震动。咽鼓管咽口位于鼻咽部的侧鼻,平时对下鼻甲的后方,咽鼓管咽口平时封闭,当吞咽或尽力张口时,咽口张开,使空气进入鼓室。幼儿的咽鼓管较成人短而平,管径也相对较大,故咽部感染易沿咽鼓管侵入鼓室,引起中耳炎。

内耳位于颞骨岩部骨质内,在鼓室与内耳道底之间,又称迷路。迷路分骨迷路和膜迷路两部分。骨迷路为颞骨岩部内的骨性隧道,膜迷路是套在骨迷路内的膜性管道。膜迷路内含有内淋巴,膜迷路与骨迷路之间的间隙内充满外淋巴。内、外淋巴互不相通。骨迷路有致密骨质构成,分为前庭、半规管和耳蜗3部分,三者彼此相通。前庭是位于骨迷路的中部,略似椭圆形的腔隙。它后上方与3个半规管相通,前下方通耳蜗。其外侧壁即鼓室的内侧壁,有前庭窗和蜗窗。内侧壁即内耳道底,有神经穿入的许多小孔。骨半规管位于前庭的后上方,共3个,即前骨半规管、后骨半规管和外骨半规管,它们互相垂直。耳蜗位于前庭的前下方,是一个卷曲的骨管,形似蜗牛壳(如图1-36所示)。耳蜗的交通:前庭阶通向前庭窗,鼓阶通向蜗窗,二者在蜗顶处借蜗孔彼此相通。膜迷路是套在骨迷路内的膜性管和囊。管壁上有前庭器和听觉感受器。膜迷路可分为椭圆囊、球囊、膜半规管和蜗管。在椭圆囊的底部有椭圆囊斑,球囊的前壁有球囊斑,二者为位觉感受器,能接受直线加速或减速运动的刺激。膜半规管在骨半规管内,形状类似骨半规管。在骨壶腹内也有相应膜壶腹,在膜壶腹的壁上有隆起称壶腹嵴(共3个)。壶腹嵴为位觉感受器,感受旋转变速运动的刺激。椭圆囊斑、球囊斑和3个壶腹嵴合称为前庭器。

声音的传导分为空气传导和骨传导。空气传导是指声波从外耳道传至鼓膜,中耳的听骨链将鼓膜的振动传至前庭窗,引起前庭阶外的淋巴波动,该淋巴的波动经前庭膜传导至内淋巴的波动影响到螺旋膜,刺激螺旋器,自此发出冲动经蜗神经传入脑,产生听觉。骨传导是指声波经颅骨传入内耳的途径,指声波引起的振动经颅骨传入,使耳蜗内的淋巴产生波动,进一步刺激基底膜上的螺旋器产生神经冲动。

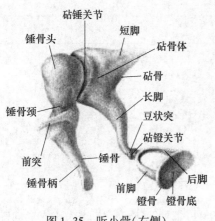

图 1-35 听小骨（右侧）

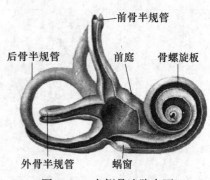

图 1-36 右侧骨迷路内面

听觉的外周感受器官是耳，耳的适宜刺激是一定频率范围内的声波振动。耳的生理功能是声音逐渐通过外耳、中耳、耳蜗以及耳蜗的感音装置将耳蜗淋巴系统和基底膜的振动转为神经冲动。振动的频率必须在一定的范围内，并且要达到一定的强度，才能被耳蜗所感受引起听觉。正常人耳能感受到的振动频率在 16Hz～20000Hz 之间，人耳最敏感的频率在 1000Hz～3000Hz 之间。

三、嗅觉器官

嗅觉器官由左右两个鼻腔组成，这两个鼻腔通过鼻孔与外界相通，中间有鼻中隔，鼻中隔表面的黏膜与覆盖在整个鼻腔内壁的黏膜相连。嗅觉感觉的作用就是让人体感觉到各种不同的气味。嗅器在鼻腔的上部、上鼻甲以及与其相对的鼻中隔部分。两侧总面积约 5cm²，当嗅细胞的纤毛受到位于空气中的物质分子的刺激时，有神经冲动传向嗅球，进而传向更高级的嗅觉中枢，引起嗅觉。除了对气味的感知之外，嗅觉器官对味道也会有所感觉。当鼻黏膜因感冒而暂时失去嗅觉时，人体对食物味道的感知就比平时弱，而人们在满桌菜肴中挑选自己喜欢的菜时，菜肴散发出的气味，常是左右人们选择的基本要素之一。

四、其他

味器，也称味蕾，人类的味蕾分布在舌、腭、会厌。味觉刺激主要有酸、甜、苦、咸 4 种。但中枢神经可能通过来自传导 4 种基本味觉的专用神经通路上的神经信号和不同组合来认知这些基本味觉以外的多种味觉。

皮肤覆盖全身表面，是对痛、温、压、触等外部刺激感受面最大的器官。皮肤的厚度在全身各处也不一样。背部、足底等处最厚，眼睑处最薄。皮肤还有若干附属器官，如皮肤腺、汗腺、毛发、指（趾）甲等。皮肤表皮分层如图 1-37 所示。

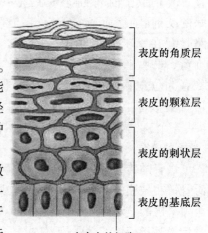

图 1-37 皮肤表皮分层

皮肤除保护机体,抵制外界生物、化学、机械等因素侵害外,还与身体的其他器官有着密切的联系。皮肤具有多种生理功能,对保障人体健康起着重要作用,并有排泄、分泌、吸收和调节体温的作用。其中吸收、排泄、分泌和调节体温的作用与航空环境及飞行有着较密切的关系。如通用航空飞行时,有机磷农药可通过皮肤吸收而引起中毒,在通用航空飞行时应引起足够的重视。在炎热季节飞行时,皮肤通过辐射、传导、对流方式将热散出去,对维持人体正常体温起到调节作用。同时由于汗腺大量分泌出汗,体内的盐分丢失,极易发生中暑、抽搐、昏迷等不良后果。

思考与讨论

1. 感觉器由哪几部分组成?
2. 感觉器的主要功能有哪些?
3. 前庭蜗器由哪几部分组成?请简述鼓膜的位置、形态。

第六节 神 经 系 统

学习提示:掌握中枢神经系统的组成、12对脑神经的分布、中枢神经与周围神经的区别。

神经系统(如图1-38所示)包括脑和脊髓(中枢神经)以及与脑和脊髓相连的脑神经、脊神经、自主神经及其神经节(周围神经)。神经系统借助感受器接受内、外环境中的各种刺激,经传入神经传至脑和脊髓的各级中枢,在此对刺激进行整合后再经传出神经传至各效应器。在人体的感觉系统中,它们的功能都是直接或间接处于神经系统的调节控制之下。人体的各器官、系统的功能不是孤立的,它们之间互相联系、互相制约、互相配合,对体内的各种功能不断起到迅速而完美的调节作用。

神经系统按其位置和功能不同可分为中枢神经系统和周围神经系统。中枢神经系统包括脑和脊髓。脑位于颅腔内;脊髓位于椎管内,两者在枕骨大孔处相连续。周围神经系统包括与脑相连的12对脑神经(如图1-39所示)和与脊髓相连的31对脊神经。脑神经与脑相连,主要分布于头面部。12对脑神经小结如下,一嗅二视三动眼,四滑五叉六外展,七面八蜗九舌咽,十迷一副舌下全。(见表1-5所列),其中,第Ⅰ、Ⅱ、Ⅷ对脑神经为感觉神经;第Ⅲ、Ⅳ、Ⅵ、Ⅺ、Ⅻ对脑神经是运动神经;第Ⅴ、Ⅶ、Ⅸ、Ⅹ对脑神经是混合神经;第Ⅲ、Ⅶ、Ⅸ、Ⅹ对脑神经含有内脏运动纤维(副交感神经纤维)。脊神经共31对,颈神经8对C_8、胸神经12对T_{12}、腰神经5对L_5、骶神经5对S_5、尾神经1对C_1,由前后根合并而成。脊神经为混合神经,典型的有4种纤维成分:躯体运动纤维、躯体感觉纤维、内脏运动纤维、内脏感觉纤维。脊神经出椎间孔后,即刻分为前、后两支,每支也为混合性的,后支较前支细而短。每对脊神经均以前、后根与脊髓相连,前根为运动(传出)纤维,后根为感觉(传入)纤维。

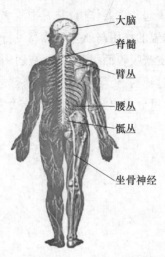

图 1-38 神经系统模式图

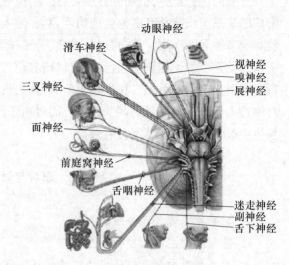

图 1-39 脑神经示意图

表 1-5 12 对脑神经小结

顺序及名称	连脑部位	进(出)颅的部位	性质及纤维成分		分 布
Ⅰ嗅神经	端脑	筛孔	感觉性:特殊内脏感觉		鼻腔嗅黏膜
Ⅱ视神经	间脑	视神经管	感觉性:特殊躯体感觉		视网膜
Ⅲ动眼神经	中脑	眶上裂	运动性	躯体运动	上、下、内直肌,下斜肌
				一般内脏运动(副交感)	上睑提肌、瞳孔括约肌、睫状肌
Ⅳ滑车神经	中脑	眶上裂	运动性:躯体运动		上斜肌
Ⅴ三叉神经	脑桥	V1:眶上裂	混合性	一般躯体感觉	头面部皮肤,眼球,硬脑膜,口、鼻腔黏膜,牙及牙龈
		V2:圆孔			
		V3:卵圆孔		特殊内脏运动	咀嚼肌,鼓膜张肌
Ⅵ展神经	脑桥	眶上裂	运动性:躯体运动		外直肌
Ⅶ面神经	脑桥	内耳门→面神经管→茎乳孔	混合性	特殊内脏运动	面肌
				一般内脏运动	泪腺,舌下腺,下颌下腺
				特殊内脏感觉	舌前 2/3 味觉
Ⅷ前庭蜗神经	脑桥	内耳门	感觉性:特殊躯体感觉		螺旋器,壶腹嵴,椭圆囊斑,球囊斑
Ⅸ舌咽神经	延髓	颈静脉孔	混合性	特殊内脏运动	茎突咽肌
				一般内脏运动	腮腺
				特殊内脏感觉	舌后 1/3 味蕾
				一般内脏感觉	咽、咽鼓管、鼓室、舌后 1/3 的黏膜,颈动脉窦,颈动脉小球
				一般躯体感觉	耳后部皮肤

(续)

顺序及名称	连脑部位	进(出)颅的部位	性质及纤维成分		分 布
X迷走神经	延髓	颈静脉孔	混合性	特殊内脏运动	咽喉肌
				一般内脏运动	胸腹腔内脏平滑肌、心肌和腺体
				一般内脏感觉	胸腹腔脏器和咽喉黏膜
				一般躯体感觉	耳廓及外耳道皮肤
XI副神经	延髓	颈静脉孔	运动性:特殊内脏运动		胸锁乳突肌、斜方肌
XII舌下神经	延髓	舌下神经管	运动性:躯体运动		舌内、外肌

按分布的对象不同可分为躯体神经系统和自主神经系统(内脏神经系统)。躯体运动(传出)神经由中枢发出神经分布于骨骼肌,管理骨骼肌的随意运动。骨骼肌为效应器。躯体感觉(传入)神经是分布于皮肤和运动器的感受器,管理它们的感觉。感受器接受周围的感觉冲动后沿传入神经从周围传至中枢。内脏神经又称自主神经,主要分布于内脏、心血管和腺体,管理它们的感觉和运动,可分为内脏运动神经和内脏感觉神经。内脏运动神经支配平滑肌、心肌和腺体的内脏运动神经,根据功能不同又可分为交感神经和副交感神经。关于交感神经与副交感神经区别见表1-6、表1-7所列。内脏感觉神经分布于内脏,管理内脏的感觉。内脏运动神经与躯体运动神经的比较见表1-8所列。

表1-6 交感神经与副交感神经区别

	交 感 神 经	副交感神经
低级中枢	脊髓 $T_1 \sim L_3$ 侧角	脑干副交感核,脊髓 $S_2 \sim S_4$ 骶副交感核
神经节	椎旁节、椎前节	器官旁节、器官内节
节前纤维	短	长
节后纤维	长	短
分布范围	广泛。除瞳孔括约肌和睫状肌外其他所有部位的平滑肌、心肌和腺体均有交感神经分布	不如交感神经广泛。瞳孔开大肌、睑板肌、体壁和四肢的血管、汗腺、竖毛肌以及肾上腺髓质等无副交感神经支配

表1-7 交感神经与副交感神经对器官的作用

器官	交感神经	副交感神经
心	心律快、收缩强	心律慢、收缩弱
冠状动脉	舒张	轻度收缩
躯干、四肢动脉	收缩	无副交感神经纤维
气管平滑肌	舒张	收缩
胃肠道平滑肌	抑制蠕动	增强蠕动
胃肠道括约肌	收缩	舒张
膀胱	平滑肌舒张	平滑肌收缩
	括约肌收缩(储尿)	括约肌舒张(排尿)
瞳孔	散大	缩小
泪腺	抑制分泌	增加分泌
汗腺	分泌	无副交感神经纤维
竖毛肌	收缩	无副交感神经纤维

表1-8 内脏运动神经与躯体运动神经的比较

	躯体运动神经	内脏运动神经
低级中枢	脊髓前角细胞及脑干躯体运动核	交感:脊髓 T_1~T_3 侧角 副交感:脊髓 S_1~S_3 副交感核及脑干内副交感核
支配对角	骨骼肌	心肌、平滑肌、腺体
纤维成分	躯体运动纤维	交感神经纤维和副交感神经纤维
低级中枢	低级中枢—(效应器)→有髓纤维→骨骼肌 自低级中枢至骨骼肌只有一个神经元	低级中枢—(薄髓)节前纤维→(无髓)节后纤维→心肌、平滑肌、腺体 自低级中枢到效应器,由两个神经元完成,中间要交换一次神经元
分布形成	神经干直接到达器官	节后纤维附在脏器或血管形成神经丛→效应器
意志行为	受意志支配活动(随意)	不受意志支配(不随意)

神经系统主要由神经组织构成,神经组织包括神经细胞和神经胶质。神经细胞具有感受刺激和传导冲动的功能,是神经组织的结构和功能单位,因此又称神经元。神经胶质是神经组织的辅助成分,对神经元具有支持、髓鞘形成、修复、代谢物质的传递等作用。神经系统在体内处于主导地位,它有条不紊地控制和管理人体的各种生命活动。机体是一个极为复杂的统一体,机体各器官之间,器官内部之间,机体与周围环境之间,都是互相影响、互相依赖、互相制约的。如果人体与外界环境和机体内部之间的相对平衡遭到破坏,就会导致疾病的发生,甚至死亡。

脊髓位于椎管内,成人长约45cm。脊髓上端在枕骨大孔处与延髓相连,下端在成人一般平第一腰椎下缘,新生儿平第3腰椎。全长有两个膨大:颈膨大(C_4~T_2)、腰膨大(T_{10}~T_{12}),这两个膨大与四肢的出现有关。表面有几条平行的纵沟或裂将脊髓分为左右对称的几个部分:前正中裂、后正中沟、前外侧沟、后外侧沟、后中间沟。前外侧沟发出前根,后外侧沟发出后根,前根和后根在椎间孔合成脊神经发出。脊髓的内部结构包括灰质、白质和中央管三部分。脊髓(如图1-40所示)由灰质和白质构成。灰质在内部,白质在周围。脊髓具有传导功能和反射功能。

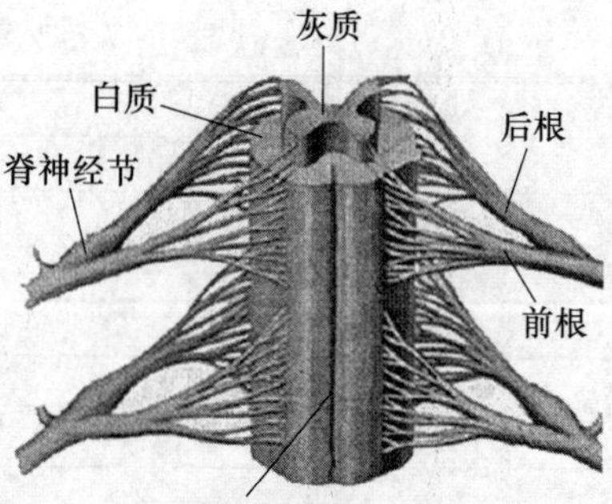

图1-40 脊髓和脊神经根

大脑是中枢神经的最高级部分,是人类进行思维活动和其他机能活动的重要器官。脑位于颅腔内,脑可分为端脑、间脑、小脑、中脑、脑桥和延髓6个部分。人脑的平均重量为1400g,在正常范围内,人脑的重量可有明显的个体差异,单纯以此差异来衡量人智力的高低是没有科学根据的。通常将延髓、脑桥和中脑合称为脑干。与脑相连的12对脑神经除前2对分别连于端脑和间脑外,其他皆连于脑干。脑干内主要的纤维束小结见表1-9所列。大脑分为左右对称的两个半球。大脑表面有很多沟裂、回(隆起的部分)面积约有2600cm^2。大脑表层是神经元的细胞体集中的部位,呈灰色,叫灰质,也称大脑皮质,内有140亿个神经元。内部是神经纤维集中的地方,呈白色,称白质。脊髓白质内的传导纤维小结见表1-10所列。白质的一部分叫内囊。脑血管破裂出血时常压迫此处,可引起偏瘫,或感觉障碍。中央前回是皮质运动区,也是肌肉本体感觉投射的代表区域。中央后回是感觉区,管理全身的感觉。脑的结构极为复杂,相互间有紧密的联系,各司其职,相互协调,某些功能目前尚未完全清楚。

表1-9　脑干内主要纤维束

	纤维束	位　　置	起　始　核	终　止　核	主　要　机　能
上行传导束	内侧丘系	延髓:中线两侧下橄榄核内侧 脑桥:与斜方体纤维交叉 中脑:红核外后侧 延髓:下橄榄背外侧	薄束核与楔束核	丘脑腹后外侧核	躯干及上下肢的本体感觉及精细触觉
	脊髓丘系	内侧丘系背外侧	脊髓后角(Ⅰ,Ⅳ,Ⅴ层)	丘脑腹后外侧核	对侧躯干及上下肢痛、温觉
	三叉丘系	内侧丘系外后方	三叉神经感觉核	丘脑腹后内侧核	传导头面部的浅感觉
	外侧丘系	脑桥:与斜方体纤维交叉 中脑:脊髓丘系外后方	蜗神经前、后核	内侧膝状体	传导双侧听觉
	脊髓小脑前、后束	脊髓:外侧索外侧部 延髓:下橄榄核背外侧	脊髓胸核(Ⅶ层)	旧小脑	非意识性本体感觉,调整平衡
下行传导束	锥体束(包括皮质核束和皮质脊髓束)	延髓:前正中沟两侧	大脑皮质	皮质核束的纤维止于脑干内躯体运动核和特殊内脏运动核	头面部骨骼肌运动
		脑桥:基底部分散为小束 中脑:大脑脚底中3/5		皮质脊髓束止于脊髓前角	躯干四肢骨骼肌运动
	红核脊髓束		中脑红核	脊髓前角细胞	兴奋脊髓前角屈肌运动神经元
	顶盖脊髓束	内侧丘系的背侧	中脑顶盖	脊髓前角细胞	与头颈部诸肌协同完成视听反射活动
	内侧纵束	顶盖脊髓束背侧	前庭神经核 展神经核 滑车神经核 动眼神经核	脊髓前角细胞	与视、听反射活动有关(头眼联合运动)

表 1-10 脊髓白质内的传导纤维

	传导束	位置	起始	终止	机能
上行纤维束	楔束	后索外侧部	脊神经节细胞(T_4以上)	楔束核	传导上半身本体感觉及精细或辨别性触觉
	薄束	后索内侧部	脊神经细胞(T_4以下)	薄束核	传导下半身本体感觉及精细或辨别性触觉
	脊髓小脑后束	外侧索后部	胸核(Ⅶ层)	小脑皮质	传导同侧躯干下部和下肢动器官的本体觉及皮肤触觉
	脊髓小脑前束	外侧索前部	腰髓以下节(Ⅴ层~Ⅶ层)	小脑皮质	下肢本体觉
	脊髓丘脑束	前、外侧索	脊髓灰质Ⅰ层、Ⅳ层、Ⅴ层	背侧丘脑	传导对侧躯干四肢痛、温、触、压觉
下行纤维束	皮质脊髓束	前、外侧索	大脑皮质运动区	直接或间接终止于脊髓前角	控制骨骼肌运动
	红核脊髓束	外侧索	中脑红核	脊髓灰质Ⅴ层~Ⅶ层	兴奋屈肌运动神经元
	前庭脊髓束	前索	前庭外侧核	脊髓灰质Ⅶ层、Ⅷ层	兴奋伸肌,调节平衡
	顶盖脊髓束	前索	中脑上丘	上颈髓段板层	参与视听反射
	内侧纵束	前索	主要来自前庭神经核	脊髓灰质Ⅶ层、Ⅷ层	协同眼球和头颈部的运动
	网状脊髓束	前、外侧索	脑干网状结构	脊髓灰质Ⅶ层、Ⅷ层	控制躯干、肢体近端肌

  传导通路是指高级中枢与感受器或效应器之间传导神经冲动的通路。它是由若干神经元借突触连接而成的神经元链。由感受器经传入神经、各级中枢而至大脑皮质的神经通路称为感觉传导路或上行传导路;由大脑皮质经皮质下各级中枢、传出神经而至效应器的神经通路称为运动传导路或下行传导路(如图 1-41 所示)。躯体感觉可分为一般和特殊两类,一般躯体感觉包括深感觉(本体感觉)和浅感觉。特殊躯体感觉包括视觉、听觉和平衡觉。运动传导路管理骨骼肌运动,包括锥体系和锥体外系两部分。

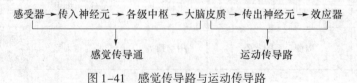

图 1-41 感觉传导路与运动传导路

1. 感觉传导路
主要感觉传导路总结(见表 1-11 所列)。
(1) 躯干,四肢意识性本体感觉、精细触觉传导路:以下①②③分别代表第 1、2、3 级神经元。

$$\left.\begin{array}{l}\text{肌、腱}\\\text{关节（本体）}\\\text{皮肤（精触）}\end{array}\right\}\xrightarrow{\text{周围突}}\underset{\text{脊神经节}}{①}\xrightarrow{\text{中枢突入脊髓}}\left\{\begin{array}{l}\text{楔束}(T_4\uparrow)\\\text{薄束}(T_5\downarrow)\end{array}\right\}\xrightarrow{\text{薄束核、楔束核}}\underset{}{②}\xrightarrow{\text{内侧丘系交叉}}$$

$$\xrightarrow{\text{内侧丘系}}\underset{\text{丘脑腹后外侧核}}{③}\xrightarrow{\text{丘脑上辐射}}\xrightarrow{\text{内囊后肢}}\left\{\begin{array}{l}\text{中央后回中、上部}\\\text{中央旁小叶后部}\\\text{中央前回（一部分）}\end{array}\right.$$

损伤的表现：此传导路受损时，患者闭目不能确定其相应部位的位置、姿势和运动的方向，震动感觉消失，同时精细触觉也丧失。

(2) 躯干、四肢非意识性本体感觉传导路：以下①②分别代表第1、2级神经元。

$$\left.\begin{array}{l}\text{肌、腱}\\\text{关节}\end{array}\right\}\xrightarrow{\text{周围突}}\underset{\text{脊神经节}}{①}\xrightarrow{\text{中枢突}}\underset{\substack{(\text{V层}\sim\text{VI层})\\\text{交叉至对侧}}}{②}\xrightarrow{\substack{\text{后角胸核、}\\\text{白质前连合}\\\text{外侧部}}}\left\{\begin{array}{l}\text{脊髓小脑前束（双侧）}\rightarrow\text{小脑上角}\\\text{脊髓小脑后束（后侧）}\rightarrow\text{小脑下角}\end{array}\right\}\rightarrow\text{旧小脑}$$

损伤的表现：本体觉冲动到达小脑皮质不产生意识感觉，而是反射性调节躯干和四肢的肌张力及协调运动，以维持身体的平衡和姿势。

(3) 躯干、四肢痛、温觉及粗触觉传导路：以下①②③分别代表第1、2、3级神经元。

$$\text{皮肤}\xrightarrow{\text{周围突}}\underset{\text{脊神经节}}{①}\xrightarrow{\substack{\text{中枢突入脊髓}\\\text{在后外侧束上升1节}\sim\text{2节}}}\underset{\text{脊髓灰质后角}}{②}\rightarrow\left\{\begin{array}{l}\text{脊髓丘脑前束（粗触觉）}\\\text{脊髓丘脑侧束（痛、温觉）}\end{array}\right.$$

$$\xrightarrow{\text{脊髓丘系}}\underset{\text{丘脑腹后外侧核}}{③}\xrightarrow{\text{丘脑上辐射}}\xrightarrow{\text{内囊后肢}}\left\{\begin{array}{l}\text{中央后回中、上部}\\\text{中央旁小叶后部}\end{array}\right.$$

损伤的表现：脊髓丘脑侧束和脊髓丘脑前束一侧受损，受伤平面下1节～2节段以下的对侧皮肤痛、温觉减弱或丧失，而粗触觉影响不大，因后索也传导触觉。

(4) 头面部浅感觉传导路：以下①②③分别代表第1、2、3级神经元。

$$\text{皮肤}\xrightarrow{\text{周围突}}\underset{\text{三叉神经节}}{①}\xrightarrow{\text{中枢突}}\underset{}{②}\left\{\begin{array}{l}\text{三叉神经脊束核（痛、温觉）}\\\text{三叉神经脑桥核（触压觉）}\end{array}\right\}\xrightarrow{\text{三叉丘系}}$$

$$\xrightarrow{}\underset{\text{背侧丘脑腹后内侧核}}{③}\xrightarrow{\text{丘脑上辐射}}\xrightarrow{\text{内囊后肢}}\text{中央后回下部}$$

损伤的表现：若在脑桥及以上部位损伤三叉丘系，对侧头面部痛、温觉和触觉障碍；若损伤三叉神经脊束，则感觉障碍在同侧。

(5) 视觉传导路：以下①②③分别代表第1、2、3级神经元。

$$\left.\begin{array}{l}\text{视锥细胞（强光）}\\\text{视杆细胞（弱光）}\end{array}\right\}\rightarrow\underset{\text{双极细胞}}{①}\rightarrow\underset{\text{节细胞}}{②}\rightarrow\text{视神经}\rightarrow\text{视交叉（视网膜鼻侧半的纤维交叉，颞侧半}$$

$$\text{的纤维不交叉）}\rightarrow\text{视束}\rightarrow\underset{\text{外侧膝状体}}{③}\rightarrow\text{视辐射}\xrightarrow{\text{内囊后肢}}\text{距状裂两侧的皮质}$$

损伤的表现：不同部位的损伤症状不同。

(1) 一侧视神经损伤：患眼全盲。

(2) 视交叉中部损伤：双眼视野颞侧偏盲。

(3) 视交叉外侧部损伤:同侧视野鼻侧偏盲。
(4) 一侧视束(视辐射、视区皮质)损伤:双眼视野对侧同向性偏盲。
(5) 瞳孔对光反射传导路。

光照一侧眼球,引起双侧瞳孔缩小,这种现象称瞳孔对光反射。

光线 → 视网膜 → 视神经 → 视交叉 → 视束 —节后纤维→ 上丘臂 → 顶盖前区 → 双侧动眼神经核 → 动眼神经 → 睫状神经节 → 瞳孔括约肌(缩瞳孔)

损伤的表现如下。

一侧视神经损伤后,光照损伤侧眼球,两眼瞳孔对光反射都消失;光照健侧眼球,两眼瞳孔对光反射都存在。损伤侧眼球直接对光反射消失,间接对光反射存在。

一侧动眼神经损伤后,光照损伤侧眼球,损伤侧眼球对光反射消失,对侧眼球对光反射存在;光照对侧眼球,损伤侧眼球对光反射消失,健侧眼球瞳孔对光反射存在。损伤侧眼球直接和间接对光反射都消失。

以上感觉传导通路总结如下表1-11。

表1-11 主要感觉传导路小结

传导路	一级神经元	二级神经元	三级神经元	纤维交叉部位	投射区
肢体浅感觉	脊神经节细胞	脊髓后角细胞	丘脑腹后外侧核	脊髓白质前连合	中央后回中上部、中央旁小叶后部
意识性本体感觉和精细触觉	脊神经节细胞	薄束、楔束核	丘脑腹后外侧核	延髓内侧丘系交叉	中央后回中上部、中央旁小叶后部及中央前回
头面浅感觉	三叉神经节细胞	三叉神经脑桥核、三叉神经脊束核	丘脑腹后内侧核	延髓和脑桥	中央后回下部
视觉	视网膜双极细胞	视网膜节细胞	外侧膝状体	视交叉	枕叶内面距状沟周围皮质

2. 运动传导通路

运动传导通路分为锥体外系和锥体系,锥体系又分为上运动元和下运动元。

(1) 锥体系传导通路。

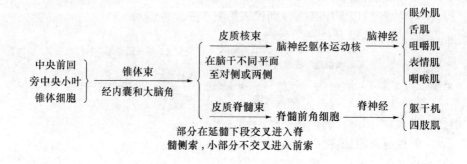

上、下运动神经元损伤后的表现比较如表 1-12 所列。

表 1-12　上、下运动神经元损伤后的表现比较

项　目	上运动神经元	下运动神经元
损伤部位	大脑皮质运动区域、锥体束行程的某个部位	脊髓前角细胞、脑神经运动核脊神经前支及脊神经、脑神经
瘫痪特点	痉挛性(硬瘫)	迟缓性(软瘫)
腱反射	亢进	消失
浅反射	消失	消失
病理反射	出现(阳性)	不出现(阴性)
早期肌萎缩	不明显	明显
肌张力	增高	降低

(2) 锥体外系:锥体系以外与躯体运动有关的传导路,其结构十分复杂。

组成:锥体系以外影响和控制区体运动的一切传导路径,包括大脑皮质、纹状体、背侧丘脑、底丘脑、中脑顶盖、红核、黑质、脑桥核、前庭神经核、小脑和脑干的网状结构等以及它们的纤维联系。

主要功能是调节肌张力和协调肌的活动等,在保持肌的协调和适宜的肌张力的情况下,锥体系得以进行精细的随意运动。

锥体外系通路如下。

① 皮质——纹状体——背侧丘脑——皮质环路。
② 纹状体——黑质——纹状体环路。
③ 皮质——脑桥——小脑——皮质环路。

大脑皮质对于躯体运动的管理是通过锥体系和锥体外系两条路径实现的。两者在功能上互相协调、互相依赖,从而共同完成各项复杂的随意运动。

神经系统的功能活动十分复杂,但基本活动方式是反射。所谓反射是神经系统对内、外环境的刺激所做出的反应。如婴儿在啼哭时将乳头放在婴儿嘴里吸吮,便会停止啼哭;食物送到嘴里后会引起唾液腺分泌唾液等。反射活动的形态基础是反射弧。最简单的反射弧由感觉和运动两个神经元组成。反射弧的 5 个基本组成部分:感受器 → 传入神经 → 反射中枢 → 传出神经 → 效应器。感受器虽然多种多样,结构也不尽相同,但都是以感觉神经元的末梢为主体。如视觉感受器——眼,它接受到的刺激转变为神经冲动,经传入神经传入大脑,再经传出神经将大脑下达的指令传到效应器产生反应。如手遇到火灼烧或锐器刺入时会立即缩回去。这种直接受到刺激(非条件刺激)所产生的神经反射作

用,有着固定的反射途径,是人类在进化过程中自发起来的基本反应能力。不用训练就有反射,叫非条件反射。有了这种反射,人和动物才能保护自己,以防环境变化受到伤害。

条件反射不是生来就有的,而是生物体在进化过程中和生活中经验逐渐积累起来的。所以,曾被火灼伤、锐器刺伤过的手,在以后的生活中只要看见火和锐器时,就不会用手去触摸和硬碰了。如吃过酸梅的人只要一看见酸梅或人们提到酸梅时,便会引起唾液的分泌,而没有吃过酸梅的人,则不会有这种反应。这种有条件为前提而引出的反射,称为条件反射,它是在非条件基础上通过大脑皮质而建立起来的。人和动物都能对直接的刺激起反应,人类大脑发达,能建立极为复杂的条件反射,具有高度的分析能力,如在刮风、下雨、雾天、下雪等不良气候环境下,航空人员在飞行时能正确操纵驾驶飞机。

航空人员中最常见的神经系统疾病有神经衰弱。神经衰弱与航空人员的劳动环境、劳动负荷、精神紧张度、劳逸结合、生活规律、吸烟饮酒程度、时差效应等因素有关。而烟草中的尼古丁和酒中的乙醇对神经系统的影响较大,它们的共同特点是先使神经系统有短暂的兴奋,即所谓的提神、过瘾,然后是较长时间的抑制,使人困倦、疲乏、心情不安等。某些神经系统疾病也会造成航空人员的终身停飞。

思考与讨论

1. 神经系统是怎样区分的?由哪些组成?
2. 神经系统的基本功能有哪些?
3. 脑神经的数目、名称是什么?
4. 几条主要传导通路受损时的表现是什么?

第七节 泌尿系统

学习提示:掌握泌尿系统的组成和各器官的结构特点,了解各器官位置、组成。

泌尿系统由肾、输尿管、膀胱和尿道4部分组成(如图1-42所示)。它的主要功能以尿液的形式排出机体的代谢产物,如尿素、尿酸和多余的水份。上述物质经血液循环被运到肾,在肾内形成尿液,由输尿管输送到膀胱暂时储存,当膀胱内的尿量达到一定量时,即经尿道排出体外。泌尿系统对保持机体内环境的相对稳定和电解质的平衡起着重要作用,如果肾功能衰竭,就不能将正常代谢的废物排出体外。代谢产物蓄积过多,会产生相应的病变,甚至危及生命。

肾(如图1-43所示)是成堆的实质性器官,新鲜肾呈红褐色,表面光滑,质柔软,重约120g~150g,形似蚕豆,左右各一。肾的内侧缘中部凹陷为肾门,肾门有肾静脉、肾动脉、肾盂、淋巴管和神经等出入。肾蒂由前向后依次为肾静脉、肾动脉、肾盂;由上到下为肾动脉、肾静脉、肾盂。右肾肾蒂较左侧为短,故临床上右肾手术难度较大。肾门向肾内部凹陷为肾窦,窦内容纳肾盏、肾盂、肾血管及脂肪组织等。其内有7个~8个肾小盏,2个~3个肾小盏合成1个肾大盏,共有2个~3个肾大盏,最后集合为肾盂。正常成人男性肾脏平均长约10cm,宽5cm,厚4cm,平均重量134g~148g;女性略小于男性。

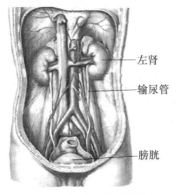
图1-42 肾及输尿管的位置

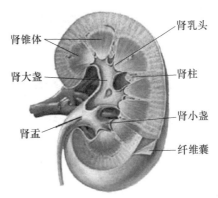
图1-43 右肾冠状切面(后面观)

肾实质分为皮质和髓质两部分。肾皮质在肾实质的浅层,新鲜时呈红褐色,主要由肾小体和肾小管构成。肾髓质在肾实质的深部,色淡,由15个~20个肾锥体组成,锥体的底朝向皮质,锥体的尖端钝圆,伸向肾门,称为肾乳头,其顶端有许多乳头孔,肾形成的尿液由此流入肾小盏内。由肾大盏合成一个扁平漏斗形的肾盂。肾盂出肾门后,弯向下行,移行为输尿管。

输尿管是一对细长的肌性管道(为平滑肌),左右各一,位于腹膜后,一般男性输尿管长度为26.5cm,女性为25.9cm,输尿管口径约0.5cm~0.7cm。输尿管起于肾盂下端,终于膀胱。临床上常将输尿管分为腹段、盆段和壁内段。有3个生理性狭窄,第1个狭窄在肾盂与输尿管移行处。第2个狭窄在跨过髂血管处。第3个狭窄在穿过膀胱壁处。这些狭窄是结石容易滞留的部位。

膀胱是储存尿液的肌性囊状器官。一般正常成人膀胱的平均容量约300mL~500mL,最大达800mL,女性膀胱的容量较男性略小,新生儿约为50mL。膀胱的形状、大小依充盈程度而不同。空虚时,略呈锥体形。锥体的尖朝向前上方,称为膀胱尖,锥体底呈三角形,朝向后下方,称为膀胱底,尖和底之间为膀胱体,膀胱各部分之间无明显界限。当膀胱充盈时呈卵圆形。膀胱位于小骨盆腔的前部。前方有耻骨联合(男性和女性相同);在后方,男性有精囊腺、输精管末端和直肠,女性有子宫和阴道;在下方,男性邻接前列腺,女性邻接尿生殖膈。

尿道起于膀胱的尿道内口,止于尿道外口,是向体外排出尿液的管道。男性尿道还有排精的功能。男性尿道长约16cm~22cm,管径平均为5mm~7mm。女性尿道较男性尿道短、宽,而且较直,长约5cm,起于膀胱的尿道内口,经阴道前方行向前下,与阴道前壁紧密相邻,仅有排尿功能。

肾生成尿液的基本过程如图1-44所示。尿液排出体外的途径:尿液由乳头孔→肾小盏→肾大盏→肾盂→输尿管→膀胱→尿道→尿道外口。肾脏生成尿液后排出体外,同时大部分的代谢产物以及进入人体内的异物,也随尿液排出。肾脏可以调节细胞外液量和渗透压,保留体液中的重要电解质,如钠、钾、碳酸盐、氯离子等,排出氢离子,维持机体的酸碱平衡。肾脏的内分泌功能,可以分泌出一些生理生物活性物质,如促红细胞生成素、肾素、羟化的维生素D_3、前列腺素等。

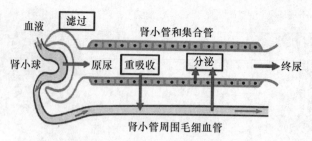

图 1-44 尿生成的基本过程示意图

思考与讨论

1. 泌尿系统由哪几部分组成？
2. 泌尿系统的主要功能有哪些？

第八节 生殖系统

学习提示： 掌握生殖系统的组成，了解各个器官的功能。

生殖系统的主要功能为产生生殖细胞，繁殖后代，延续种族和分泌性激素以维持性的特征。生殖系统根据性别分为男性生殖器和女性生殖器。

一、男性生殖系统

男性生殖器分为内生殖器和外生殖器（如图 1-45 所示）。内生殖器包括睾丸、输精管道和附属腺。睾丸是产生男性生殖细胞（精子）和分泌男性激素的生殖腺。输精管道包括附睾、输精管、射精管和尿道。由睾丸产生的精子，先储存在附睾内，当射精时经输精管、射精管（长约 2cm），最后经尿道排出体外。附属腺包括精囊、前列腺和尿道球腺。它们的分泌物与精子共同组成精液，供给精子营养，并有利于精子的活动。外生殖器包括阴囊和阴茎。

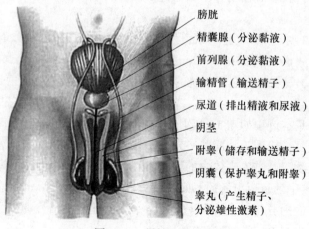

图 1-45 男性生殖系统

（1）睾丸位于阴囊内，左、右各一。形态呈扁卵圆形，表面光滑，分为内、外侧面，前、后两缘和上、下两端。后缘有血管、神经和淋巴管出入。睾丸随着性成熟迅速生长。睾丸的内分泌作用：睾丸间质细胞分泌雄激素，主要为睾酮。睾酮主要维持生精作用，刺激生殖器官的生长发育，促进男性副性征出现；维持正常的性欲；促进蛋白质合成。

（2）附睾的主要作用是储存精子。此外，它还分泌液体供给精子营养，促进精子的继续发育成熟，增强其活动力。附睾为男性生殖器结核的好发部位。

（3）精囊腺在膀胱底和直肠之间，输精管末端的外侧。形态为一对长椭圆形的囊状器官，表面凹凸不平，下端为排泄管。其排泄管与输精管末端汇合成射精管。射精管穿前列腺实质，开口于尿道的前列腺部。精囊腺分泌的液体成为精液的一部分。

（4）前列腺为不成对的实质性器官。似栗子形，上端宽大，下端尖小，体的后面较平坦。位于膀胱和尿生殖膈之间，包绕尿道根部，后面贴近直肠，直肠指诊可触及。由腺组织、平滑肌和结缔组织构成。排泄管细小，数目较多，均开口于尿道前列腺的后壁，它分泌的液体是精液的主要组成部分。

（5）阴囊为一皮肤囊袋，位于阴茎的后下方。阴囊壁由皮肤和肉膜组成。肉膜是阴囊的浅筋膜，含有平滑肌，它可调节阴囊内的温度，有利于精子的生长发育（精子正常生长发育的温度低于体温）。出生后，睾丸若未降入阴囊而停滞于腹腔或腹股沟管内，称为隐睾。因腹腔内温度较高，不适于精子发育，加之睾丸本身也可能发育不全，这是不育症的原因之一。

（6）阴茎分头、体、根3部分。阴茎头的前端有矢状位的尿道外口。阴茎头与体交接处缩窄，称为阴茎颈，临床称冠状沟。阴茎主要由两个阴茎海绵体和一个尿道海绵体构成，外包皮肤和筋膜。

（7）男性尿道具有排尿和排精作用。起于膀胱的尿道内口，终于阴茎头的尿道外口。成人男性尿道长约18cm。尿道分3部分：即前列腺部、膜部和海绵体部。尿道3个狭窄分别位于尿道内口、尿道膜部和尿道外口。临床上向尿道插入器械或导尿时，以通过尿道膜部最为困难，应防止损伤尿道。尿道狭窄处也是尿路结石经常停留的部位。

睾丸的生精作用：睾丸由曲细精管与间质细胞组成，曲细精管上皮又由生精细胞和支持细胞组成。从基膜至管腔：精原细胞——初级精母细胞——次级精母细胞→精子细胞——精子（2.5个月）。支持细胞除提供营养、保护与支持外，形成了血睾屏障，防止生精细胞的抗原物质进入血液循环而引起免疫反应。

精子生长需要适宜的温度，阴囊内的温度较腹腔内的温度要低2℃左右，适于精子的生成。新生的精子释入曲细精管管腔后，本身并没有运动能力，而是靠小管外周肌样细胞的收缩和宫腔液的移动运送至附睾内。在附睾内精子进一步成熟，并获得运动能力。在性活动中，通过输精管的蠕动把精子运送至尿道。精子与附睾、精囊腺、前列腺和尿道球腺的分泌物混合形成精液，在性高潮时射出体外。正常男子每次射出精液约3mL～6mL，每毫升精液约含二千万到四亿个精子，少于二千万精子，不易使卵子受精。

二、女性生殖系统

女性生殖器也分为内生殖器（如图1-46所示）和外生殖器。

（一）内生殖器

内生殖器包括卵巢、输送管道和附属腺。卵巢是产生卵子和分泌女性激素的生殖腺。输送管道包括输卵管、子宫和阴道。卵巢内卵泡成熟后，卵巢表面破裂，将卵子直接排至腹膜腔，由此进入输卵管，在管内受精后，移至子宫黏膜内发育成长。成熟的胎儿在分娩时由子宫口经阴道娩出。附属腺为前庭大腺。女性外生殖器即女阴。

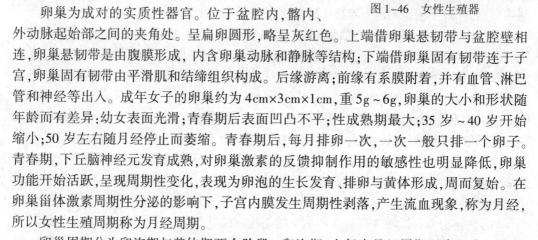

图 1-46　女性生殖器

1. 卵巢

卵巢为成对的实质性器官。位于盆腔内，髂内、外动脉起始部之间的夹角处。呈扁卵圆形，略呈灰红色。上端借卵巢悬韧带与盆腔壁相连，卵巢悬韧带是由腹膜形成，内含卵巢动脉和静脉等结构；下端借卵巢固有韧带连于子宫，卵巢固有韧带由平滑肌和结缔组织构成。后缘游离；前缘有系膜附着，并有血管、淋巴管和神经等出入。成年女子的卵巢约为4cm×3cm×1cm，重5g～6g，卵巢的大小和形状随年龄而有差异：幼女表面光滑；青春期后表面凹凸不平；性成熟期最大；35岁～40岁开始缩小；50岁左右随月经停止而萎缩。青春期后，每月排卵一次，一次一般只排一个卵子。青春期，下丘脑神经元发育成熟，对卵巢激素的反馈抑制作用的敏感性也明显降低，卵巢功能开始活跃，呈现周期性变化，表现为卵泡的生长发育、排卵与黄体形成，周而复始。在卵巢甾体激素周期性分泌的影响下，子宫内膜发生周期性剥落，产生流血现象，称为月经，所以女性生殖周期称为月经周期。

卵巢周期分为卵泡期与黄体期两个阶段。卵泡期：人每次月经周期通常只有一个原始卵泡在激素的调控下发育成熟。在人类，每个月经周期起初有15个～20个原始卵泡同时开始生长发育，但是通常只有一个卵泡发育为优势卵泡，最后发育成熟并排卵。黄体期：子宫内膜在雌激素作用的基础上又接受孕激素的刺激，内膜细胞体积增大，一切为妊娠做好准备，迎接受精卵子。若不受孕，黄体的寿命为12天～15天，黄体即退化，血中孕激素与雌激素浓度明显下降，子宫内膜血管发生痉挛性收缩，随后出现子宫内膜脱落与流血，出现月经。雌激素和孕激素分泌减少，使腺垂体分泌开始增加，重复另一周期。如怀孕，胎盘分泌绒毛膜促性腺激素，使黄体功能继续维持一定时间，适应妊娠的需要。

卵巢的内分泌功能：颗粒黄体细胞分泌孕酮；泡膜黄体细胞分泌雌激素；门细胞分泌雄激素。

1）雌激素

（1）对生殖器官：促进其生长发育，并维持正常机能。

① 卵巢：协同FSH（卵泡刺激素）促进卵泡发育。

② 输卵管：促进其运动。

③ 子宫：提高子宫肌兴奋性和对OXT（催产素）的敏感性，促进子宫肌增生，内膜发生增生期变化。子宫颈分泌大量清亮、稀薄黏液，黏蛋白纵行排列，有利于精子穿行。

④ 阴道：增强阴道抵抗力。

（2）对乳腺和副性征：促进乳腺发育（乳腺导管和结缔组织）。

（3）对代谢：成骨细胞活动增加，破骨细胞减少，促进骨的生长和钙盐沉积，促进骨骼软骨愈合。

2）孕激素

主要作用于子宫内膜和子宫肌,适应孕卵着床和妊娠的维持。由于孕酮含量受雌激素调节,因此孕酮的绝大部分作用都必须在雌激素作用基础上发挥。

① 子宫:使内膜进一步增厚并发生分泌期的变化,利于孕卵着床,为腺泡提供营养。孕酮使子宫肌细胞膜发生超极化,对刺激的阈值升高,兴奋性降低,并使子宫肌对催产素的敏感性降低。由于孕酮使宫颈黏液少而稠,黏蛋白网状,不利于精子穿行。

② 乳腺:促进乳腺腺泡发育,并在妊娠后为泌乳做好准备。

③ 产热作用:女性基础体温在排卵前会先后出现短暂降低,而在排卵时升高 0.5℃ 左右,并在黄体期一直维持在此水平上,临床上常将这一基础体温的双向变化,作为判定是否排卵的标志之一。

2. 输卵管

输卵管是一对细长弯曲的肌性管道,长约 10cm～12cm,直径约 5cm。位于子宫底两侧,包裹在子宫阔韧带上缘内。输卵管全长由内侧向外侧分为下列 4 部:输卵管子宫部、输卵管峡、输卵管壶腹、输卵管漏斗。输卵管结扎术多在输卵管峡部进行。输卵管壶腹部,约占输卵管全长的 2/3,卵子通常在此受精。若受精卵未能移入子宫,而在输卵管内发育,即成宫外孕。

3. 子宫

子宫是一壁厚的肌性器官,具有产生月经和孕育胎儿的作用。其形态、结构及位置随年龄、月经周期和妊娠情况而变化。成年未孕的子宫(如图 1-47 所示)呈前后略扁、倒置的鸭梨形,位于小骨盆腔的中央,在膀胱和直肠之间。成年女子子宫的正常方位是前倾和前屈位。

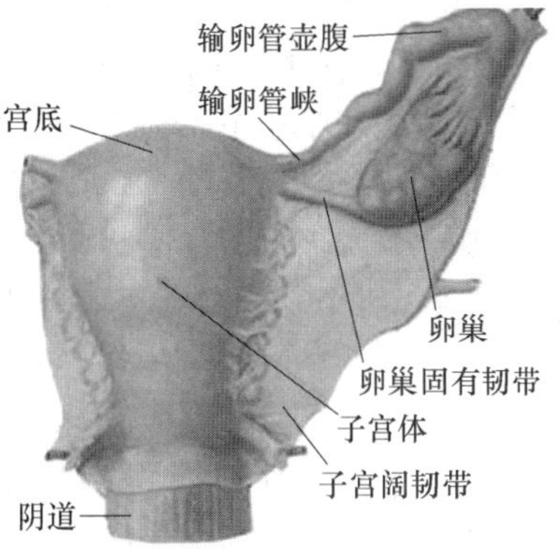

4. 阴道

阴道是前后略扁的肌性管道,连接子宫和外生殖器,阴道的前方邻接膀胱和尿道,后方邻接直肠,是导入精液、排出月经和娩出胎儿的通路。

图 1-47 子宫后面观

（二）外生殖器

女性外生殖器即女阴,包括阴阜、大阴唇、小阴唇、阴道前庭、阴蒂、前庭球、前庭大腺。阴阜性成熟期以后,皮肤生有阴毛。阴道前庭为两侧小阴唇之间的裂隙。其前部有尿道外口,后部有阴道口。小阴唇与处女膜之间的浅沟内,相当于小阴唇中 1/3 与后 1/3 交界处,有前庭大腺的开口。前庭大腺形如豌豆,导管向内侧开口于阴道前庭,如因炎症导管阻塞,可形成囊肿。

三、妊娠

妊娠是新个体产生的过程,包括受精、着床、妊娠的维持、胎儿的生长以及分娩。

受精:精子与卵子在输卵管壶腹部相遇而受精,精子与卵子相融合时成为受精卵。每一个精子和卵子各含 23 个染色体,受精卵则含有 23 对染色体,因此具有父母双方的遗传特性。射入阴道的精子一次能排出数以亿计,但最后能到达受精部位的只有 15 个~50 个精子,精子到达时间约在性交后 30min~90min,而精子在女性生殖道内的受精能力大约只能保持 48h。

着床:着床是胚泡植入子宫内膜的过程,经过定位、黏着和穿透 3 个阶段。着床成功的关键在于胚泡与子宫内膜的同步发育与相互配合。子宫仅在一个极端的关键时期内允许胚泡着床,这个时期为子宫的敏感期或接收期。胚泡过早或过迟到达子宫,都可能是着床率明显降低,甚至不能着床。

妊娠的维持及激素调节:要维持正常的妊娠,必须依赖于垂体、卵巢、胎盘所分泌的各种激素相结合。一般受孕后第六天左右,胚泡滋养层细胞便开始分泌绒毛膜促性腺激素,以后逐渐增多,以刺激卵巢黄体变为妊娠黄体,继续分泌孕激素和雌激素。

四、乳房

乳房为哺乳动物特有的结构。人的乳房,男性不发达,女性于青春期后开始发育生长。妊娠和哺乳期的乳房有分泌活动。乳房位于前胸部,在胸大肌及其筋膜的表面。上起第 2、3 肋,下至第 6、7 肋,内侧至胸骨旁线,外侧可达腋中线。成年未孕妇女的乳头平第 4 肋间隙或第 5 肋。成年女子尚未哺乳的乳房呈半球形,紧张而富有弹性。乳头为乳房中央的圆形突起,其表面有输乳管的开口。乳头周围有一圈颜色较深的区域,称为乳晕。乳房由皮肤、乳腺组织和脂肪组织构成。

乳腺组织(如图 1-48 所示)被脂肪组织分隔为 15 个~20 个乳腺叶,以乳头为中心呈放射状排列。每个腺叶有一条排泄管,称为输乳

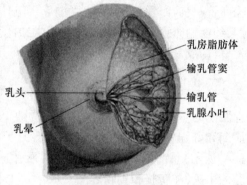

图 1-48 乳房

管,输乳管由每个腺叶中各乳腺小叶的导管汇合而成,开口于乳头。临床进行乳房浅部脓肿切开手术时,应尽量采用放射状切口,以免损伤乳腺叶和输乳管。

授乳:催产素有促进乳汁排出和刺激子宫收缩的作用。乳头含有丰富的感觉神经末梢,当婴儿吸吮乳头的感觉信息传入神经传至下丘脑,使分泌催产素的神经元发生兴奋,神经冲动经下丘脑、垂体囊传送到神经垂体,使储存的催产素释放入血,使乳腺中的肌上皮细胞产生收缩,引出乳汁排泄。催产素还有维持哺乳期乳腺不致萎缩的作用。

思考与讨论

1. 生殖系统由哪几部分组成?
2. 生殖系统的主要功能有哪些?
3. 卵巢的内分泌功能有哪些?

第九节 内分泌系统

学习提示:掌握各腺体的基本功能。

内分泌系统是神经系统以外的另外一个重要的调节系统。它由身体不同部位和不同构造的内分泌腺和内分泌组织所构成,对机体的新陈代谢、生长发育、生殖活动进行体液调节。内分泌系统与神经系统关系密切,神经系统的某些部分(如下丘脑)同时具有内分泌功能,而内分泌系统的功能紊乱,可导致神经系统功能的失调。

内分泌腺的特点为无导管,其分泌物称为激素,直接进入血液或淋巴,然后运送到全身。外分泌腺的特点是其分泌物由导管排出。

内分泌系统按内分泌腺存在的形式分为两大类:内分泌器官和内分泌组织。内分泌器官的形态结构独立存在,肉眼可见,如甲状腺、甲状旁腺、肾上腺、垂体、胸腺和松果体等。内分泌组织指内分泌细胞团块,分散在其他器官内,肉眼不可见,如胰腺的胰岛细胞,睾丸的间质细胞,卵巢内的卵泡和黄体以及胃肠道等有内分泌功能的细胞组织。

一、甲状腺

甲状腺是人体内最大的内分泌腺,平均重量约为20g～25g。(如图1-49所示)呈"H"形,分左、右叶及中间的甲状腺峡。左右叶贴于喉的下部和气管上部的两侧,上达甲状软骨中部,下至第6气管软骨环。吞咽时,甲状腺可随喉向上、下移动。甲状腺峡多位于第2～4气管软骨环的前方。临床上气管切开时,应避开峡部。甲状腺前面有舌骨下肌群;左右叶后外方有颈总动脉、迷走神经和颈内静脉。甲状腺分泌的甲状腺素,能促进机体的新陈代谢,维持机体正常生长发育,尤其对于骨骼和神经系统的发育十分重要。新生儿如果缺乏甲状腺素,可出现呆小症;甲状腺机能亢进时引起甲亢;缺碘可引起地方性甲状腺肿。

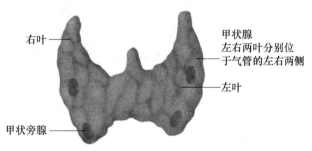

图1-49 甲状腺

甲状腺激素主要有四碘甲腺原氨酸(T_4)和三碘甲腺原氨酸(T_3)两种。甲状腺分泌的激素主要是T_4,约占总量的90%以上,T_3的分泌量较少,但T_3的生物活性比T_4约大于5倍。T_3、T_4储存于腺泡腔内(以胶质形式),甲状腺受TSH(促甲状腺激素)刺激,腺泡细胞伸出伪足吞饮入含T_3、T_4的胶质,水解成T_3、T_4释放入血,以两种形式在血液中运输,一种是与血浆蛋白结合,另一种则呈游离状态,两者之间可相互转化,维持动态平衡。以游离态和结合态(血浆蛋白质)运输发挥作用,在肝内代谢。T_4脱碘是T_3的主要来源。

甲状腺激素的机能为促进物质、能量代谢,促进生长发育。

(一) 对代谢的影响

(1) 产热效应:可提高绝大多数组织的耗氧率,增加产热量。

(2) 对蛋白质、脂肪、糖代谢的影响。

① 蛋白质:促进合成(生理剂量),
当分泌不足则黏液性水肿;当分泌多,血 Ca^{2+} 增加,骨质疏松。
② 糖:促进吸收,升高血糖,也有降糖作用。
③ 脂肪:甲亢时,由于蛋白质,糖和脂肪分解代谢增强,所以患者常感饥饿,食欲旺盛,且有明显消瘦。

(二) 对生长发育影响

促进组织分化、生长与发育成熟,对脑和骨的发育至关重要,合成不足则为呆小症(克汀病)。

(三) 对神经系统的影响

甲亢,则兴奋中枢,反之为抑制。

(四) 其他作用

使心率增快,心缩力增强,心输出量与心作功增加。

二、甲状旁腺

甲状旁腺是两对扁椭圆形似绿豆大的小腺体,颜色棕黄,表面有光泽。一般有上、下两对,贴附于甲状腺左右叶后面或埋在甲状腺组织中。甲状旁腺(如图 1-50 所示)的功能为分泌甲状旁腺素,主要调节体内钙的代谢,维持血钙平衡。分泌不足,或因手术时甲状旁腺被切除过多时,即产生钙的代谢失常,而导致手足抽搐症,甚至死亡。功能亢进时则引起骨质过度吸收,容易发生骨折。

甲状旁腺激素的生理作用如下。

(1) 骨:促进骨钙重吸收,促进破骨细胞活动,同时抑制新骨生成,使血 Ca^{2+} 增加。

(2) 肾:促进远曲小管重吸收 Ca^{2+},抑制近曲小管重吸收磷,使血 Ca^{2+} 增加,血磷减少。

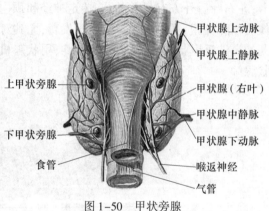

图 1-50 甲状旁腺

(3) 小肠:皮肤中的 7—脱氢胆固醇,见日光生成 VD_3 入肝形成 $25—OH—D_3$,在入肾形成 $1,25—(OH)_2—D_3$,促进小肠吸收 Ca^{2+} 并促进骨盐沉积和骨的形成,导致血 Ca^{2+} 增加。

三、肾上腺

肾上腺(如图 1-51 所示)是人体的重要内分泌腺之一,左右各一,位于两肾的上端,腹膜之后。左肾上腺近似半月形,右肾上腺呈三角形。肾上腺由外层的皮质和内层的髓质两部分构成。肾上腺皮质和髓质分泌不同的激素。皮质分泌盐皮质激素、糖皮质激素和性激素。髓质分泌肾上腺素和去甲肾上腺素。肾上腺素和去甲肾上腺素是属于应急性的,主要功能是对心血管系统和内脏平滑肌起作用,如能使心跳加快、心肌收缩力加强、小动脉收缩,维持血压和调节内脏平滑肌活动。

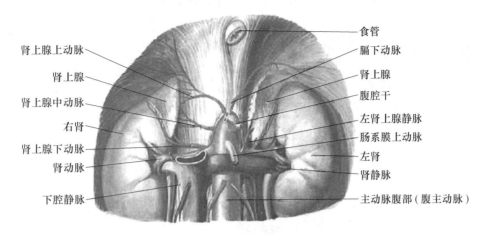

图 1-51　肾上腺

肾上腺皮质激素球状带细胞分泌盐皮质激素主要是醛固酮;束状带细胞分泌糖皮质激素主要是皮质醇;网状带细胞分泌性激素主要是雌二醇和脱氢异雄酮,还有少量糖皮质激素。

肾上腺皮质激素的生理作用如下。

(一) 盐皮质激素

主要为醛固酮,有保钠、保水、排钾作用。如分泌过多,则为高血钠,高血压,低血钾。

(二) 糖皮质激素

主要为皮质醇,其次为皮质酮。

1. 对物质代谢的影响

(1) 糖代谢:促进糖异生、升血糖,有抗胰岛素作用。

(2) 蛋白质代谢:促进蛋白质分解,使氨基酸生成肝糖原。

(3) 脂肪代谢:促进脂肪分解,使脂肪重新分布,以致呈现向心性肥胖、满月脸、水牛背。

2. 对水盐代谢的影响

有较弱的保钠、排钾作用,利水排出。

3. 对血细胞的影响

可使血中红细胞、血小板(增强骨髓造血机能所致)、中性粒细胞数量增加(入血流多所致),而使淋巴细胞、嗜酸性粒细胞减小;此外还促进淋巴细胞与嗜酸性粒细胞破坏。

4. 对循环系统的影响

糖皮质激素是维持正常血压所必需的,原因如下。

(1) 能增强血管平滑肌对儿茶酚胺的敏感性(允许作用)。

(2) 抑制前列腺素合成。

(3) 降低毛细血管通透性。

5. 在应激反应中的作用

各种有害刺激作用于机体时,血中促肾上腺皮质激素 ACTH 立即增加,糖皮质激素增加(应激),该反应由垂体—肾上腺皮质系统和交感肾上腺髓质系统共同参与,故儿茶酚胺增加。

四、垂体

垂体(如图1-52所示)是身体内最复杂的内分泌腺。不成对,呈椭圆形,一般女性较男性大,妊娠时更明显。位于颅中窝的垂体窝内,借漏斗连于下丘脑。

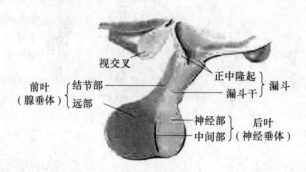

图1-52 垂体

(一) 腺垂体

腺垂体是体内最重要的内分泌腺。腺垂体激素(7种):生长素细胞分泌生长素(GH)、促甲状腺激素细胞分泌促甲状腺激素(TSH)、促肾上腺皮质激素细胞分泌促肾上腺皮质激素(ACTH)和促黑素细胞激素(MSH)、促性腺激素细胞分泌卵泡刺激素(FSH)和黄体生成素(LH)、催乳素细胞分泌催乳素(PRL)。

腺垂体细胞的生理作用如下。

1. 生长素

促进物质代谢与生长发育,尤其对骨骼、肌肉及内脏器官,也称躯体刺激素STH。

(1) 促生长作用:幼年缺乏,为侏儒症;幼年过多,为巨人症;成人过多,为肢端肥大症。

(2) 促进代谢作用:加速蛋白质合成,促进脂肪分解,提高血糖水平。

(3) 生长素分泌的调节:①GH的脉冲式释放由GHRH决定;② 睡眠的影响,觉醒时GH少,慢波睡眠时则GH增加,异相睡眠时GH减少;③代谢因素的影响,血糖减少、氨基酸增加、脂肪酸增加、GH增加。

2. 催乳素

(1) 对乳腺作用:引起并维持泌乳。

(2) 对性腺作用:① 刺激卵泡LH受体生成;② 小剂量对孕酮合成起"允许作用",大剂量对抑制合成抑制,参与应激反应,催乳素、促肾上腺皮质激素和生长素是应激反应中腺垂体分泌的三大激素。

(二) 神经垂体

神经垂体不含腺体细胞,不能合成激素,只是储存与释放由下丘脑视上核、室旁核所分泌的激素。神经垂体激素有催产素(OXT)主要源于室旁核,少量来自视上核。还有加压素(AVP)主要源于视上核,少量来自室旁核。

神经垂体激素的生理作用如下。

（1）AVP(抗利尿激素)生理情况下，AVP不足以改变血压，其功能为抗利尿，所以又称抗利尿激素。

（2）OXT对乳腺有促进泌乳作用；对子宫有引起分娩子宫收缩作用。

五、胰岛

胰岛是胰的内分泌部分，是许多大小不等和形状不定的细胞团散布在胰的各处，以胰尾为最多。人类的胰岛细胞主要分泌胰高血糖素、胰岛素、生长激素、胰多肽。正常人空腹状态下血清胰岛素浓度为 35pmol/L～145pmol/L。

胰岛素的生理作用：促进合成代谢的激素，调节血糖稳定。

1. 对糖代谢的调节

降血糖。

（1）促进葡萄糖的摄取和利用。

（2）葡萄糖合成糖原，存于肌肉、肝脏。

（3）抑制糖异生，使葡萄糖转化为脂肪酸，存于脂肪组织。

2. 对脂肪代谢的调节

促进肝合成脂肪酸，储存于脂肪细胞；抑制脂肪酶的活性，减少脂肪的分解。

3. 对蛋白质代谢的调节

增强蛋白质合成，与生长素协同作用时促生长作用明显。

胰高血糖素主要作用：促进分解代谢，加速糖原分解，糖异生增强，促进脂肪分解，促进胰岛素和胰岛生长激素的分泌。

六、松果体与其他

松果体位于背侧丘脑的后上方，为椭圆形的小体，形似松果，色淡红，儿童较发达，通常7岁后萎缩。随年龄增长，松果体内结缔组织增加，钙盐沉积。成年后松果体部分钙化形成钙斑，通过X线照片可见到。松果体细胞是由神经细胞演变而来的，它分泌的激素主要有褪黑素和肽类激素。可以影响机体的代谢活动、性腺的发育和月经周期等。松果体有病变破坏而功能不足时，可出现性早熟或生殖器官过度发育。相反，若分泌功能过盛，则可导致青春期延迟。松果体的内分泌活动与环境的光照有密切关系，呈明显的昼夜周期变化。

胸腺位于上纵膈内，呈锥体形，分为大小不等的左右叶。新生儿时期相对体积最大，10g～15g，随年龄增长继续发育，至青春期后逐渐退化，成人胸腺组织多被脂肪组织代替。胸腺属于淋巴器官，兼有内分泌功能，胸腺能分泌多种肽类物质，如胸腺肽、胸腺生长素等，它们促进T细胞分化成熟。

思考与讨论

1. 内分泌器官和内分泌组织的基本概念有哪些？
2. 上述各腺的一般功能有哪些？

第十节 血 液

学习提示：了解血液的组成、主要功能。熟悉各类血细胞的数量、生理特性、生理性止血、ABO血型系统。

血液是流动在血管内，充满于心血管系统中的红色黏稠状液体，在心脏的推动下不断循环流动。如果流经体内任何器官的血流量不足，可能造成严重的组织损伤；人体大量失血或血液循环严重障碍，将危及生命。

细胞内液和细胞外液总称为体液，约占体重60%～70%，其中细胞内液为40%～45%，细胞外液20%～25%，而细胞外液中组织间液为15%～20%，血浆为4%～5%，淋巴液、脑脊液较少。构成细胞生活环境的细胞外液称为机体的内环境。内环境相对恒定的生理意义是保证新陈代谢正常进行，可兴奋细胞的生物电活动正常发生，机体维持正常生命活动。人体内血液的总量称为血量，是血浆量和血细胞量的总和。正常成年人的血液总量约相当于体重的7%～8%，或相当于70mL/kg～80mL/kg，其中血浆量为40mL～50mL。幼儿体内的含水量较多，血液总量占体重的9%。

一、血液的组成与特性

人类的血液由血浆和血细胞组成。血浆蛋白分为白蛋白、球蛋白和纤维蛋白原。白蛋白分子量最小，含量最多，维持血浆胶体渗透压。球蛋白分子量居中，与抗体免疫有关。纤维蛋白原分子量最大，与血凝有关。各种血浆蛋白具有不同的生理功能，主要有营养功能、运输功能、缓冲功能、可形成胶体渗透压，调节血管内外的水分分布，参与机体的免疫功能和参与凝血及抗凝血功能。

血液的理化特性。

(1) 血液的比重为1.050～1.060，血浆的比重为1.025～1.030。血液中红细胞越多，血液比重越大。血浆中蛋白质含量越多血浆比重越大。

(2) 血液的黏滞性。血液的相对黏滞性为4～5，血浆为1.6～2.4。全血的黏滞性主要决定于所含的红细胞数，血浆的黏滞性主要决定于血浆蛋白质的含量。

(3) 血浆渗透压。血浆渗透压约为313mOsm/kgH$_2$O，相当于7个大气压或708.9kPa (5330mmHg)。晶体渗透压(大)；胶体渗透压(小)。

(4) 血浆的pH值。正常人血浆的pH值约为7.35～7.45。血浆pH值主要决定于血浆中主要的缓冲对，即NaHCO$_3$/H$_2$CO$_3$的比值。通常NaHCO$_3$/H$_2$CO$_3$的比值为20。

二、血细胞及其功能

血细胞包括红细胞、白细胞和血小板3类细胞，它们均起源于造血干细胞。

(一) 红细胞

红细胞是血液中数量最多的一种血细胞，正常男性(4.0～5.5)×10^{12}/L，女性(3.5～5.0)×10^{12}/L。红细胞含有血红蛋白，因而使血液呈红色。正常红细胞呈双凹圆盘形，平均直径约为8μm，这种形状有利于红细胞的可塑性变形。红细胞功能是运输O$_2$和CO$_2$，缓冲体内产生的酸碱物质。红细胞的平均寿命约为120天。

血红蛋白由蛋白和含铁的血红素组成。正常男性(120~150)g/L;女性(110~150)g/L。血红蛋白功能为运输O_2和CO_2,维持酸碱平衡。

（二）白细胞

白细胞是一类有核的血细胞。正常成人白细胞总数是$(4.0~10)×10^9/L$。机体在不同的时间和功能状态下,白细胞在血液中的数目是有较大范围变化的。机体有炎症时常出现白细胞增多。白细胞分三大类:粒细胞、单核细胞和淋巴细胞。

约有60%的白细胞的胞质内具有颗粒,因而把它们称为粒细胞,分为中性、嗜酸性和嗜碱性粒细胞。粒细胞在血流中停留时间很短暂,一般从数小时至2天。

中性粒细胞占白细胞总数50%~70%,在血液里停留的时间平均只有6h~8h。中性粒细胞在血液的非特异性细胞免疫系统中起着十分重要的作用,它处于机体抵御微生物病原体,特别是化脓性细菌入侵的第一线。

嗜酸性粒细胞占白细胞总数2%~4%,在体内的作用是限制嗜酸性粒细胞在速发性过敏反应中的作用和参与对蠕虫的免疫反应。

嗜碱性粒细胞占白细胞总数0.5%~1%,平均循环时间是12h。嗜碱性粒细胞释放出的肝素有抗凝及促进脂肪分解作用。释放出的组胺与某些异物引起过敏反应的症状有关。单核细胞占白细胞总数4%~8%,个体最大,在血液中停留2天~3天。具有吞噬,参与免疫反应和产生细胞因子等作用。

淋巴细胞占白细胞总数的20%~40%,是免疫细胞中的一大类,在免疫应答过程中起着核心作用。淋巴细胞分为T细胞和B细胞两类。在功能上T细胞主要与细胞免疫有关,B细胞则与体液免疫有关。

（三）血小板

正常成人血小板的数量是$(100~300)×10^9/L$。其形态无核,不具完整的细胞结构。有促进止血、加速凝血和修复内皮细胞融合进血管内皮细胞的作用。血小板进入血液后,只在开始两天具有生理功能,但平均寿命可有7天~14天。

三、生理止血

小血管损伤后血液将从血管流出,但在正常人,数分钟后出血将自行停止,称为生理止血。出血时间的长短可以反应生理止血功能的状态。正常出血时间为1min~3min。

生理止血过程包括3部分功能活动:①局部缩血管反应;②激活血小板和血浆中的凝血系统;③生理的抗凝血活动与纤维蛋白溶解活性。在生理止血中,血凝、抗凝与纤维蛋白溶解相互配合,既有效防止了失血,又保持了血管血流畅通。

血浆中最重要的抗凝物质是抗凝血酶Ⅲ和肝素。

四、血型

人的血液中,在红细胞上都具有一套特异的凝集原。血型是指红细胞上特异抗原的类型。对输血最为重要的血型是ABO系统和RH系统。

ABO血型是根据红细胞膜上存在的凝集原A与凝集原B的情况而将血液分成4型,即A型、B型、AB型、O型。凡红细胞只含A凝集原的称为A型,只含B凝集原的称为B型,若A与B两种凝集原都有的称为AB型,这两种凝集原都没有的则称为O型。不同血型的人的血清中各含有不同的凝集素,即不含有对抗他自身红细胞凝集原的凝集素(见表1-13所列)。

表1-13 ABO血型系统中的凝集原和凝集素

血 型	凝集原	凝集素
A型	A	抗B
B型	B	抗A
AB型	A+B	无
O型	无	抗A+抗B

血型是先天遗传的。出现在某一染色体的同一位置上的不同基因,称为等位基因。ABO(H)系统中控制A、B、H抗原生成的基因即为等位基因。在染色体二倍体上只可能出现上述3个等位基因中的两个,其中一个来自父体,另一个来自母体,这两个等位基因就决定了子代血型的基因型。

Rh血型系统的发现,来自恒河猴实验,有RH阳性和阴性两种,多数人为阳性,RH血型系统含C、c、D、E、e5种抗原,D的抗原性最强,故常把红细胞含有D的称RH阳性;含其他抗原的则为RH阴性。RH血型的特点为第一次输血后一般不产生明显的反应,但在第二次,或多次再输入RH阳性血液时即发生抗原—抗体反应,输入的RH阳性红细胞即被凝集。

输血原则:输同型血,交叉配血试验。交叉配血试验,即不仅把供血者的红细胞与受血者的血清配合实验(试验主侧),而且要把受血者的红细胞与供血者的血清做配合实验(试验的次侧)。如果主次侧均无凝集,配血相合,可输。主侧凝集,配血不合,不可输。主侧不凝次侧凝,配血基本相合,慎输(量少而慢)。

总之,输血是一个多环节的过程,每个环节上的失误都可能造成严重事故。因此,在进行输血时,必须严格遵守输血原则,密切注意观察;而且只在需要时才进行输血,绝不可盲目滥用。

思考与讨论

1. 血细胞的组成及基本功能有哪些?
2. 生理止血过程有哪些?
3. 简述ABO血型系统的概念。

第二章 航空生理学因素

航空环境主要是指航空人员驾驶航空器,在空中活动的大气环境及航空器座舱内的人工环境。主要包括有航空环境中的异常物理因素(如缺氧、大气压力降低、辐射、温度和湿度异常等)和化学因素(如航空毒物、臭氧等),均对航空飞行安全与座舱内乘客及机组人员的健康造成一定的危害。

第一节 地球大气的组成及分层

学习提示:了解大气的主要成分,掌握各大气圈层的主要特点,了解各主要圈层对航空飞行的影响。

大气是指包围在地球表面并随地球旋转的空气层。它不仅是维持生物圈中生命所必需的,而且参与地球表面的各种过程,如水循环、化学和物理风化、陆地上和海洋中的光合作用及腐败作用等,各种波动、流动和海洋化学也都与大气活动有关。

大气层的成分主要有氮气,占78.1%,氧气占20.9%,氩气占0.93%,还有少量的二氧化碳、氦气、氖气、氪气、氙气和水蒸气。实际上,干洁的空气可认为是由21%的氧气和79%的氮气所组成。大气层的空气密度随高度的增高而减小,高度越高空气越稀薄。大气层的厚度大约在1000km以上,但没有明显的界限。大气的组成及作用总结见表2-1所列。

表2-1 大气的组成及作用

			作 用	人类活动的影响
低层大气	干洁空气	主要成分 氮	地球上生物体的基本成分、肥料	
		氧	人类和一切生物维持生命活动所必需的物质、氧化反应	
		微量气体 CO_2	植物进行光合作用的基本原料,对地面有保温作用	化石燃料的使用、植被的破坏→CO_2增多→全球性气候变暖
		O_3	吸收紫外线,使地面上的生物免受紫外线的伤害;少量的紫外线还有杀菌的作用	氟氯烃→臭氧含量减少,形成"空洞"→发生皮肤病甚至皮肤癌
	水汽		成云致雨的必要条件、保温作用、吸收	
	固体杂质		成云致雨的必要条件、反射、散射作用	

按大气温度随高度分布的特征,可把大气分成对流层、平流层、中层、暖层和散逸层(如图2-1和表2-2所示)。按大气各组成成分的混和状况,可把大气分为均匀层和非均匀层。按大气电离状况,可分为电离层和非电离层。

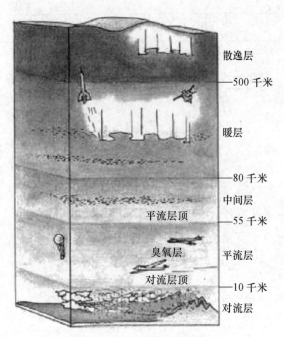

图 2-1 大气分层示意图

表 2-2 大气的垂直分层

垂直分层	原因	厚度	特点			与人类的关系
对流层	地面为主要直接热源或靠对流层水汽、二氧化碳吸收	从地面到12km,低纬度17km~18km,高纬度8km~9km	随高度增加而降低	对流运动显著	各种天气现象复杂多变	对人类活动影响最大
平流层	靠臭氧层吸收紫外线增温	对流层顶部到50km~55km	随高度增加而升高	平流运动为主	晴朗、能见度好	地球的天然屏障;利于高空飞行
高层(中间层、暖层及散逸层)	—	平流层以上	先递减后递增	—	—	反射无线电波(电离层)

（1）对流层位于大气的最底层,其厚度随纬度和季节而变化。在赤道附近为16km~18km,在中纬度地区为10km~12km,两极附近为8km~9km。夏季较厚,冬季较薄。

对流层的主要特征:①温度随高度增加而降低,平均升高1km温度降低6℃(大气降温率);②空气具有强烈的对流运动,因而发生一系列天气现象,如风、雪、云、雨等;③气象要素水平分布不均匀,天气现象复杂;④受人类活动影响最显著,污染严重;⑤占大气圈总质量的70%~75%。

（2）平流层是从对流层顶至35km~55km高空的大气层。

平流层主要特征:①质量约占大气圈总质量的20%;②气流以水平方向运动为主(最显著特征);③不存在对流层中各种天气现象;④该层上部存在多层含臭氧的层,能吸收紫外线,因而是生物的保护伞;⑤随高度增加温度升高。

(3) 中间层是自平流层顶至85km高空的大气层,气温随高度增加而下降,故又称冷层,空气又出现对流。

(4) 暖层是从中间层顶到800km高空的大气层,温度随高度增加而上升,氧、氮被分解成电离状态,又称电离层。

(5) 散逸层是地球大气的最外层,该层的上界在哪里还没有一致的看法。实际上地球大气与星际空间并没有截然的界限。散逸层的温度随高度增加而略有增加。该层地球引力作用弱,气体质量不断扩散,亦称外逸层。

除此之外,还有两个特殊的层,即臭氧层和电离层。臭氧层距地面20km~30km,实际介于对流层和平流层之间。这一层主要是由于氧分子受太阳光的紫外线的光化作用造成的,使氧分子变成了臭氧。电离层很厚,一般指从50km~80km至700km范围内的大气层。电离层是高空中的气体,被太阳光的紫外线照射,电离成带电荷的正离子和负离子及部分自由电子形成的。电离层具有良好的导电性能,能反射无线电波,我们可以利用电磁短波能被电离层反射回地面的特点,来实现电磁波的远距离通信。电离层的另一特点是大气的温度随高度增加而急剧升高的。

民用航空器活动在对流层和平流层下部,从地面算起到18km高度之内,没有增压座舱的飞机和小型的喷气飞机在6km以下的对流层中飞行。大型和高速的喷气客机装有增压装置,在7km~13km的对流层顶部和平流层中飞行,这里几乎没有垂直方向的气流运动,飞机飞得平稳,而且空气稀薄,飞行阻力小,因而飞机可以较高的速度飞行,节约燃料,经济性好。超音速飞机和一些高速军用飞机,为了减少阻力,巡航在13.5km~18km甚至更高的高空。

思考与讨论

1. 对流层和平流层有哪些特点?
2. 各层气温随高度增加而变化的规律是什么?

第二节 大气压力及大气的功能

学习提示:了解大气压力及大气的功能,掌握大气的压力分布情况。

大气压力是由于大气的重量所产生压强,亦称大气压强,简称气压。通常是指观测高度到大气上界单位面积上垂直空气柱的重量。气压的单位曾经用毫米水银柱高度(mmHg)来表示,但国际上常用帕斯卡(Pa)表示,简称"帕",其他还有用标准大气压(atm)和kg/cm^2表示的。$1atm=101.3kPa=760mmHg=1.033kg/cm^2$。从气压的定义可以看出,气压是随高度不断减少的,气压随高度升高按指数规律递减,高度每增加5km,大气压约降低原来数值的1/2。高度愈高,压在其上的空气柱愈短,气压也就愈低。因此,气压总是随着高度的增加而降低的。据实测,在近地面层中,高度每升高100m,气压平均降低约9.5mmHg;在高层则小于这个数值。空气密度大的地方,气压随高度降低得快些,空气密度小的地方则相反。

大气压力和温度两者可以决定空气密度,进而决定飞机举升力。在其他因素相同条件下,空气密度降低,飞机需要更快的速度,才能保持一定的高度。速度越快,飞机拖曳力越大,所需引擎推进力亦越大,越大的引擎推进力,所耗油料亦越多。因此高速飞行之喷射飞机需要更多的油料。

前述在高温下,当气压降低,密度减少时,需要较长的跑道,以获取起飞的速度。从每天综观天气图气压场的分布,在低压区,其影响更大,准备起飞计划时,更应该考虑。再如,机场海拔高度越高,其平均气压降低,平均密度亦减少,因此在设计机场时,高海拔机场需要较长的跑道,以应起飞之需。此外,空气密度减小,引擎动力亦会跟着减弱,影响飞机爬升之动力,如果密度减至某一定值时,就得减轻飞机的载重量,飞机才容易起飞和爬升。

大气压力与高度有密切关系,即大气压力随高度增加而递减。在近海平面1000百帕(hPa)附近,高度每上升约10米,气压降1百帕(hPa);在500百帕(5500m)附近,高度每上升约20米,气压降1百帕;在200百帕(12000m)附近,高度每上升约30米,气压降1百帕;它应用于航空上,用来决定飞机飞行之高度。飞机上之高度表,就是以空盒气压计之气压高度换算出高度,作为高度表之标尺。国际民航组织(ICAO)假设在干空气、平均海平面之气压和气温分别为1013.25百帕和15℃、对流层顶以下约11千米之温度随高度递减率每千米下降6.5℃等标准大气条件下,作为高度表之参考基准,在这种状态下的大气称之为国际民航组织标准大气(ICAO Standard Atmosphere)。

由于各地之大气条件随不同高、低压系统之移动而随时在变化,所以高度表在不同时间、不同地点和不同高度皆与标准大气有所不同。因此,飞机上之高度表读数必须经过适当拨定,才能显示出实际高度。航程上因海平面气压不断变化,其高度表所显示之高度与实际海拔高度发生误差,有时候误差可能很大。依据高度表拨定程序之规定,凡飞行在海平面高度约3330米及以下之飞机,应采用飞经当地之实际海平面气压值(QNH)。飞行在离海平面高度约3940米及以上之飞机,以标准大气压力1013.25百帕为高度拨定值。

飞机自甲地高压区飞进乙地低压区,若高度表不拨定为乙地的高度表拨定值时,则飞机上高度表所显示高度值比实际高度高,此时飞机有撞山或重落地之危险。反之,飞机自乙地低压区飞进甲地高压区,若高度表不拨定为甲地的高度表拨定值时,则飞机上高度表所显示高度值比实际高度低,此时飞机降落时有落空之危险。如果有甲、乙两架飞机分别自甲地高压区和乙地低压区,采取仪器飞行规则对着飞,两架在同一航路上之飞行员,均未实时做高度拨定,在各自高度表上所显示高度虽保持300米之垂直隔离,但其实际飞行高度则逐渐接近,最后可能在中途互撞。

1996年11月12日晚间印度首都新德里西方60海里(1海里=1.852千米)上空发生沙特阿拉伯航空公司波音747-168B客机(312人)与哈萨克航空公司伊留申IL-76货机(37人)相撞惨剧,两机机上共349人全数罹难,失事原因待查。据报导哈航班机从哈萨克飞往新德里,沙航客机从新德里起飞,准备飞往沙国的达兰,离场后7分钟在印度新德里西方60里相撞。事故之前,沙航班机曾获地面管制指示爬升至14,000ft(约4200米)高度,准备下降的哈航班机则被告知降至15,000ft(约4500米),指令下达不久,两机在空中相撞。

2002年7月1日德国当地时间晚间11时43分左右,一架俄罗斯巴希客克利安航空公司俄制图波列夫154型(Tu-154)客机从莫斯科飞往西班牙,与一架环球快递公司波音757型货机从巴林飞往比利时首都布鲁塞尔,在德国南部毗临瑞士边界康斯坦茨湖36,000 ft(12000米)上空相撞并坠毁,共造成71人罹难。瑞士航管人员在撞机前50s向俄国客机驾驶员提出两次警告,要求俄国客机降低飞行高度,避免与货机相撞,但俄机飞行员并未立即反应,直到撞机前25s收到第二次警告才开始下降,那时货机上的空中防撞警告系统(TCAS)也要货机下降,结果两机相撞。

大气的功能。大气不仅为人类和生物提供了适于生理需要的气体环境,并具有生命的支持作用,同时大气还可以滤除宇宙辐射及流星的侵袭,对人类生命有重要的保护作用。在大气中,最重要的是氧气,人体机能的正常生理活动和体内进行的新陈代谢活动都离不开氧气。它是人体维持正常生命所必需的。氧气通过肺的呼吸被吸入,通过红血球在肺泡中进行气体的交换,体内新陈代谢的废气、二氧化碳从空气中排出体外,同时有新鲜氧气吸入、呼出,循环不断,从而维持机体新陈代谢和机体的正常生命活动。据研究,人断粮5周或断水5周也能生存,如果断绝空气5分钟,人将死亡。可见氧气对人体维持生命机能的重要性。在航空环境中,对氧的需求就更为重要了。一般情况下,人在地面生活,每分钟大约需要氧气4L~6L。

思考与讨论

1. 什么是大气压力?
2. 大气的基本功能有哪些?
3. 大气压力随高度增加而变化的规律是什么?

第三节 缺 氧

学习提示:了解飞行中发生缺氧的主要原因,各种缺氧的症状及防护措施。

低气压系指低于1个大气压的压力环境。低气压进行的作业指的是:①航空、航天:低气压空间;②低压舱、模拟高空低压环境③高原和高山:能引起机体不良反应的高原/高山环境,一般在3km以上的高度。

高空大气压力降低对人体主要有两方面的影响:①大气中氧气分压降低所引起的高空缺氧;②低气压的物理性影响。两类影响同时发生,但主要威胁仍是高空缺氧。

氧是维持机体生命活动所必需的物质。如组织得不到正常的氧气供应,或者不能充分利用氧来进行代谢活动,则可引起一系列生理及病理改变,称缺氧。缺氧根据病因学及发病机理,分为缺氧性缺氧、贫血性缺氧、循环停滞性缺氧和组织中毒性缺氧4种类型。在航空航天活动中因暴露于高空低气压环境所致的缺氧,属于缺氧性缺氧,由于高空吸入气氧分压降低所引起,故亦称高空缺氧。

1875年,3名法国人驾驶热气球升到了8km的高空,突然全部昏倒。等气球瘪了自己落回地面时,除了一人苏醒,另外两人因为缺氧死亡。高空为什么会出现缺氧症状呢?难道8km的高空就没有氧气了吗?不是的,空气照样有,只不过稀薄而已。罪魁祸首在于大气压强。因为高空的大气压强低:5.7km 的高空,大气压只有海平面的一半;到了 32km 的高空,大气压就只有 1% 了。大气压强低了,为什么会造成缺氧呢?这是因为人们呼吸空气必须依靠大气压强的帮助。吸气时,人体的横膈肌收缩,使胸腔的体积扩大,肺里的空气因为稀薄压强变小,外界空气的气压大于胸腔内的气压,因此空气就进入胸腔的肺内。空气进入肺泡后,空气中氧气的压强要比血液里氧气的压强高,氧便从压强高的地方向压强低的地方扩散,人便得到了氧。同样,在呼气时,人们用力使胸腔的体积缩小,肺内气体的压强大于大气压强,废气便被排出体外。问题就在于,3 名法国人升上高空以后,大气压强变得很小了,可是人体里的压强仍然那么大,肺泡中的氧气压强比大气的氧气压强还要高,结果不但吸入不了氧气,反而是人体里的氧气向外扩散,造成高空缺氧。

无独有偶,1971 年,苏联载人宇宙飞船"联盟"号返回以后,打开舱门发现了 3 名宇航员全部死亡,他们的面部没有表现出痛苦挣扎的表情。仔细调查后发现,"联盟"号返回时,座舱因为故障突然漏气,舱内空气猛然间大量泄出,使得座舱的气压突然间降低。宇航员体内的氧气大量呼出,造成了"爆炸性"缺氧。在这种情况下,大脑在短短的十几秒内便会失去一切活动能力,根本不可能自救。怪不得宇航员们死后面无表情呢!

血的教训告诉人们,人可以在失重情况下生活,但却不能经受半秒钟的失压。要想使宇航员们在太空遨游,必须保证他们生活在标准的大气压当中。为什么宇航员们都要穿上厚厚的宇航服呢?宇航服是一种多层次多性能的服装,有气密层和限制层,像轮胎的内胎和外胎一样。它的密封性极强,可以保证不漏气,加压不爆破,从而把宇航员和外太空环境隔离开来,这样他们就可以生活在一个人工制造的大气环境中了。

高度愈高,空气愈稀薄,大气含氧量越低,氧分压也相应降低,如图 2-2 所示。多数人在 4km 高度以上就会出现缺氧症状;到 5km 会轻度缺氧;6km 以上会严重缺氧;突然升到 8km,其工作能力一般最多能保持 4min(有效意识时间),在 10km 高度保持约 1min,升到 14km 时只能维持 12s~15s。高空缺氧对人体的神经、心血管、呼吸、消化等系统均有不同程度的影响,其中对中枢神经的影响尤为明显。在人体组织中,大脑皮层对缺氧的敏感度极高,氧气供应不足,首先影响大脑皮层,此时人会出现精神不振、反应迟钝、想睡觉

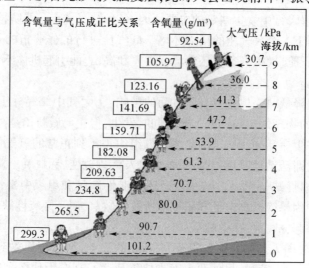

图 2-2 海拔高度与大气压含氧量的关系

等症状,定向力、理解力、记忆力、判断力减弱,注意力也不能很好地分配和转移;也有的人在缺氧开始时会出现类似轻度醉酒的症状,表现兴奋、多话、自觉愉快等;随着缺氧程度的加重,高级神经活动障碍便越来越明显,最终可导致意识丧失。

氧气供应不足时,人体通过呼吸加快、加深,心跳增快,心搏每分钟的输出量增多,血中红细胞增加等一系列代偿作用,借以克服和减轻缺氧对身体的影响。但是这种代偿作用是有一定限度的,而且与人的体质强弱和高空耐力有很大关系。一般在4.5km以上时,体内的代偿功能便不足以补偿供氧不足的影响,而会出现各种缺氧症状。

缺氧对消化系统的影响是使胃液分泌减少,胃肠蠕动减弱,因此,食物的消化不能像在地面上那样容易。缺氧还会影响视觉功能,一般当上升到1.5km高度时,视觉功能开始下降,特别是在夜间低照明条件下飞行,影响就更加明显。

据实验证明,在1.2km高度,飞行员夜间视力会下降5%,1.8km下降10%,3km下降20%,4.8km下降40%,且随着高度的增加缺氧加剧,夜间视力障碍明显。

在高原低氧环境下,人体为保持正常活动和生产作业,细胞、组织和器官首先发生功能的适应性变化,约需1~3个月,逐渐过渡到稳定的适应称为习服。人对缺氧的适应个体差异很大,一般人在海拔3km以内,能较快适应;3km~5.33km时部分人需较长时间适应;5.33km为人适应的临界高度。

缺氧对人体机能的影响如下。

(1) 氧分压↓→ 通气量↑→过度通气 → 呼吸性碱中毒

(2) 心率、血压、儿茶酚胺:先高后低

(3) 低氧→肺小动脉痉挛→肺动脉高压 $\begin{cases} 肺水肿 \\ 右心室肥大 \end{cases}$

(4) 血液系统:红细胞、血红蛋白、红细胞压积、血液比重、血液黏度增高。

(5) 消化系统:初登高原者,在低气压环境中可产生腹胀气、胃蠕动降低、消化液分泌降低。

(6) 神经系统:轻度缺氧→ 兴奋性↑;重度缺氧——→兴奋性↑

(7) 习服后,由于红细胞、血红蛋白携带更多的氧,毛细血管更加丰富,体内代谢酶活性增高,使工作效率增高,对缺氧的耐受性增高。

飞行中发生缺氧的主要原因:①未供氧;②供氧装备的供氧浓度和(或)压力不合适;③在高空发生迅速减压。

高空缺氧又称低压性缺氧,是指人体暴露于高空低气压环境里,因吸入大气氧分压降低,引起的生理机能障碍。根据缺氧的严重程度、缺氧的发展速度以及暴露的时间长短不同,可进一步将高空缺氧分为暴发性、急性及慢性3种,以暴发性高空缺氧和急性高空缺氧为多见。暴发性高空缺氧指发展非常迅速、程度极为严重的高空缺氧,常在气密座舱迅速减压、座舱增压系统失灵、呼吸供氧突然中断等情况下发生。人体突然暴露于稀薄空气中,出现氧的反向弥散(肺泡氧分压迅速降低,形成混合静脉血中的氧向肺泡中弥散),身体代偿机能来不及发挥作用,突然发生意识丧失。急性高空缺氧指在数分钟到几小时内人体暴露在低气压环境中引起的缺氧,多见于座舱压降低和供氧不足。症状随高度和暴露时间而异,如头昏、视力模糊、情绪反应异常等。情绪反应异常常会使飞行员丧失及时采取措施的时机。

一、急性高空缺氧

根据未经高空锻炼的健康青年人急性暴露在不同高度的症状表现,大致划分为4个区域:无症状区、代偿区、障碍区和危险区。

1. 无症状区

在呼吸空气时指地面到3km的高度范围。在呼吸氧气时指10km～12km的高度范围。缺氧的程度较轻,安静时无症状,在繁重体力劳动时有缺氧症状。

2. 代偿区

在呼吸空气时指3km～5km的高度范围。在呼吸氧气时指12km～13km的高度范围。缺氧的程度为中度,安静时稍感不适,心率、肺通气量增加,繁重体力劳动时缺氧症状明显。

3. 障碍区(不完全代偿区)

在呼吸空气时指5km～7km的高度范围。在呼吸氧气时指13km～14km的高度范围。缺氧的程度为重度,安静时缺氧症状明显,繁重体力劳动时可致意识丧失。

4. 危险区

在呼吸空气时指7km以上的高度范围。在呼吸氧气时指14km以上的高度范围。缺氧的程度更为严重,安静时即可发生意识丧失。

急性高空缺氧时,人的体力与脑力活动能力往往是在不知不觉中逐步迟钝和丧失的。故在急性高空缺氧时,人的主观感觉往往很轻微,甚至可能无任何不适,而在客观上缺氧的实际严重程度及当时身体的各种病理表现颇不一致。这种主、客观不符的表现,其实与大脑皮层的高级智力功能最先受到缺氧的侵袭,失去其正常的理解、分析、判断能力有关。急性高空缺氧的自觉症状有如下几个特点:①无明显的特异的痛苦症状;②症状与病理表现不一致;③危害极大;④飞行员容易低估其危险性,从而丧失应急补救时机。

缺氧主要机能障碍如下。

1. 神经系统机能障碍主要症状特点

(1) 智力功能障碍:①理解判断能力(自省功能丧失);②记忆力;③注意力转移和分配能力。

(2) 运动协调机能减弱。

(3) 情绪改变及情感障碍。

(4) 意识丧失。

2. 感觉机能障碍的表现

以视觉对缺氧最为敏感。

(1) 在1.2km高度时出现暗适应延长。

(2) 在3km高度时空间视力下降。

(3) 在4.5km高度时视敏度降低。

(4) 在5.5km高度时昼间视力下降。

(5) 在7.5km高度时视野缩小、调节、辐辏及深径觉等机能均发生障碍。

3. 循环系统机能障碍的表现

（1）心电图的改变。

（2）血管迷走性晕厥。

4. 氧的反常效应

严重缺氧后，突然改吸纯氧（或高浓度氧），在开始阶段还可能引起短暂的发作性缺氧症状加重或机体其他情况恶化现象，称氧的反常效应。

目前，民航使用的航空器均为密封式，客舱与供氧装置是预防和克服高空缺氧症的最有效的措施。但是，这并不意味着在高空飞行时，不再受到缺氧的影响。在异常的条件下，如密闭客舱爆破、机械故障、供氧装置的损坏、失灵等，均会受到高空缺氧的影响。

缺氧的防护措施如下。

（1）飞行前和飞行后，机务人员应检查机上的供氧装置及密闭增压系统的完好程度，保障其效能正常，检查氧气纯度，要保证高空用氧的纯度。

（2）飞行航空人员应熟悉各种缺氧的高度、缺氧的主要表现、氧气装置的正确使用，以及发生爆发性或急性高空缺氧时的处置方法。

（3）增强体质，提高缺氧耐力。凡平时坚持体育锻炼、身体健康者缺氧耐力强，反之则差。应克服或避免导致降低缺氧耐力的因素的发生，如抽烟、饮酒、疲劳、饥饿、饮食不当、失眠、寒冷、肥胖、疾病等。

（4）旅客在乘机时，不应空腹或过饱，不要饮酒，消除精神紧张。在飞行中若发生不适感时，应稳定情绪减少活动，不吸烟以减少耗氧量。

（5）在飞行中，空中乘务人员要经常观察旅客的表情和神态，特别要注意观察健康状况不好的旅客。

二、爆发性高空缺氧

呼吸空气条件下，突然暴露于10km附近或者更高的高度；在呼吸纯氧条件下，突然暴露于14km附近或者更高的高度所引起的极度严重缺氧皆属于爆发性高空缺氧。

爆发性高空缺氧的主要特征：发生很突然，常在身体代偿机能来不及发挥作用、没有明显征兆的情况下，突然导致意识丧失。如暴露时间超过3min～4min，即可引起急性心衰、慢性可逆或不可逆的脑组织损伤，甚至死亡。

由于爆发性高空缺氧发展异常迅速，故有效意识时间是衡量其严重程度的主要指标。

意识时间：自缺氧暴露开始至意识完全丧失所经历的这段时间，称意识时间。

有效意识时间：亦称备用时间，指当发生爆发性高空缺氧时，人能继续操纵飞行器、采取有效应急措施的时间。由16km以上，无论吸入气体中的氧浓度有多高，人的有效意识时间均为12s～15s。

爆发性高空缺氧肺内气体交换的特点：①氧的反方向弥散；②原发性缺CO_2。

三、慢性高空缺氧

慢性高空缺氧是长期或者反复暴露于轻度或中等程度低氧环境条件之下所引起。其主要表现为劳动能力下降，体力及脑力活动均感疲劳且不易恢复，头痛，失眠，注意力、记忆力减退，消化功能障碍，甚至有更严重的症状和体征等。例如，在3.4km～3.7km条件下暴露8h~24h以后,几乎所有人都要发生程度不同的急性高山病症状,如气促、头痛、失眠、不能集中精力完成复杂任务以及恶心、呕吐等;但如在该高度停留2d~5d以上,则大多数人的症状都有所减轻或者消失。可是,人在这种环境中的体力劳动能力及劳动效率较长时期低于在平原时的水平。以人体的最大耗氧量(反应体力劳动能力)来说,我国高山生理学工作者曾测得在2.6km高度下降了15%;4km,下降21%。

较长期在高原生活,或多次在低压舱内进行上升体验,身体对缺氧的代偿能力可能得到加强,使初到高原时的症状消失或明显减轻,并可能长期在一定高度的高原或山区居住,甚至还能进行相当繁重的体力劳动。慢性缺氧所引起的一些生理改变,不像急性高空缺氧那样在吸入氧气后很快消失,而是在回到平原后经过数日至几周时间才能恢复到原先的水平。长期在高原停留还可引起机体组织形态结构方面的改变。

思考与讨论

1. 急性高空缺氧的高度分区有哪几个?对人体有何影响?
2. 缺氧的主要机能障碍及防护措施有哪些?
3. 意识时间、有效意识时间的基本概念是什么?

第四节 低气压的物理性影响

学习提示:了解低气压的各种物理性影响的症状及防护。

低气压的物理性影响具有下列内在特点:①空腔器官内气体膨胀;②组织和体液中溶解的气体可能离析出来;③体液"沸腾",形成大量蒸气;④气压剧变时,肺、中耳和鼻窦损伤。

一、高空胃肠胀气

高空胃肠胀气是一系列症状的总称,其主要表现为腹胀和腹痛,无明确的发生阈限高度,在较低高度即可能发生。多发生在飞行上升过程中,到达一定高度以后的最初停留阶段内,若能经口或肛门顺利地排除部分膨胀气体,则短时间内腹胀、腹痛症状即可消失,否则,高度愈高,症状也将愈重。

高空时胃肠道内的气体体积随压力降低而膨胀,因为胃肠道内的气体是在体温条件下,被压力为6.3kPa(47mmHg)的水蒸气所饱和的潮湿气体,另外,胃肠道管壁有一定弹性,对气体膨胀有一定限制作用。如,以海平面为1,飞机上升到2km时,则膨胀为1.2倍,1000mL气体就变成了1200mL了,到18km时就膨胀了10倍,见表2-3所列。

表2-3 胃肠道内的气体在不同高度、压力下的膨胀的倍数

高度(km)	0	2	4	6	8	10	12	14	16	18
大气压力(个)	1.0	0.8	0.6	0.5	0.4	0.3	0.2	0.14	0.1	0.08
气体膨胀倍数	1.0	1.2	1.6	2.2	2.6	3.3	4.4	5.9	7.8	10.2

高空胃肠胀气的症状如下。

(1) 腹胀、腹痛。

(2) 反射性影响呼吸和循环(重者)。

(3) 血管迷走性晕厥(罕见)。

其严重程度主要由下述两方面因素决定：①上升高度及上升速度；②胃肠道的机能状态。

防护原则如下。

(1) 采用通风式密封增压座舱,可减轻或消除胃肠胀气的影响,现代民航客机都装有增压座舱。

(2) 遵守饮食制度,严格控制饮食：①进食不可吞咽太快,以减少所吞咽的气体；②进餐要定时、定量,使胃肠活动能保持正常,以利消化而减少产气；③不吃或少吃不易消化的食物,如含纤维多的食物,低脂饮食,少食油炸食物,少吃有刺激性的食物；④禁止饮用汽水、啤酒等产气饮料；⑤防止便秘,在飞行前排空大、小便。

二、高空减压病

高空减压病是上升高空时可能发生的一种特殊病症,临床上较为少见。绝大多数是上升到 8km 以上高空,停留一段时间以后发病的,表现复杂多样、变化多端,有明显的个体差异,其主要症状为关节疼痛,有时出现皮肤刺痛或瘙痒感觉以及咳嗽、胸痛等,严重时还可有中枢神经系统症状,甚至发生神经虚幻、虚脱。一般在民航客机中发生机会极低,因为民航客机的增压舱是采用"高压差"的压力制度,但一旦在高空增压舱突然失密就可能发生高空减压病。

病因：高空减压病的产生原因,是大气压力迅速降低时,在组织、血液、体液(淋巴液、浆液、滑液)中溶解的氮气呈现过饱和状态而离析出来形成气泡。这些气泡在人体的组织、血流中可能会压迫、刺激局部组织。如血管内发生气泡,就会堵住血管,如堵住了脑部和心脏等重要器官的小血管,即导致严重的脑气栓和心血管气栓。最常见的是肌肉或关节受气泡压迫,会产生疼痛。而患者为减轻疼痛,常将患肢保持屈位,故又叫屈肢症。屈肢症在高空减压病发生的所有症状中占 90% 以上,常见于膝、肩、肘、腕、踝、髋等关节。其他症状有皮肤瘙痒感、刺痛、气哽、胸痛、视觉模糊、虚脱、下降后休克等。

影响高空减压病发病率的因素如下。

(1) 上升高度。绝大多数都发生在 8km 以上,停留一段时间以后发生病变,高度愈高,发病率就愈高。

(2) 暴露时间(高空停留时间)。在上升到 8km 以上高度后很少立即发病,一般停留 20min～2.5h 发病。

(3) 上升速度。一般上升速度愈快,发病率愈高。

(4) 反复低气压暴露。24h 内反复暴露于低气压,容易发病。

(5) 高压条件下活动。低气压暴露前 24h 内曾做水下运动或潜水等活动,上升高空时容易发病。

(6) 缺氧。如果缺氧比较严重,当气压降低超过一定的限度,又增加体内的气泡形成,主要还是氮气排出不畅。

（7）微重力。微重力可以降低发病率，因为微重力环境下，呼吸、循环功能增强，有助于氮气脱饱和。

（8）年龄。随着年龄的增加，身体发胖，脂肪组织增多，心血管功能降低，影响了氮气的脱饱和速度，发病率也会增加。

（9）体重。肥胖者易患屈肢症，体重愈重，屈肢症的发生率就愈重，并且重症屈肢症的比例也相应增加。

（10）性别。妇女发病率高于男子。

（11）体力活动。低气压暴露时运动能增加发病率，影响的程度与运动强度、持续时间等有关。

此外，曾发生过高空减压病的人，重复暴露时容易发病；新近受过创伤的部位也容易形成气泡而产生症状。

症状与体征。

（1）屈肢症（肢体关节痛）：这是本病最常见的症状，占全部症状的65%～70%以上，疼痛多发生在四肢的关节或其周围的骨及肌肉等深部组织，以膝、肩等大关节为最多。疼痛的程度，一般在刚发生时很轻，以后逐渐加重，严重时达到肢体不能运动的程度。疼痛的性质为弥漫性的深部疼痛，自己往往不能准确地确定发生疼痛的局限部位。局部加压能使疼痛减轻或消失。疼痛一般在下降中或下降到地面后皆能很快消失。

（2）皮肤症状：较为少见，症状表现为痒感、刺痛、蚁走感及异常的冷、热感觉等，也有局部皮肤出现斑点、斑疹、丘疹或大理石样斑纹。斑点出现在上胸部及上臂者，多属严重病例。皮肤症状在下降到地面后多能完全恢复。

（3）呼吸系统症状：包括胸骨后不适、咳嗽及呼吸困难等症状，发生率很低仅为全部症状的20%，但可危及生命，多与屈肢症同时存在，但比屈肢症发生晚，也比屈肢症表现的病情为重。如合并胸部皮肤紫绀或斑点，则可能发生晕厥。

（4）神经系统症状：仅占5%～7%，属于严重症状。脊髓受损引起的截瘫、感觉障碍、大小便失禁或潴留；脑部损伤引起的头痛、感觉异常、颜面麻木、运动失调、轻瘫、偏瘫、语言障碍、记忆丧失、共济失调、情绪失常或体温升高，重者可昏迷、死亡；前庭系统受损引起的眩晕、耳鸣、听力减退；视觉系统受累时可引起复视、斜视、视觉模糊、暂时失明、同侧闪光性偏盲、视野缺失或缩小。

（5）严重减压病（减压后休克）：在高空发生的症状，下降到地面以后原发性症状未消失进一步恶化；或下降后症状虽已消失，但经过十多分钟到十几小时以后又重新发病，并进入严重休克状态，称减压后休克。减压后休克是高空减压病的最严重状态，可造成死亡，可能原因是大脑急性水肿。特有体征是红细胞压积升高、白细胞数增加，患者体温上升。

日本高空减压病的实例。

例1：F215J型战斗机，为侦察天气情况从6705m下降到2133m，又从2133m上升到9448m，飞行员此时感到热，且全身沉重，视野狭窄，发现舱内座舱高度为9144m，舱内处于非增压状态。然后急剧下降，疑患高空缺氧症和轻度屈肢症，着陆后恢复正常。

例2：驻日美海军陆战队飞行员，由于飞机上增压装置故障，从1828m急剧上升暴露在6705m的环境中。紧急着陆后感觉胸痛、气喘，经诊断确认为肺型减压病，采用美海军加压治疗,痊愈。

例3:驻日美海军陆战队飞行员,在10058m飞行中发现增压装置异常,相当于从304m上升到7924m~8534m。着陆后感到四肢疼痛,诊断为Ⅰ型减压病,采用美海军加压治疗,痊愈。

高空生理训练时发生的减压病:日本航空自卫队航空医学实验队在1960年—1999年共对30763人采用低压舱进行了低压训练。发生气体滞留3468人,占11.27%;发生减压病243人,占0.79%,其中屈肢症236人,神经性减压病6人,皮肤型减压病1人;高空缺氧44人,占0.14%;过度通气17人,占0.06%;其他64人,占0.21%。

诊断与分型。

首先应该详细询问低气压暴露史,分析并经过询问临床症状,进行全面体检,并询问主诉。症状与体征同等重要,尤其是四肢大关节处。再分析影响发病的因素,最后用各种方法诊断皆有困难时,若加压治疗有效,亦可作为确诊的依据。

两种类型:①Ⅰ型减压病:不伴有其他症状的屈肢症,不伴有全身症状的皮肤症状;②Ⅱ型减压病:除四肢外其他部位的疼痛;大理石样皮肤;心、血管、呼吸系统、神经系统症状。

高空减压病的处理原则。

治疗原则:①发生高空减压病后,立即下降高度至8km以下,并尽快返回地面;②轻度高空减压病降至地面后症状消失,用面罩呼吸纯氧观察2h,无症状或体征出现,继续不吸氧条件下观察24h后,可恢复一般性工作;③中、重度高空减压病,或高空减压病观察期间症状复发,均立即送高压氧舱加压治疗。在运送过程中吸纯氧,出现休克的应给予抗休克治疗。④对症治疗:根据具体病情还可给予补液扩容、改善微循环、呼吸兴奋剂、强心剂、镇静剂、皮质激素等药物治疗。

其他处理:①对可能发生高空暴露人员,进行低压舱高空耐力检查,对易感者,禁止参加高空飞行;②两次低压舱上升之间至少要间隔48h;③未装备密封增压座舱或舱内余压较小的飞机进行高空飞行前,或低压舱上升高空耐力检查前,均应进行吸氧排氮;④发生高空减压病,经治疗症状消失,恢复一般性工作至少48h以后,才可恢复飞行或体育活动。重度高空减压病治疗后有后遗症,或低气压暴露反复出现高空减压病,应终止飞行。

高空减压病的治疗:总的原则是加压治疗辅以其他疗法。

加压治疗方法的原则:将患者放入高压舱内,舱内气体增压到2atm~6atm(一般主张3atm),使体内残存的氮气泡能充分地重新溶解,一直到症状已消失,再用阶段减压的方法回到地面常压环境。

预防措施:①加强对密封增压系统的检查。如万一在高空突然失密减压,机组人员应立即使用纯氧,并使飞机紧急下降到安全高度以下,旅客也同时供氧;②高空减压病易感性预测;③控制重复暴露的间隔时间,低压舱两次上升之间至少要间隔48h或更长,潜水活动后,通常24h内禁止飞行;④如发生减压病,及时下降高度,下降后应立刻卧床休息观察6h~12h,重者应吸纯氧排氮,或送入高压氧舱内治疗。吸氧排氮过程要先快后慢,要完全排净体内氮气,需吸纯氧48min。

三、体液沸腾

体液沸腾是指当人体或动物迅速上升到1.9km以上高度时,体内水分会迅速蒸发,形成大量水蒸气而致皮下组织肿胀的现象。

任何液体的蒸汽压力和作用于其表面的压力相等时,该液体就发生沸腾。如在海平面,当水被加温到100℃时,其蒸汽压力增加为101.3kPa(760mmHg),和大气压值相等,即发生沸腾。随着高度的增加,水的沸点亦愈来愈降低。而水在37℃时,其蒸汽压力为6.3kPa(47mmHg)(见表2-4所列),若外界大气压力降低为6.3kPa时,37℃的水也就应当发生沸腾。人或者恒温动物的体温约为37℃,因此在19.2km高度,当大气压力为6.3kPa时,在理论上,体液也应该发生沸腾现象。

由于我们人体的血液和其他组织液,其沸点与水相近,所以人要是没有防护(如在低压舱内上升到19.2km),或在此高度上的增压舱飞机突然失密时,全身的血液和体液,不用加热就自己沸腾起来了。在数秒和1min左右即可迅速发生全身皮下组织气肿,像吹胀的橡皮人。极低气压所致的体液沸腾、形成大量水蒸气现象,不仅发生于皮下,在胸膜腔、腹腔、心包腔等体腔亦可发生。此外,心脏和血管内的血液中,肌肉组织内部,甚至肝、肾等组织的实质,也可能发生体液沸腾现象,造成血液停滞而引起严重后果。狗在此高度下停留2min～3min后立即死亡,猴子、猩猩也只能活1.5min～2.5min。

表2-4 水的压力与沸点之相对关系表

压力(kPa)	101.419	47.412	38.592	31.198	25.040	19.944	15.7597
沸点(℃)	100	80	75	70	65	60	55
压力(kPa)	12.3499	9.5932	7.3835	5.6278	4.2460	3.1692	2.3388
沸点(℃)	50	45	40	35	30	25	20

影响体液沸腾的因素如下。
(1) 体液中含有电解质、蛋白质等化学成分。
(2) 皮肤、筋膜、血管壁等有一定的限制作用。
(3) 血压、组织压力的存在。
(4) 身体各部分温度不是绝对相等,故不同部位发生体液沸腾的实际高度可能介于18.3km～24km之间。一些组织张力较低的部位,如胸膜腔、口腔黏膜、肠腔内,以及温度较高的部位,如胸、腹腔的大血管中,在较低高度即可发生;反之,如左心室、脏器组织实质内、浅在的血管中以及眼睛的前、后房水等,则需在较高的高度才能发生。

防护措施:在19km以上高度飞行,当增压座舱发生迅速减压时,机上配备的应急加压供氧装备应自动开始工作进行加压供氧,以提高吸入纯氧的压力。对全部体表施加机械性对抗压力。当体表对抗压力与大气压之和大于6.3kPa(47mmHg)时,即可有效地预防体液沸腾。

四、迅速减压——肺损伤

正常飞行时,增压座舱内气体环境的压力较舱外高空环境大气压力为高,其高出部分称余压。如果座舱结构由于工程技术或作战等原因突然发生破损时,座舱内的气体将通过破孔迅速地向座舱外流出,座舱内的气体压力可在很短的时间内(百分之几秒到1秒钟左右)降低到和座舱外高空环境大气压力相等的程度。这种速度很快的使座舱内气体降低,即称为迅速减压或爆炸减压。

对人体的影响有以下几点。

(1) 减压瞬间。①含气空腔器官(胃肠道、肺、中耳腔、鼻窦等)中的气体体积突然膨胀组织损伤;②强大气流引起外伤,甚至将人抛出舱外;③巨大声响、一时性浓雾影响精神活动和工作能力。

(2) 减压过程完成后,在高空继续停留期间,还可能有高空缺氧、低气压以及寒冷的影响等。

影响肺内压升高的因素有以下几点。

(1) 迅速减压的物理条件。①减压时间:减压时间愈短或减压速率愈快,对肺内压升高的影响也就愈大;②减压值即减压前、后座舱压力值之差。在座舱的减压速率快于肺减压速率的条件下,减压值愈大,肺内压的一过性升高也就愈明显。减压后的终压愈低,通过水蒸气的补充,肺内压降低被缓冲的程度便愈大,而表现为肺内压峰值较高。

(2) 肺和呼吸道的生理机能状态。①肺容积:肺内气体容积愈大,肺与呼吸道的容积与有效横截面积的比值也就愈大,使肺的减压时间延长,如果座舱的减压条件一定时,肺内压的升高也就愈加严重;②呼吸道通畅程度:在迅速减压的瞬间,如果呼吸道正处于声门紧闭的状态(如闭住气、正在做吞咽动作等)这时肺与呼吸道的容积与有效横截面积的比值将显著增大,肺的减压速率远小于座舱的减压速率,所以在其他条件皆相同时,肺内压的一过性升高程度要比呼吸道通畅时大得多。

迅速减压对肺的物理性影响有以下几点。

(1) 肺过度扩张引起肺组织破裂。一过性的肺内升高的压力引起的肺扩张超过了肺组织可耐受的限度时,即可引起肺破裂。容易形成:①间质气肿、纵膈积气、气胸、颈部皮下气肿;②肺实质出血;③肺萎陷。

(2) 压力冲击波引起肺组织挫伤或撞伤:在一定的减压条件下,如果减压时间太短,以致胸壁来不及与压力变化的速率相适应地发生扩张时,高的肺内压冲击肺可使之与胸壁相撞而发生损伤,主要是同肋骨走行一致的肺表面出血。

机体对迅速减压的耐受限度:机体对迅速减压的耐受能力,是由肺对一过性升高的肺内压的耐受限度所决定的。如果肺组织损伤的进一步发展,气体进入血管,循环至重要器官形成气栓;但肺内压突然升高、肺扩张引起的反射性呼吸骤停、心动过缓、血压下降等机能上的变化,如果是严重的,则有时也可能成为一过性意识丧失的原因。如果在保持呼吸道通畅的条件下,人是可以耐受相当严重的迅速减压的。如有任何足以使肺内压峰值显著升高的因素同时存在,则对迅速减压的耐力将大为降低,甚至造成严重的后果。

预防:①在迅速减压的开始,立即迅速地加压供氧;②航空人员在有条件时可进行迅速减压体验,这样可以使航空人员体会迅速减压的影响特点和加压供氧情况,减轻其精神紧张程度,提高应付迅速减压时的应变能力;③对航空人员进行生理卫生教育,使航空人员正确了解迅速减压对机体可能造成的影响,以及正确使用加压供氧装备的方法;④在迅速减压体验前,使航空人员掌握减压瞬间的呼吸要领——不要闭住气,并处于呼气状态的重要意义。

五、中耳及鼻窦的气压性损伤

(一)中耳的气压性损伤

飞行中由于高度的变化或潜水时深度的变化,大气压力也随之产生变化,咽鼓管功能不良,不能及时调节鼓室内压力,致使鼓室内外压力不平衡造成中耳创伤称为中耳气压伤。

中耳鼓室及鼻窦皆属于含气空腔器官,腔内气体也受气压改变的影响。由于器官壁大部分是由坚硬的骨质所构成,故气压改变的影响,主要不在于腔内气体体积的缩、胀,而是引起内外气体压力差的变化。鼓室借以与外界相通的咽鼓管在结构上有特殊性,鼻窦向鼻腔开口处也可为病理性变化所阻塞,使它们具有单向活门样作用。中耳及鼻窦的气压性损伤,主要是在外界气压增高、气体因上述单向活门作用不能进入腔内,使腔内形成较大的负压时造成的。

中耳的解剖结构特点:中耳鼓室内气压必须与外界保持平衡,才能保证鼓膜振动、传导声波的功能正常进行,以维持鼓室内外气体压力平衡的通道即咽鼓管。咽鼓管(亦称耳咽管或欧氏管)为一斜行管道,外端开口与鼓室前壁上方,称为鼓口;管道向前、下、内侧方向走行,管腔逐渐变窄,最狭窄处称为峡部;自峡部以后,管腔又在逐渐变宽,最后,其内端开口于鼻咽部外侧壁,称为咽口。咽鼓管全长约为 3.1cm~3.5cm。峡部以前的一段,约占全长的 1/3,位于颅骨内,管壁为骨质,此部分管腔永远开通。峡部以后两部分,占 2/3,位于颅底下面,由韧带悬挂于颅底,故可运动。此部分管壁由软骨及纤维组织膜构成,软骨管不完整,其横截面呈钩状,分为较宽的内板及较窄的外板两部分,缺乏软骨的前下部的管壁,即为纤维组织膜。此部分管腔因受周围软组织的挤压,平时处于闭合状态,其咽口呈一线形皱折,仅在做吞咽、咀嚼、呵欠、喷嚏等动作时暂时开放。吞咽动作,平均每分钟发生一次,熟睡时每 4min~5min 一次,借以平衡中耳内外压力。

1. 发病机理

飞机上升时外界气压降低,鼓室内气压相对较高形成正压。上升约 60m 时(相当于减压 0.7kPa),可感到轻度耳胀,鼓膜向外膨隆。随高度的增加,耳胀感及鼓膜膨隆更加明显,并出现听力减退。当上升至 150m(气压减低 2.0kPa),耳内可听到"嘀答"声响,为鼓室内气体冲开咽鼓管逸出之声。鼓室内气压与外界气压达到平衡,耳症状消失,继续上升时上述现象可周期性重复发生,如图 2-3 所示。

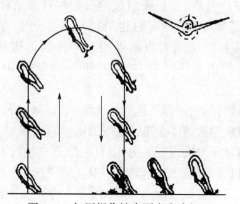

图 2-3 气压损伤性中耳炎发病机理

飞机下降时外界气压不断增高，鼓室内气压相对降低形成负压，鼓膜内陷。随高度的不断降低，鼓室内负压增大。鼓膜内陷明显，有耳受压感及听力障碍。由于咽鼓管的单向活门作用，外界气体不能自动进入鼓室，只有在做吞咽动作时才能使咽鼓管开放，鼓室内外气压获得平衡，鼓膜复位，症状消失。若咽鼓管不能及时开放，外界气体不能进入鼓室，鼓室内负压不断增加，就会引起中耳气压性损伤，当鼓室内负压达6.7kPa~8.0kPa时，耳有疼痛感觉。鼓室内负压超过13.3kPa时，可发生鼓室积液，甚至鼓膜破裂。

正常人咽鼓管每分钟开放多次，睡眠时每5s亦可开放一次。飞行下降中若每秒下降15m，多不发生损伤。特别是密闭座舱气压变异缓慢，不会发生中耳气压性损伤。但当离地面愈低，下降速度过快，短时间内发生较大的气压差，若无主动通气动作时，易发生中耳气压性损伤。潜水时，可因下降时未能自行吹张咽鼓管以恢复中耳压力与外界压力之平衡而导致鼓膜破裂。

鼻及鼻咽如急、慢性鼻炎，急、慢性扁桃体炎，腺样体肥大，鼻部变应性疾病，鼻咽部肿瘤，咽肌瘫痪，下颌关节病及牙齿咬合不良等，皆可影响咽鼓管通气机能，为发生气压性中耳损伤的一个重要因素。初学飞行的人员和初次乘飞机的人员，常因注意力高度集中，对耳内受压感不灵敏，忘记做吞咽动作，如下降速度过快，常造成中耳气压性损伤。空运伤员入睡或昏迷者，亦易患此类损伤。

2. 临床表现

鼓室内负压可引起黏膜下组织的血管扩张而致血清漏出，甚至出血，形成中耳积液或积血，鼓膜本身随着中耳负压的加重，可出现内陷、充血、黏膜层与纤维层剥离，甚至穿孔。因此，表现为突感耳闷、耳鸣、头痛、头晕等症状。轻者仅感耳闷，数小时后即愈。重者可耳痛、耳鸣及听力减退明显，日后亦可恢复。如因鼓室积液、积血不易吸收，可持续数日不愈，个别严重者全鼓膜皆可充血，偶可见鼓膜穿孔。反复多次损伤后，鼓膜常内陷，混浊增厚，活动度差，呈传音性聋。

3. 治疗

症状轻微，鼓膜轻度充血者，休息数小时或1d~2d多可自愈。鼓膜充血明显，鼓室内有积液者，可进行咽鼓管吹张，使积液逸出，同时进行超短波治疗，促进积液吸收。若经治疗症状不减，积液或积血不吸收，可进行鼓膜穿刺或鼓膜切开术，术后进行咽鼓管导管吹张，使积液或积血排出，避免积液形成黏连经久不愈。

对反复发作气压性损伤的伤员进行仔细检查，去除病因，以免转成慢性不易治疗。凡鼻腔及鼻咽部疾病皆应先行诊治。鼻甲肥大者可进行下甲部分切除术。扁桃体肥大者可摘除扁桃体。下颌关节疾病或咬合不良应予矫正。

在治疗鼻腔及鼻咽部等疾病后，咽鼓管仍不通畅时，可能为咽鼓管周围淋巴组织增生，可放射治疗。

4. 预防

中耳气压性损伤应注重预防。乘务员应教会每一乘客怎样做吞咽及捏鼻鼓气方法，对机组人员主要做咽鼓管肌开放训练，包括吞咽、提喉、软腭运动和下颌运动等方法。感冒时在乘机前宜于鼻内滴用1%麻黄素液，使鼻腔通畅，咽鼓管不致闭塞，必要时暂时停飞。驾驶人员下降中有耳痛者可飞回原高度，再低速下降并连续做咽鼓管开放动作，以免引起中耳损伤。

常用的咽鼓管通气方法,主要有如下4种。

(1) 吞咽法:简单易做,可多次吞咽唾液、咀嚼糖块,飞行人员使用此法的较多。其缺点是使用此法需吞咽唾液,多次吞咽,常感唾液不足,尤其在飞行中需用氧时,容易导致口、咽腔干燥,而且并非每次吞咽动作均能使咽鼓管开放。

(2) 捏鼻鼓气法(瓦尔萨瓦氏法):仅在飞机下降时使用,空中不便使用。据统计,空中压耳着陆后仍觉耳部不适而做补充通气时,用此方法的最多。方法的要领是用手指捏紧鼻孔,闭口用力向鼻咽腔鼓气,以增加鼻咽腔气体压力,而冲开咽鼓管。正确的鼓气动作应在短时间内运用比较猛烈的空气冲力去冲开咽鼓管。如经过两三次鼓气仍不能冲开咽鼓管时,可稍停一会,正常呼吸几次,使胸内压降至正常时,再重新进行。但如此方法使用不当时,可使血压降低,以及因肺过度扩张引起心律等变化,最后导致脑缺氧而发生晕厥,故一般不强调使用这种方法。如果突然猛烈鼓气,易发生一过性眩晕。

(3) 运动下颌法:是用张大口、闭口、下颌前伸、下颌左右运动或用力咬牙等动作,使咽鼓管开放。此方法只在少数人应用有效。

(4) 运动软腭法(紧急提升软腭法):手摸喉结,发"克"音,可触及喉结上升。本人手持一镜观察舌和软腭,发"克"音时,舌根上升及软腭上提,以后发无声的"克"音,用力提升舌根,经多次练习,即能主动开放咽鼓管。此方法练习熟练后可张大口用力吸气或模拟哈欠的动作,少数人可使软腭紧张提升,开放咽鼓管。

(二) 鼻窦的气压性损伤

飞行或潜水时,外界气压急剧变化,鼻窦内的气压与外界气压不能取得平衡,以致鼻窦黏膜充血肿胀,甚至黏膜或黏膜下出血、水肿等一系列变化的疾病称为鼻窦气压伤。好发于额窦和上颌窦。

1. 发病机理

正常人鼻窦开口经常保持通畅,当飞机上升,外界气压低于窦内气压时,窦内空气经窦口外逸;飞机下降时,外界气压高于窦内气压,外界空气通过窦口进入窦内,故窦内外气压可迅速平衡。若窦口受某些病变影响,如急、慢性鼻炎,变态反应性鼻炎,鼻息肉,鼻中隔偏曲等,通气即受到障碍。当飞机上升时,窦内气压高于外界气压,空气可勉强逸出。当飞机急速下降,窦口附近病变组织受外界气压压迫堵塞窦口,空气不能进入窦内,窦内外压力失去平衡,窦内变成相对负压。飞机下降愈快,窦内外压力相差愈大,窦内负压可产生一系列病理变化,若鼻内原有炎症存在,可诱发鼻窦炎症状,如图2-4所示。

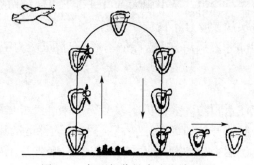

图2-4 气压损伤性鼻炎发病机理

轻者,窦腔内黏膜受气压影响而血管扩张,血清漏出,间质内浆液聚集,黏膜呈弥漫性水肿。重者,可发生黏膜下出血及黏膜剥离。因窦内负压牵拉黏膜的感觉神经,致患者疼痛难忍。鼻腔内细菌如进入窦内,则有可能发生急、慢性鼻窦炎的病变。

本病多发于额窦,因鼻额管细长,易受阻塞。其次为上颌窦,筛窦及蝶窦少见。

2. 临床表现

症状发生在飞机下降过程中或下降后,主要为额部疼痛或面颊及磨牙麻木,间或有鼻衄,偶有发生休克者。鼻内分泌物呈黏液性,常带血丝。鼻腔检查常为原有病变所掩盖,或未发现异常,中鼻道内可见血性分泌物。DR 及 CT 显示窦内黏膜增厚,窦腔混浊,常有液平面,有黏膜下血肿则可见半圆形影。轻者数小时或数日可逐渐恢复,重者常迁延数周方可治愈。合并化脓性感染者症状加重,时间亦久,并伴发热。

3. 预防及治疗

对机组人员应定期进行体检,特别注意耳鼻咽喉的情况。有急性上呼吸道感染者不宜飞行,鼻腔有诸如鼻中隔偏曲、鼻息肉、肥厚性鼻炎等疾病者应予以矫正和治疗,治愈后才宜从事飞行。

治疗原则为使鼻窦恢复通气功能,可用血管收缩剂滴鼻。休息、局部热敷或超短波透热理疗,内服镇痛剂,病变轻者能迅速痊愈。有感染者,可给予磺胺类药或抗生素类药物治疗。在飞机下降时发生症状者如不能使飞机上升以求窦内外气压平衡,则可用1%麻黄素或肾上腺素滴鼻,清理鼻腔分泌物,保持窦口开放,然后飞机再缓缓下降。如在飞行后发生严重症状者,可置病人于低压舱内,逐渐调整气压,保持窦内与外界气压之平衡,防止发展为重症。

(三) 航空性牙痛

某些飞行员或乘飞机旅行的人,因在高空中受到大气压力的改变,可能引起牙痛,医学上称为航空性牙痛,或称之为气压性牙痛。这是一种由气压改变引起的牙髓疾病。

坐飞机要引起牙痛,岂不是让人们对坐飞机旅行望而生畏吗?其实,一个没有牙齿疾病(如龋齿、牙髓炎)及牙周疾病(如牙周炎、牙周脓肿)的人坐飞机时,是不会发生气压性牙痛的。正常牙齿结构如图2-5所示。产生气压性牙痛的人,多是有轻度的牙髓病变而没有自觉症状者。因为牙髓或上颌窦充血,或是刚刚做过牙病治疗,在平地上不会作痛,但当遇到气压改变时,就会产生明显的疼痛。近些年来,高压氧舱已被广泛应用于医疗事业中,许多种疾病,如慢性骨髓炎、气性坏疽、烧伤、中风、深部感

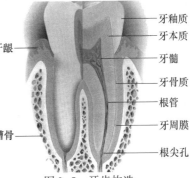

图2-5 牙齿构造

染,血栓闭塞性脉管炎、心血管疾病等,用它治疗都取得了显著效果;但在高压氧舱治疗中,由于减压,也可引起气压性牙痛。所以不论是飞行人员或者是乘机旅客,还是需要接受高压氧舱治疗的病人,都应具有关于气压性牙痛的常识,以预防气压性牙痛的发生。

航空性牙痛在民航机旅客中不多见。如果患有牙髓炎或深龋等牙病,在2km~12km高度(多在6km~8km)大气压力降低时,残留在牙髓腔内的气泡膨胀,压迫血管,刺激神经。如急性炎症可引起牙齿尖锐性刺痛,一般数秒钟;如慢性炎症引起则为钝痛,持续时

间较长。在下降或着陆后疼痛即消失。

可见，患有深度龋齿、牙周脓肿及急性上颌窦炎的病人，最好等待疾病治愈以后，再乘机旅行或接受高压氧舱的治疗。龋齿经过充填治疗后，牙髓的敏感性更高，所以不论飞行人员或旅客，在补牙后4h内最好不要乘机或飞行。如果有急事要乘飞机时，要告诉牙科医生，他可以采用对牙髓刺激小的药物和方法来治疗。

防治方法如下。

（1）空勤人员平时要注意口腔卫生，刷牙的方法要正确，发现龋齿要及时修补或拔除。

（2）旅客中如有牙痛，可给止痛剂，给予安慰和心理治疗。牙痛难忍时可针刺或按摩合谷、颊车和牙痛穴。

综上所述，由于高空气压降低引起人体的主要病症可简要归纳为以下"五气"。

（1）缺气——高空急性缺氧，一般发生在4km以上高度，较多见。

（2）胀气——高空胃肠胀气，一般发生在6km以上高度，较少见。

（3）堵气——高空迅速减压（高空气栓），以10km以上高度发生最危险，极少见。

（4）冒气——体液沸腾，发生在19km以上，罕见。

（5）压气——气压性损伤（中耳、鼻窦、牙齿），多发生在飞机下降着陆阶段，最多见。

思考与讨论

1. 高空胃肠胀气的症状及防护原则有哪些？
2. 影响高空减压病发病率的因素、症状与体征及防护原则有哪些？
3. 迅速减压对人体影响及防护原则是什么？
4. 航空性中耳炎的发病机理是什么？
5. 咽鼓管的几种通气的方法，应怎样熟练掌握？
6. 鼻窦的气压性损伤及航空性牙痛的防治原则有哪些？

第五节 辐射环境

学习提示：了解辐射对人体的影响。

辐射是人类生活环境中存在的重要环境因素之一，而在人们日常生活中一直受到各种射线的影响。一般影响人体健康的航空环境因素主要是天然辐射和人工辐射。

一、基本概念

辐射，通常是指波动（电磁波或机械波）或大量微观粒子（如质子或α粒子）从它们的发射体发出在空间或媒质中向各个方向传播的过程而言，但也可用做指波动能量或微观粒子本身。根据辐射的构成，可分为电磁辐射与粒子辐射；根据其能量大小，又可分为电离辐射与非电离辐射。

电磁波不依靠任何传输线而在空间传播的现象称电磁辐射。由辐射源发射出的粒子或大量微观粒子的传播过程称粒子传播。能够直接或间接对被作用物质产生电离作用的辐射,称为电离辐射。不能导致被作用物质产生电离作用的辐射称为非电离辐射。

电磁波谱:电磁波的波长或频率大小的顺序把它们排列成谱,叫做电磁波谱。按照波长由大到小的顺序排列,电磁波的顺序为无线电波、光波、X 射线、γ 射线(见表 2-5 所列)。

表 2-5 电磁波谱范围

光 谱 区	频率范围 /Hz	空气中波长	作 用 类 型
宇宙或 γ 射线	>10^{20}(能量 MeV)	<10^{-12}m	原子核
X 射线	$10^{20} \sim 10^{16}$	10^{-3}nm $\sim$ 10nm	内层电子跃迁
远紫外光	$10^{16} \sim 10^{15}$	10nm $\sim$ 200nm	电子跃迁
紫外光	$10^{15} \sim 7.5 \times 10^{14}$	200nm $\sim$ 400nm	电子跃迁
可见光	$7.5 \times 10^{14} \sim 4.0 \times 10^{14}$	400nm $\sim$ 750nm	价电子跃迁
近红外光	$4.0 \times 10^{14} \sim 1.2 \times 10^{14}$	0.75μm $\sim$ 2.5μm	振动跃迁
红外光	$1.2 \times 10^{14} \sim 10^{11}$	2.5μm $\sim$ 1000μm	振动或转动跃迁
微波	$10^{11} \sim 10^{8}$	0.1cm $\sim$ 100cm	转动跃迁
无线电波	$10^{8} \sim 10^{5}$	1m $\sim$ 1000m	原子核旋转跃迁
声波	20000 $\sim$ 30	15km $\sim$ 10^{6}km	分子运动

1. 无线电波

(1) 波长大于 1 mm(频率小于 300000 MHz)的电磁波是无线电波。

(2) 应用:①通信和广播;②微波炉;③天体物理研究。

2. 红外线

(1) 波长:红外线波长比无线电波短,比可见光长。

(2) 同一物体,温度越高,辐射越强。

(3) 应用:①红外线成像;②红外线遥感。

3. 可见光(如图 2-6 所示)

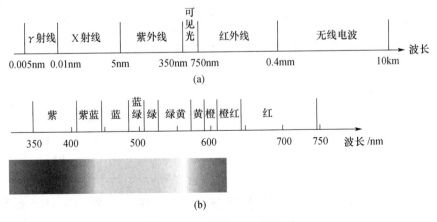

图 2-6 电磁波谱与可见光谱
(a) 电磁波谱;(b) 可见光谱。

(1) 波长范围:波长在700nm~400nm之间。

(2) 成分:赤橙黄绿青蓝紫。

4. 紫外线

(1) 波长范围:5nm~400nm。

(2) 应用:①灭菌消毒;②促进钙的吸收,改善身体健康;③防伪。

5. X射线和γ射线

(1) 波长特点:波长比紫外线更短。

(2) 应用:①人体检查;②安检。

(3) γ射线:①治疗癌症;②金属探伤。

二、宇宙空间及大气层的辐射来源

在航空航天活动中,人类在大气层内与宇宙空间可能受到两种不同来源的辐射:自然产生的和人工产生的。前者如银河系宇宙辐射、太阳辐射与地磁捕获辐射。后者如人工辐射带、电子仪器的射频辐射等。所受辐射既有粒子辐射,也有电磁辐射;既有电离辐射,也有非电离辐射。

(一) 太阳辐射

太阳辐射包括两大类:一类是太阳经常性的电磁辐射,包括光和热辐射,叫做太阳电磁辐射;另一类是太阳粒子辐射,主要来自于太阳耀斑而产生的辐射(太阳耀斑辐射)和太阳经常性的低能粒子辐射(太阳风),叫做太阳宇宙辐射。太阳不断发射的电磁辐射是地球上一切能量的主要源泉,太阳辐射是地球大气运动、水循环的主要来源,也是煤炭、石油和天然气等化石能源形成的基础(如图2-7所示),也是大气运动的动力来源。太阳宇宙辐射包括太阳风与太阳耀斑辐射。太阳风是太阳经常性连续不断地发射出的一些低能量粒子流。太阳风由于能量小,易于防护,故在航空航天活动中对人体的危害不大。太阳耀斑也叫色球爆发,是指日冕(或边缘)上局部区域亮度突然增强的现象,可持续几分钟至几小时。太阳耀斑爆发时喷射出的粒子主要是质子,故又称太阳耀斑事件为太阳质子事件。太阳活动对地球的影响总结见表2-6所列。

表2-6 太阳活动对地球的影响

从里向外太阳外部结构	光球	色球	日冕
太阳活动	黑子	耀斑	太阳风
太阳活动周期	11	11	
活动特征	①因温度比周围低,而显现暗黑;②太阳活动强弱的标志	①突然增大、增亮的斑块;②时间短(几分钟至几十分钟);③释放巨大的能量;④太阳活动最激烈的显示	
对地球的影响		①太阳黑子与年降水量具有相关性;②耀斑爆发时发射的电磁波扰动地球电离层,影响无线电短波通信;③太阳大气抛出的带电粒子流扰动地球磁场产生"磁暴"现象;④带电粒子流被地球的磁场捕获,在地球两极产生极光现象	

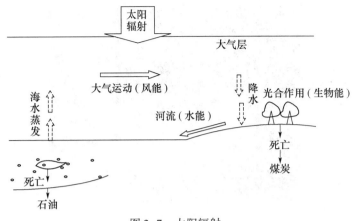

图 2-7　太阳辐射

（二）银河系宇宙辐射

银河系宇宙辐射是指来自于太阳系以外银河系的高能粒子流，它是从宇宙空间进入大气层的，也是通常情况下在大气层内的主要宇宙射线。一般所说的宇宙线，就是指这一部分粒子辐射而言。

宇宙线是来自宇宙空间的各种高能粒子流。通常称地球大气层外的宇宙线为初级宇宙线。宇宙线的主要成分是质子（氢原子核），其次是 α 粒子（氦原子核），还有少量其他较重元素的原子核以及电子、中微子和高能光子（X 射线和 γ 射线）。

初级宇宙线其特点如下。

（1）能量大，$10^8 ev \sim 10^{18} ev$。

（2）速度快，射向地球的途中受到各种天体磁场的巨大加速作用。

（3）穿透能力强，超过地球上的任何射线。

初级宇宙线与大气的原子核相互作用产生次级粒子流，称为次级宇宙线。由于大气中次级宇宙线的簇射现象，而使得宇宙线的成分随离地面的高度而变化。宇宙线的主要成分，在 17km 以上的大气表层中是核子，在高度为 5km ~ 17km 的大气层中是正、负电子和光子，在 5km 以下直至地下，是次级粒子衰变过程所产生的高能 μ 介子。

影响宇宙线的空间分布的因素：①高度效应；②纬度效应；③太阳活动周期的影响。

（三）地球辐射带

地球辐射带是由地球磁场对太阳风中的质子与电子的捕获作用而在地球周围所形成的辐射带，故亦称为地球俘获辐射，又称范爱伦辐射带。20 世纪初，挪威空间物理学家 F. C. M. 斯托默从理论上证明，在地球周围存在一个带电粒子捕获区（大部分区域处于后来发现的辐射带内）。1958 年，美国 J. A. 范爱伦利用美国探险者 1 号卫星上的盖革计数器，第一次直接探测到地球周围存在通量很强的高能带电粒子，从而证实辐射带的存在。这是人造卫星的第一个重大发现。辐射带内的带电粒子，是太阳风、宇宙线与高层大气相互作用而产生的高能粒子，它们在地磁场的作用下，沿磁力线做螺旋运动，如图 2-8 所示。

地球辐射带位于地球磁层内，但只存在小于 50°~60°的纬度地区上空。辐射带呈环状分布，环的横截面轮廓呈月牙形，大体与地磁场磁力线重合，外边缘距地心约 10 个地球

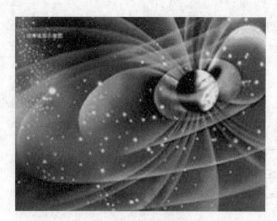

图 2-8 地球辐射带

半径。辐射带粒子主要是质子和电子,粒子能量分布于 104ev～108ev。

辐射带通常分内辐射带和外辐射带。

1. 内辐射带

高度为赤道面上离地心为 1.2 个～4.5 个地球半径之间。主要由能量为兆电子伏级以上的质子组成,强度比较稳定。中子在地磁中衰变成质子,并被捕获在内辐射带中。

2. 外辐射带

高度在赤道面上离地心 4.5 个～6 个地球半径之间的范围内。主要由电子组成,能量在 2×10^5ev～2×10^6ev 之间。电子来源主要为太阳风粒子通过扩散进入磁层以及由磁层内的低能粒子加速而成。

(四)人工辐射源

在航空航天活动中,所遇到的人工辐射源共有三类:第一类是在航空航天器中安装的核反应堆与使用的放射性同位素;第二类是由于宇宙辐射与航空航天器结构材料相互作用所产生的诱发放射性;第三类人工辐射源是人工辐射带,是高空核爆炸产生的快速电子等核产物被地球磁场所捕获而形成的新辐射带。辐射带发现之初,1958 年—1962 年美国和苏联相继进行了 9 次高空核爆炸。每次核爆炸都在爆炸点附近的漂移壳上产生大量衰变产物,主要是电子,其浓度大都超过天然电子。这些人工电子和天然电子一样,被地磁场捕获,生成一些局部高强度带,称为人工辐射带。人工辐射带径向宽度较窄,全部分布在内辐射带区域中,这恰是电子寿命最长的区域,1958 年—1962 年的高空核爆炸形成的人工辐射带维持了几年,直到 1966 年才逐渐消失。

人工辐射带生成时期正值人们发现和认识辐射带的初期,它对研究辐射带粒子运动和消失规律起了很大作用,在 20 世纪 60 年代和 70 年代初曾引起过极大的兴趣和注意。

人工辐射环境主要是飞机驾驶舱内的雷达设备所发出的微波以及无线电设备所发出的高频电磁波。由于机载雷达(气象、航行雷达)和应答机及机上电台本身一般均有良好的屏蔽且其功率都比较低,因此,对机组人员的身体健康不会造成伤害,主要是检修设备时注意安全防护。

辐射带所在区域正是大多数空间飞行器飞行的范围。辐射带中高能成分穿透力较强,会对人体及材料造成辐射损害。辐射带中的低能成分则会与飞行体作用,产生荷电、放电等等离子体效应,影响飞行器的正常工作,严重时会导致仪器损伤或破坏。因此辐射带是重要的空间飞行环境因素。

辐射带作为磁层的主要等离子体区域,对磁层本身的运动有很大影响,在磁层物理学研究中,始终占据很重要的地位。

三、辐射对人体健康的危害及防护方法

1. 辐射对人体健康的危害

人体受到一定剂量的电离辐射照射后,可以产生各种对健康有害的生物效应。按效应出现的空间特点分为躯体效应、遗传效应和胚胎效应;按效应出现的时间分为急性效应和慢性效应或近期效应和远期效应;按发展规律分为随机效应和非随机效应。

急性放射病是在短时间内大剂量辐射作用于人体而引起的。全身照射超过100拉德(rad)时可引起急性放射病,局部急性照射可产生局部急性损伤,如暂时性或永久性不育、白细胞暂时减少、造血障碍、皮肤溃疡、发育停滞等。急性放射损伤平时非常少见,只在从事核工业和放射治疗时,由于偶然事故而发生,或在核武器袭击下发生。临床主要症状有白细胞减少症,感染、出血、呕吐、腹泻,有的定向障碍、共济失调等。

慢性放射病是指在较长时间内反复多次地受到超过人体允许剂量照射所致,如未按防护要求做好保护,受放射治疗不当,急性放射病转为慢性放射病。全身长期接受超允许剂量的慢性照射可引起慢性放射病;局部接受超剂量的慢性照射可产生慢性损伤,如慢性皮肤损伤、造血障碍、生育力受损、白内障等。慢性损伤常见于放射工作的职业人群,以神经衰弱综合症为主,伴有造血系统或脏器功能改变,常见白细胞减少。主要症状有:皮肤发红、萎缩、毛发脱落,严重的皮肤溃烂而导致恶性肿瘤、视力减退、视物模糊、眼睑干燥、反射机能减退、感觉障碍、神经衰弱、性欲减退、阳痿、精子生成异常、血细胞异常等。

辐射的远期随机效应表现为辐射可能致癌和可能造成遗传损伤。在受到照射的人群中,白血病、肺癌、甲状腺癌、乳腺癌、骨癌等各种癌症的发生率随受照射剂量增加而增高。辐射可能使生殖细胞的基因突变和染色体畸变,使受照者的后代各种遗传疾病的发生率增高。

2. 电离辐射的防护方法

航空人员辐射的安全限度根据国际辐射防护委员会1967年所规定的最大允许剂量标准,机组人员与从事辐射职业的工作人员相同,5000mrem/年,旅客与一般人员相同,500mrem/年。

辐射剂量检测。监测太阳的活动,根据太阳活动具有周期性的规律特点,从而大体预测太阳活动的年份,根据预测结果,调整飞行计划。

座舱辐射环境监测系统,它可以提供座舱内辐射剂量的相关信息,有辐射成分、能量、剂量率、在座舱内的剂量分布等。现在航空器均装载有宇宙辐射预警装置,范围在10mrem/h~100mrem/h。如果监测时超过100mrem/h时,应立即调整飞行计划,以保证航空器内机组人员和乘客的安全,如正在飞行途中可降低飞行高度,或立即返回地面。

个人剂量监测,包括任一时间累积剂量,身体不同部位的剂量,以便提供危险评估的数据。

物理防护,主要重点防护骨盆、胸部、头部、腹部,可适当地增加屏蔽。

药物防护,如氨硫基类化合物、色氨类化合物等,中药人参、维生素等均有一定的防护作用。

思考与讨论

1. 辐射的基本概念是什么?
2. 辐射的来源及防护措施有哪些?

第六节 臭 氧

学习提示:了解臭氧的特性及对人体的影响。

臭氧,是大气污染物之一,同时它也是评价大气质量的一种指标。臭氧(分子式为O_3)是氧气(O_2)的同素异形体,在常温下,它是一种有特殊臭味的淡蓝色气体,是波长小于2000埃(A)的紫外线作用于分子氧的产物。臭氧主要存在于距地球表面25km~45km的同温层下部的臭氧层中,在15km~25km高度层的臭氧最少。它吸收对人体有害的短波紫外线,防止其到达地球,并经紫外光照射而成为氧气。

物理性质:臭氧是无色气体,但它有特殊的气味,对人有刺激性;易溶于水,在25℃的条件下,100mL的水中可溶解49mL臭氧。臭氧也是强氧化剂,化学性质活跃,处于极不稳定的状态。

毒理:对人体的眼、整个呼吸道有直接的刺激作用,以局部损害为主。

临床表现:高浓度和长时间的暴露,可引起严重的肺水肿、肺损伤,直至死亡,还可能引起视力降低、视野缩小、眼外肌平衡失调等。

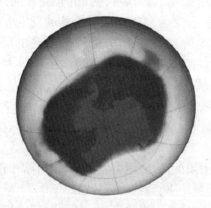

图 2-9 臭氧空间

防护措施:航线飞行尽量避开臭氧浓度较高的地区。通过座舱增压系统中的压缩机的加湿作用尽量使臭氧被破坏。

图 2-9 是一幅由美国宇航局提供的卫星图片,它显示了代表臭氧空洞的蓝色区域正日益扩大,目前已达创纪录的 2745 万平方公里。

思考与讨论

1. 臭氧的临床表现有哪些?
2. 怎样做好防护?

第七节 温度负荷

学习提示：了解高温环境及低温环境对航空人员的影响。

一、航空中温度负荷的原因

1. 环境因素

温度环境直接受地区性气候的影响,如纬度、水陆分布、地面状态等的制约。一般气温随纬度的增加而降低,所以南、北方气候相差悬殊。气温在垂直方向上的变化规律大体是在对流层,高度每升高100m,气温平均下降0.65℃,如在11000m高度,气温为-56.5℃;在等温层内,气温恒定地维持在-56.5℃水平。在民航飞机的航行中,温度负荷的问题不是十分突出,但在航空救生中,如紧急情况下的离机,会遭遇低温气流的吹袭,水上迫降、沙漠迫降等可能会遇到更为严峻的温度环境。

2. 航空器因素

（1）气动力加热。在飞行活动中,飞机蒙皮与空气摩擦产生热,以及与飞机表面相接触的静止空气层的温度和压力随着飞行速度的增加而增大,从而使飞机结构受热。

（2）机舱的"温室效应"。一方面太阳电磁辐射中的可见光和短波红外线部分能透过座舱盖射入舱内,对内部设备进行加温;另一方面,由此而放射出来的长波红外线却不能透过有机玻璃射出舱外,致使舱温升高。

（3）电子及电器设备产生的热。现代高性能飞机所装备的航空电子及电器设备数量大增,也是造成舱内温度升高的不可忽视的一个因素。

（4）座舱环境控制系统。飞机座舱空调系统的容量及效率不能满足不同温度条件下的要求,还有空调系统失灵,都有可能使舱内温度异常。

（5）其他。如由于热气管道在附近通过或电子器件加热,使舱内局部材料过热而导致的接触性热损伤等。

3. 飞行人员因素

飞行人员及其他乘员的代谢产热也是机舱内的"热源"之一。

温度环境的主要组成因素包括气温、湿度、风速和热辐射,但在航空条件下还应将气压因素考虑在内。

在高温环境下作业,体温往往有不同程度的增加,皮肤温度也可迅速升高。在高温环境中,人体为维持正常体温,通过以下两种方式增强散热的作用。

（1）在高温环境中,体表血管反射性扩张,皮肤血流量增加,皮肤温度增高,通过辐射和对流使皮肤的散热增加。

（2）汗腺增加汗液分泌功能,通过汗液蒸发使人体散热增加,1克汗液从皮肤表面蒸发要吸收600kcal(2.51MJ)的汽化热。人体出汗量不仅受环境温度的影响,而且受劳动强度、环境湿度、环境风速因素的影响。

二、高温的生理影响及防护措施

高温环境对机体的影响如下。

(1) 水盐代谢。热暴露时出汗量显著增加。大量出汗的水分丢失可以导致高渗性脱水,如不及时补充水分,将造成机体严重脱水,可引起水盐平衡失调。大量出汗时亦可造成机体损失大量氯化钠,导致低渗性脱水。大量水盐丢失,可导致循环衰竭和热痉挛。

(2) 循环系统。循环系统在体温调节中起重要作用,在急性热暴露时循环系统的变化是一项敏感的指标。人体皮肤血流量在冷环境中为每分钟数百毫升,在热环境中可以增至数千毫升。急性热暴露时,心输出量可增加50%~70%。内脏血流下降,如肾、肝和胃等脏器的血流量可减少30%~40%。在高温环境下作业,心率以保持在140次/min以下为宜,如果超过140次/min,则心脏负荷过重,应设法增加休息时间和次数。

(3) 消化系统。在高温环境下,对消化功能活动出现抑制反应。胃肠消化液分泌减少,胃液酸度降低,胃的收缩和蠕动减弱,排空时间延长,唾液分泌也明显减少;又由于血液重新分配,引起消化道贫血,以及大量饮水冲淡胃液,这些因素均可以引起食欲减退和消化不良,导致胃肠道疾患发病率增高。

(4) 呼吸系统。体温过高时特别是在体内温度接近39℃时,可能发生过度通气反应,并导致缺失CO_2(低碳酸血症),使体力和精神活动都会受到严重的影响。有些人当体温达到39℃时,即使处于清醒状态,亦会出现难以控制的过度通气。

(5) 神经系统。在高温和热辐射作用下,大脑皮层调节中枢的兴奋性增加,由于负诱导,使中枢神经系统运动功能受抑制,因而肌肉工作能力、动作的准确性、协调性、反应速度及注意力均降低,可对飞行安全造成严重威胁,应引起重视。

(6) 泌尿系统。由于大量出汗,肾脏排出的水量大减。严重时可能出现肾功能不全,尿中出现蛋白、红细胞和管型等。

(7) 对工作能力的影响。工作能力主要包括体力、智力和技巧作业3个方面。高温可使3方面的能力均下降,但对技巧作业能力的影响要比智力和体力工作能力的影响更大,而飞行劳动又以技巧作业为主。

(8) 高温降低机体的缺氧耐力。炎热条件能引起一部分飞行员缺氧耐力降低。

(9) 高温降低机体的加速度耐力。座舱出现高温,可引起飞行人员加速度耐力降低。

防护措施:尽量减少热暴露的时间;缩短飞行人员在外场的停留时间;合理饮水,每次100mL~150mL,每小时补充几次;合理的作息制度。

三、低温的生理影响及防护措施

低温作业对机体的影响不单纯取决于环境气温低的程度,还取决于低温环境中人体防寒保暖程度、体力活动强度、饮食及健康状况之间的关系,即低气温与其作用于人体状态间的相互关系——冷作用强度。有时工作环境气温虽低,但所着装具保暖量充分,机体热代谢保持平衡,皮肤温、体温不出现下降,人体可无冷感;反之环境气温相对较高,若个体防寒装具保暖量不足,机体不能保持热量代谢的平衡,就会出现冷感,严重时也可导致冷损伤。

低温的生理影响如下。

(1) 低温条件下生理机能的变化。当人体被暴露于寒冷环境中,即出现一系列代偿性生理机能变化,如外周血管收缩和代谢产热量增加等。

(2) 低温对工作能力的影响。在低温下,手动作的精细灵巧度和双手协调动作特别容易受影响;低温对触觉辨别能力的影响最早出现,当皮肤温度降至18℃～20℃左右时,触觉敏感度下降;皮肤温度为20℃时,感受能力只有35℃时的1/6;在5℃左右,压力感受器和触觉感受器对于刺激已无反应,手的技巧操作和协调动作能力明显降低,使完成操作任务非常费劲。当手部皮肤温度低于15℃～15.6℃时,精细操作效率便剧烈下降。

过度寒冷可使身体的热调节能力衰竭,从而导致深部体温下降。而当深部体温降至32℃以下时,开始出现心血管系统功能紊乱,当深部体温降至25℃左右,肯定会引起死亡。

(3) 低温降低机体的缺氧耐力。低温作用降低了机体对缺氧的耐力。缺氧或低温均可引起机体失水,引起体力下降。

低温的防护。在寒冷条件下,要注意对四肢末端的保护,如手掌、手指、指尖。注意头、面部的保暖,以防止冻伤。

思考与讨论

1. 航空中温度负荷的原因是什么?
2. 高温对人体有哪些影响及怎样做好防护?
3. 低温对人体有哪些影响及怎样做好防护?

第八节 航空毒理学

学习提示:了解航空毒物常见的有哪些;急性中毒的救治原则。

航空毒理学的任务及范围如下。

(1) 防止有毒物质污染座舱造成飞行人员及其他舱内人员中毒。
(2) 防止航空与空间工业及机场地勤作业的职业性毒物危害。
(3) 防止航空有毒物质污染环境,危害居民健康和生态平衡。
(4) 参加飞行事故调查及研究工作。

一、毒理学基础

1. 毒物

凡进入机体的化学物质,当其数量累积达一定水平,即能扰乱和破坏机体正常生理功能,引起暂时性或持久性病理状态,甚至危及机体生命者,这样的物质,称毒物。

2. 毒物的存在形态

气体:是指在常温和常压下呈气态的物质,如二氧化硫、氯气、一氧化碳、硫化氢等。

蒸气:液体物质蒸气(或挥发)或固体物质升华时形成蒸气,如苯蒸气、汞蒸气、磷蒸气。

雾:是指悬浮在空气中的液体颗粒,多为蒸气冷凝或液体喷洒形成,如电镀铬时形成的铬酸雾。

粉尘:是指悬浮在空气中,直径大于 $0.1\mu m$ 的固体颗粒,如铅尘。

烟:是指悬浮在空气中,直径小于 $0.1\mu m$ 的固体颗粒,如煤和石油等燃料燃烧不完全时产生的烟。

3. 毒物的吸收

(1) 经呼吸道吸收,其特点是:①凡呈气体、蒸气和气溶胶形态的毒物均可从呼吸道进入体内;②由肺吸收的毒物,不经肝脏转化解毒而直接进入体循环,分布于全身。

(2) 经皮肤吸收,有些毒物可以透过皮肤、毛囊、皮脂腺或汗腺而被吸收。特点:①保持表皮完整性非常重要;②水溶性毒物不能通过,脂溶性可以通过;③吸收速度与毒物的脂溶性成正比,而与分子量成反比。

(3) 经胃肠道吸收,常见于误服、自杀。

4. 毒物的分布

毒物被吸收后,随血循环和淋巴系统分布到全身,出现不均匀的分布,最后到达作用点而引起各种中毒表现。

决定毒物不均匀分布的因素如下。

(1) 毒物通过生物膜的能力。

(2) 毒物与组织间的亲和力。

(3) 特殊生物膜作用。

(4) 肝、肾有富集毒物的作用。

5. 毒物的排出

(1) 经肾排出,其特点是:①肾脏血流量大;②肾小球膜孔较大;③经肾小管重吸收,脂溶性的重吸收多;④毒物在尿液中浓度与其在血液中浓度密切相关。

(2) 经肝胆排出:毒物及其代谢产物主要以主动运输的方式经肝脏被排入胆囊。

(3) 经肺排出:经呼吸道吸收的气体及挥发性毒物可能由肺再度排出。排出的机理即是简单的弥散作用。其排出及吸收的速率主要取决于血浆及肺泡气自建的分压梯度。

6. 中毒的机理

(1) 局部刺激和腐蚀作用。

(2) 阻止体内氧的运输和利用。

(3) 抑制酶系统的活性。

(4) 改变机体免疫功能。

(5) 拟放射性作用。放射性物质的毒性主要缘于其电离作用所产生的自由基团,氧、臭氧和二氧化碳在体内也能产生此种自由基团,而引起制毒作用,称为拟放射性作用。

7. 毒物的致突变、致癌和致畸作用

(1) 致突变作用。突变是指机体的遗传物质在一定条件下发生突然的和根本的变异。化学因素占重要地位。如果突变发生在生殖细胞,则可遗传到下一代。因影响程度不等可出现不孕、早期流产、胎儿早期死亡或畸胎及遗传特性的改变,导致遗传缺陷及遗传性疾病。

(2) 致癌作用。凡能引起人类或动物癌瘤的化学物质称为致癌物。另一类是对转化的细胞有促进、突变的作用,它能使潜在的癌细胞加速显现与生长,这类物质称促癌物。人类肿瘤85%~90%为化学致癌物所引起。

(3) 致畸作用。化学物质的致畸作用是指其作用的后果造成后代出现先天畸形。致畸源包括化学性、物理性(如放射线)和生物性(如病毒)。

二、航空毒理学的基本问题

航空环境中的毒理学特点如下。

(1) 飞机座舱内可能被有毒气体污染的机会多,毒物种类多。
(2) 影响范围广泛。
(3) 中毒途径以吸入为主。
(4) 航空低气压环境及其他环境因素的影响。

影响毒作用的因素如下。

1. 毒物因素

(1) 化学结构:在各类有机非电解质之间,其毒性大小依次为芳烃>醇>酮>环烃>脂烃。在同类化合物中,以卤族元素取代氢时,其毒性增加,取代数目愈多,毒性愈高。

(2) 理化性质:与毒性作用较密切的有分子量、比重、熔点、沸点、蒸汽压、溶解性和分配系数等。

(3) 毒物的"联合作用":独立作用、相加作用、拮抗作用、协同作用。

2. 机体因素

①种属差异;②年龄;③性别;④个体差异。

3. 环境因素

高温、缺氧、振动、噪声、加速度等因素都可能影响毒物的毒性。

航空毒物的防护原则如下。

(1) 按照国家卫生标准进行监督检查。
(2) 不间断地进行机舱内外环境监测,做好预报工作。
(3) 控制污染源,生产场所应加强通风,尽量减少与毒物的接触机会。
(4) 做好个人防护工作,如戴防毒面具、防护眼镜和穿着防毒服装等。
(5) 做好卫生宣传教育,加强卫生指导,合理营养、定期身体检查。

急性中毒的治疗原则如下。

(1) 对吸入中毒者,应立即离开中毒场所,让患者吸入新鲜空气。
(2) 皮肤吸入者,应立即脱去被污染的衣服,温水冲洗皮肤。
(3) 胃肠吸入者,应催吐、洗胃、导泻。
(4) 根据不同的毒物,采用有效的解毒剂。
(5) 使用利尿剂,加速毒物排泄。
(6) 有条件的可换血。
(7) 重视生理功能的恢复,如呼吸、循环、神经系统的功能恢复,可采用各种对症处理和支持疗法。
(8) 预防严重中毒患者的继发性感染及其他并发症。
(9) 现场抢救后,应迅速将中毒者送医院住院观察、治疗。

三、常见的航空毒物

（一）一氧化碳

1. 接触机会

①含碳物质不完全燃烧；②螺旋桨发动机的废气；③绝缘物质的热分解产物；④正常生理溶血过程。

2. 理化性质

无色、无味、无臭和无刺激性的气体，几乎不溶于水，但溶于氨水。

3. 毒理

①一氧化碳与血红蛋白的亲和力是氧气与血红蛋白的 300 倍；②碳氧血红蛋白稳定解离率是氧合血红蛋白的 1/3600；③碳氧血红蛋白使氧合血红蛋白的解离曲线左移，使其更易释放氧气；④一氧化碳还能够直接作用于 Warburg 呼吸酶，从而抑制组织呼吸。

4. 临床表现

（1）轻度中毒：表现为头晕、眼花、剧烈头痛、耳鸣、颈部压迫感和搏动感，恶心、呕吐、心悸、四肢无力，但无昏迷，脱离中毒现场，吸入新鲜空气或进行适当治疗，症状可迅速消失。

（2）中度中毒：除上述症状外，初期多汗、烦躁、步态不稳和皮肤黏膜苍白，随着中毒加重而出现樱桃红色，以面颊、前胸及大腿内侧为明显，意识朦胧，甚至昏迷。如能及时抢救，可很快苏醒，一般无明显并发症和继发症。

（3）重度中毒：除有上述中毒症状外，患者迅速进入不同程度的昏迷状态，时间可持续数小时至几昼夜，往往出现牙关紧闭、强直性全身痉挛、大小便失禁和病理反射。常伴有中毒性脑病、心肌炎、吸入性肺炎、肺水肿及电解质紊乱等。

5. 防治

根据一氧化碳接触史及临床表现可做出诊断，对急性中毒者，应立即转移至空气新鲜处，轻度中毒者无需特殊治疗，中度中毒者一般采取对症处理后可逐渐恢复，对重症患者应及时采用综合措施进行抢救，密切观察。

因一氧化碳无色无味，难以发现，在航空环境中，如有一氧化碳超标，极易导致机组人员空中失能，应特别注意。

（二）二氧化碳

1. 接触机会

主要来自化学灭火剂、运输鲜活时使用干冰（固体二氧化碳）或座舱通风系统故障。

2. 理化性质

二氧化碳是无色气体，高浓度时稍带有酸味，沸点 $-78.5\ ℃$。

3. 毒理

人体在正常情况下，呼出二氧化碳含量约为 4%～5%，但在高浓度时有显著的毒性，如二氧化碳浓度超过 5%～10% 时，则具有麻醉作用。

4. 临床表现

较低浓度二氧化碳能兴奋呼吸中枢，使呼吸代偿性地加深加快，肺通气量增加，心搏加强加速，高浓度时可使呼吸中枢抑制和麻痹并导致死亡，见表 2-7 所列。

表 2-7　二氧化碳浓度与症状的关系

浓度(%)	症　　状
1	呼吸加深,肺通气量平均增加32%,但无任何自觉症状
1.5	肺通气量加大55%,无自觉症状;运动时心血管系统的反应较正常稍大,恢复也较慢;体内电解质平衡有改变,肾上腺皮质激素分泌增加
2	肺通气量加大80%,仍无不适的自觉症状
3	呼吸明显地加深加快,轻微窒息感。听力开始下降,视觉方面负后像的潜伏期延长。时值及脑血流图等均有改变。有不完全代偿性的呼吸性酸中毒症状
4	头痛、头晕、耳鸣、心悸、血压升高,有时有呕吐
7	呼吸困难,心跳加快,暴露10min可使意识丧失
10	数分钟内丧失意识,有死亡危险

诊断的主要依据是测定现场空气中二氧化碳的浓度,并排除其他毒气中毒的可能性。一般症状有呼吸逐渐加深、轻微窒息感、头痛、头晕、耳鸣、听力下降、血压升高,严重的可死亡。

5. 抢救

急性中毒的抢救,就是迅速将中毒者抢救出现场,立即吸入新鲜空气或者氧气,并施以对症治疗和支持疗法。

(三) 航空燃料及其添加剂

1. 接触机会

航空油料主要包括航空煤油、航空汽油。航空油料工作人员从事刷洗及维修油罐的劳动过程中易接触。添加剂主要是四乙铅和硫化物等。

2. 理化性质

精制的汽油或煤油是透明、无色或淡黄色的易挥发和易燃液体,具有特殊的气味,能与有机溶剂相混,对脂肪溶解能力很强,故进入体内后与脂肪组织和神经组织的亲和力很大。四乙铅为无色油状液体,有苹果香味,不溶于水,易溶于有机溶剂和脂肪中,可以通过皮肤进入体内。0℃条件下能形成大量蒸气,吸入中毒的机会很多。

3. 毒理

汽油为麻醉性毒物,其主要作用是造成中枢神经系统机能紊乱。煤油一般属微毒和低毒类,主要有麻醉和刺激作用。四乙铅是强烈的神经毒剂,主要作用于中枢神经系统,经呼吸道吸入后,突破血脑屏障。本品无局部刺激作用,不引起呼吸系统症状。

4. 临床表现

急性汽油中毒的轻度中毒有头晕、剧烈头痛、心悸、四肢乏力、视力模糊、恶心、呕吐、步态不稳、易激动和手及眼睑震颤、流泪、流涕、眼结合膜充血和咳嗽。重度中毒出现昏迷、四肢抽搐、瞳孔散大、对光反应迟钝或消失、腱反射和腹壁反射抑制。慢性汽油中毒,面色苍白、食欲下降、贫血、表情淡漠、健忘、性情改变、肌肉无力或震颤和呼吸道刺激症状。

四乙铅中毒早期症状主要表现为植物神经系统功能紊乱:心率减低(45次/min~50次/min以下)、血压降低(80/40mmHg以下)和体温降低(34.5℃~35.5℃)的所谓"三低症",还有流涎、多汗、皮肤划痕症阳性、头痛、头晕、注意力不集中和无力、睡眠障碍、失眠等。

5. 处理

迅速脱离汽油蒸气环境,呼吸新鲜空气后,一般症状可迅速消失,如病情严重应按一般的麻醉性气体中毒处理,迅速送医院抢救。如误服汽油,可饮鲜牛奶或植物油洗胃、灌肠、对症处理等。

油料工作人员应定期健康体检,严格规章制度,养成良好的卫生习惯,在进入油罐和接触添加剂原液时,应有人在现场监护,做好个人防护。

思考与讨论

1. 毒物的吸收及排泄途径是什么?
2. 航空中毒的特点有哪些?
3. 急性中毒的救治原则有哪些?
4. 一氧化碳和二氧化碳中毒的临床表现及抢救措施有哪些?

第九节 似昼夜节律

学习提示:了解时差效应的基本概念。

人体生理、心理功能近似以24h为一周期的内源性节律,称似昼夜节律。在民航航班运输飞行时,乘机跨时区的高速飞行、夜间飞行已比较普遍,这些跨时区飞行和夜间飞行,都可以使人体的内在生物节律受到干扰。这种节律障碍可能影响飞行人员及旅客的工作效率与健康,甚至危及飞行安全。

一、概况

似昼夜节律活动:是指人类在相应时区内长期适应,造成了人体内的生物节律与当地昼夜交替的同步变化,即人类遵循的"日出而作,日落而息"的自然生活规律。人类的这种适应性,即称为似昼夜节律活动,也称人体生物钟。人体的这种似昼夜节律活动形成后,即在睡眠、觉醒、体温、泌尿、饮食等方面表现出了比较明显的周期性节律或习惯,从而表现出工作能力和睡眠状态的正常交替,以适应这种昼夜的变化。

生理功能的似昼夜节律如下。

(1)体温的似昼夜节律。人的体温在早晨4时~6时最低,7时~9时迅速升高,此后上升缓慢,17时~19时达到最高,22时后缓慢下降。最高值与最低值相差约1℃。

(2)肾上腺皮质激素分泌机能的似昼夜节律。从0时起急剧上升,6时左右达最大值,然后逐渐减低,到24时又达最低值。

(3)肾机能的似昼夜节律。在中午和午后这段时间,尿量及尿中的钙、钠、钾和氯的含量达最大值;在深夜到早晨这段时间,达最小值。

(4)交感神经活动的似昼夜节律。白天交感神经活动占优势,夜晚副交感神经活动占优势。

心理功能的似昼夜节律表现在午夜后：①警戒性降低；②持续注意能力、注意力分配和转移能力下降；③反应速度下降；④记忆能力下降；⑤思维能力下降；⑥编码解码能力及计算能力下降；⑦困倦程度增加；⑧情绪、情感状态恶化，感知觉功能下降。

二、时差效应

所谓时差，是指处在不同地理位置的两地时间差。

由于快速跨越时区而引起一系列不适应症称为时差综合症或时差效应。

产生时差效应的原因为似昼夜节律具有相对稳定性，而飞行速度远远超过人体内部定时系统的调节能力，从而导致人体节律与新时区的外部时间相位产生差异，出现内外失同步现象。

地球每绕地轴自转一周（360°）的时间为24h；日光每4min移动1°，每1h移动15°（经度），此15°即为1个"时区"。地球表面共划分为24个时区。当飞机向东飞行时，1d的时间"缩短"，缩短的时数与飞行跨越的时区数相等；向西飞行时，1d的时间"延长"，延长的时数也与飞行跨越的时数相等。于是，新抵达者的似昼夜节律和当地环境周期之间不再同步——"失同步"乃引起时差效应。但人体的似昼夜节律又具有可塑性，即在新环境昼夜周期的影响下，可以逐步改变自身的相位以获得"再同步"。在适应阶段，人体似昼夜节律的相位每天大约能向当地环境的似昼夜节律相位移近1h。

时差效应的主要表现如下。

外失同步——生物节律与环境节律的失同步。

内失同步——体内各种生理功能再同步的速率不同扰乱了正常的时间结构关系。这两种失同步，导致了人体发生一系列时差效应。

（1）智力功能。在一昼夜中，人的智力功能以在清晨3时为最低。跨时区飞行后，一昼夜间的智力功能最低时间受飞行方向的影响。如向西飞越6个时区后，在抵达地的黄昏前和黄昏时，智力功能明显下降。向东飞行，则在抵达地的中午前后明显下降。主要表现：注意力难集中、健忘、运动协调能力下降、情绪紊乱、嗜睡、郁闷、冷漠，决断问题的时间及操纵反应时间延长等。

（2）生理功能。跨时区飞行后，人体的体温、心血管、代谢及内分泌等生理功能的似昼夜节律均会发生失同步现象。

（3）植物神经功能。①睡眠障碍：白天疲倦，晚上失眠（体温低谷区）；②消化功能障碍：胃肠道症状（分泌与运动节律）。

影响时差效应的因素如下。

（1）跨越的时区数。这是影响时差效应最基本的因素。如跨越4个或4个以上时区，机体的似昼夜节律与环境节律间的协调关系即明显受扰，可以引起不同程度的节律障碍。

（2）飞行方向。跨越5个或5个以上时区时，向西飞行后的再以同步的速度是向东飞行后的近两倍，即向东飞行的时差效应更为严重。

（3）停留时间。机组人员跨时区飞行抵达新地点仅有短时间停留（不超过24h）即返回常住基地者，其似昼夜节律不会发生明显障碍；在新地点停留的时间越延长，则其影响越大。

（4）个体差异。适应较快的人群为：①习惯夜间工作的；②外向性格的；③生活不规律的;④轻度神经过敏的;⑤呼吸频率低的;⑥节律易改变者;⑦时间信号强者;⑧调节幅度低者。反之,适应性较慢。

(5) 年龄。跨时区飞行后,人体的似昼夜节律与新环境周期再同步的过程与年龄有关。年轻人调整较快,而老年人则较慢。年龄越大,适应新时区的困难越多,50 岁以上的人尤为明显。

(6) 环境因素。到室外积极参加各种社交活动,社会因子和多种时间信息对他们加快同步速率起到了强化作用。

克服时差效应的措施如下。

(1) 合理安排作息时间。在飞行前 24h 内,应按计划保证好机组人员的睡眠和休息。如跨时区飞行后立即返航(不超过 24h)的机组人员,至少需保证 14h 的休息;如果超过 4 个时区、航线飞行在 24h 以上者,必须增加休息时间。其关系是:增加的休息时间(h)= 航线飞行跨越的最大时区数×8(经验系数)。

(2) 保证足够的睡眠。常把机组人员在 24h 休息期间的睡眠分成两部分:飞行结束后,先安排 3h~4h 的睡眠;在继续执行任务之前,应有较长时间的睡眠安排。

(3) 规定适当的工作负荷。世界各国民航部门对飞行时限规定的基本要求是:每月飞行时数 * 10 = 全年飞行时数,即保证飞行人员每年要有 2 个月的休息时间。中国民航规定:运输机机组人员飞行时间每日 8h,不超过 10h;每月 80h,不超过 100h;每年 800h,不超过 1000h。专业飞行时间每日 7h,每月 80h。

(4) 改善长途飞行条件:①防止缺氧和舱内空气污染;②飞行前应保证足够的休息与睡眠,避免航行中疲劳;③飞行中严格禁止吸烟与饮酒,以保持飞行耐力;④按计划时间饮茶或饮咖啡,有助于加速似昼夜节律时相的调节;⑤航行中应吃高糖及富有蛋白质食物,少吃油腻含脂肪多的食物,有助于消化;⑥制定长途飞行计划,应注意减少飞行值班时间,延长飞行后休息时间,限制夜间航行次数,保持作息制度的相对稳定。

思考与讨论

1. 时差效应的主要表现有哪些?
2. 克服时差效应的措施有哪些?

第三章　航空生物动力学因素

第一节　概　述

学习提示:了解航空生物动力学的基本内容。

航空生物动力学是生物动力学的一个分支,是生物力学在航空领域中的应用,涉及面十分广泛。它是研究生物体(人)运动的变化和作用于生物体(人)的力之间的关系的科学。它主要用材料力学、弹性力学、数学、生物学、生理学、解剖学、人体测量及医学等的一些原理、方法,研究、解释人所在航空环境中,机体不同系统的动态反应,以便解决航空实践中的一些实际问题。下面就民用航空器的加速度、噪声、震动等的强度、持续时间、方向、作用部位及人体防护等加以阐述。

第二节　加 速 度

学习提示:了解什么是加速度。

加速度是指单位时间内的速度变化。在民用航空活动中,人体会受到直线加速度、向心加速度、角加速度、科里奥利加速度的影响。

加速度是速度变化量与发生这一变化所用时间的比值,是描述物体速度改变快慢的物理量,通常用 a 表示,单位是 m/s^2,加速度是矢量,它的方向与合外力的方向相同,其方向表示速度改变的方向,其大小表示速度改变的大小。地球上各个地方的加速度都是不同的。牛顿运动学第二定律认为,$a=F/m$,F 为物体所受合外力,m 为物体的质量。力是改变物体运动状态的条件,而加速度则是描述物体运动状态的物理量。加速度与速度无必然联系,加速度很大时,速度可以很小,速度很大时,加速度也可以很小。从微分的角度来看,加速度是速度对时间求导,是 v-t 图像中的斜率。当加速度与速度方向在同一直线上时,物体做变速直线运动,如汽车以恒定加速度启动(匀加速直线运动)、简谐振动(变加速直线运动);当加速度与速度方向不在同一直线上时,物体做变速曲线运动,如平抛运动(匀加速曲线运动)、匀速圆周运动(变加速曲线运动);加速度为零时,物体静止或做匀速直线运动。任何复杂的运动都可以看做是无数的匀速直线运动和匀加速运动的合成。

一、直线加速度

直线加速度:当物体做变速直线运动时,速度的时间变化率称为直线加速度。在航空活动中,飞机起飞滑行是直线加速运动,加速度方向与飞行器(或人体)的运动方向相同;飞机着陆滑行是直线减速运动,加速度为负值,加速度方向与飞行器(或人体)运动方向相反。

匀变速直线运动的速度—时间图像如图 3-1 所示。

匀变速直线运动的加速度。

（1）定义：在匀变速直线运动中，物体的速度变化跟发生这一速度变化所用时间的比，叫做匀变速直线运动的加速度。

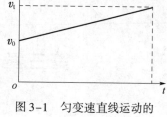

图 3-1　匀变速直线运动的速度—时间图像

（2）公式：$a = \dfrac{v_t - v_0}{t}$

（3）加速度是描述物体速度变化快慢的物理量。

二、曲线运动中的加速度

当物体做曲线（或圆周）运动时，其运动状态为加速度运动，物体运动加速度分解为切向与法向加速度。

切向加速度：是物体运动加速度的切向分量，具体描述物体做曲线运动时速度大小（速率）的变化，方向与运动曲线相切，用 a_t 表示。

法向加速度：是物体运动加速度的法向分量，具体描述物体做曲线运动时速度方向的变化，其方向指向曲率中心，垂直于切向加速度，用 a_n 表示。在航空活动中，飞机的机动飞行就是各种形式的曲线运动，如飞机进入俯冲时的运动轨迹就是由一系列曲率不等的圆弧所组成。

图 3-2 中沿曲线运动的质点其加速度具有如图所示的方向。

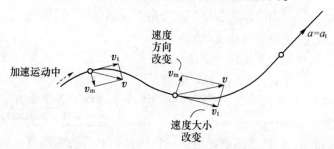

图 3-2　沿曲线运动的质点加速度

圆周运动是曲线运动的一种特殊形式，物体做圆周运动时，沿半径指向圆心方向的外力（或外力沿半径指向圆心方向的分力）称为向心力。

公式：$F_{向} = mr\omega^2 = mv^2/r$

由牛顿第二定律得知，力的作用会使物体产生一个加速度。向心力产生的加速度就是向心加速度。

速度大小（速率）恒定的圆周运动称为匀速圆周运动。物体做匀速圆周运动时 $a_t = 0$，只有向心加速度：$a_n = V^2/R$。

向心加速度：表示速度方向变化的快慢。大小：$a = \omega^2 r = v^2/r$；方向：始终指向圆心。

方向：指向圆心，可理解为做圆周运动物体加速度在指向圆心方向上的分量，向心加速度的方向是不断变化的。

所有做曲线运动的物体都有向心加速度,向心加速度反映速度方向变化的快慢。

向心加速度又叫反向加速度,是指向曲线的法线方向的加速度。

向心力和向心加速度的公式是从匀速圆周运动得出的,但也适用于一般的圆周运动。一般的圆周运动,速度的大小有变化,向心力和向心加速度的大小也会随着变化,利用公式求物体在圆周某一位置时的向心力和向心加速度的大小,必须用该点的速度瞬时值。

通常在飞机进出机场转弯飞行,在空中等候着陆做盘旋飞行时可出现向心加速度。

三、科里奥利加速度

1. 物体受到加速度作用时,因其惯性,受到一个与加速度方向相反的惯性力的作用。物体受到科里奥利加速度作用时所承受的惯性力称为科里奥利力,即科里奥利惯性力,用 F_c 表示。其数学表达式为 $F_c = -ma_c$。

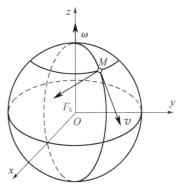

图 3-3 中国黄河河套地区河床西岸冲刷示意图

F_c 方向的判定原则是:当转动参考系按顺时针方向转动时,沿着物体运动的方向,F_c 指向物体的左侧;反时针方向转动时,沿着物体运动方向,F_c 指向物体的右侧。如物体相对地球有相对速度,只要这个相对速度不与地球自转轴平行,物体上就会受到科里奥利力的作用。例如,北半球沿经线从北向南流的河流中,水流(如中国黄河河套地区水流)就受到从东向西的科里奥利力,引起河床西岸的冲刷(如图3-3所示)。

大气气流也因受这种惯性力的影响而形成大气环流。又如,从很高处自由降落的重物落地时要发生向东的偏离;对于远程火箭,当它向上运动时要偏西,向东水平飞行时偏向上,向西飞行时要偏向下,当它落下时要偏向东。这些都是科里奥利力作用的结果。

2. 科里奥利加速度

在转动参考系中,物体在做牵连运动的同时又沿着转动半径做相对运动,由于相对运动与牵连运动之间的交互耦合作用而产生的加速度,称为科里奥利加速度,记为 a_c,$a_c = 2\omega v$。

例如,由于地球绕地轴转动,地面上物体相对地球运动时只要其相对速度方向不和地轴平行,此物体就有科里奥利加速度,沿地球经线或纬线运动的物体都有科里奥利加速度 a_c。

四、加速度的 G 单位制

物体自由坠落时,所产生的加速度是由重力(地心引力)引起的,称重力加速度。重力加速度常用字母 g 表示,g 也是衡量一切非重力加速度的标准。当惯性力作用于物体时,使其本身的重量增加,这种力在航空医学上叫超重(或过荷)。用 G 表示过荷或加速度的大小。惯性力的大小是以与重力(地心引力 G)的比值表示的。人在地球上平时受一个地心引力的作用,即 $1G$ 加速度的作用,如受 $4G$ 加速度的作用时,人体所受的惯性力是平时的4倍,体重也为平时的4倍。因此,加速度和超重都是用多少个 G 来衡量。

当航空器在做各种动作的加速度时,它的 G 值会因飞机的速度和转弯半径大小而不同。如转弯半径越小、速度越大，G 值也就越大；相反，G 值就会越小。民用航空器起飞和着陆时的加速度变化一般在 $0.2G \sim 0.4G$ 之间，明显低于汽车的急刹车和起动行驶中的减速度。当飞机在起降转弯时（向心）加速度值在 $0.1G \sim 2G$ 之间，最高时可达到 $3.2G$。

一般在通用航空飞行时（如磁测），飞行人员受到各种加速度的影响，特别是受到角加速度和科里奥利加速度的影响要比其他飞行时所受到的加速度的影响要大，所以容易产生空晕病。

G 值作用于人体时的主观感觉如下。

$+1G_z$：即平时地面生活条件下，处于立、坐姿时受到的地心引力作用，感觉良好。

$+2G_z$：会感觉到身体对座椅的压力增大，手脚有沉重感，面部及其他部位软组织开始下坠，行走会感到非常困难。

$+3G_z \sim +4G_z$：有些人已是身不由己，四肢运动困难，协调障碍。可能出现呼吸困难，视觉也会有较明显的变化。

在民用航空飞行时，$+3G_z$ 以上的加速度，正常飞行状态下是不会产生的，但如果在飞机失控坠地时，则会出现很大的冲击性速度（减速负荷）。一般冲击性加速度的大小取决于飞机的类型、总重量及航空器撞击地面和水面时的速度及角度。用同一类型、重量相等的航空器做摔机试验表明，航空器速度越大、角度越大，冲击负荷就越大。

五、加速度对人体的影响

以下主要讨论持续性正加速度对人体的影响。

（一）对循环系统的影响

$+G_z$ 作用时，惯性力方向与主要大血管平行，血液重量增加、心脏发生变形移位，结果导致循环系统机能发生一系列改变。其中以头（眼）水平动脉血压降低的影响最为严重。头（眼）水平动脉血压降低到一定程度将引起视觉和脑功能发生障碍，直至视力丧失。

（1）血压变化：一般规律是心水平以上部位的血压降低，心水平以下部位的血压升高。

（2）心脏机能改变：心率增快、心输出量降低、冠状动脉血流增加、心电图改变有 P 波尖耸、P-R 间期缩短、ST 段下降、T 波幅度降低，变平、双相或倒置、心律失常等。

（3）循环系统代偿机能：心率加快反应最早发生，心肌收缩力增强在 $+G_z$ 作用 $6s \sim 12s$ 才比较显著。心水平动脉压升高一般要在 $+G_z$ 作用 $6s \sim 12s$ 时才能比较充分地显现出来。腹部及下肢肌肉的反射性紧张度加强也是代偿反应的重要方面。当加速度作用中止后，代偿反应并不能立即消退，动脉血压发生超长性升高，在高于正常对照值一段时间后，再回降到正常水平。

（二）对呼吸系统的影响

$+G_z$ 作用时，采取的多种防护措施，如穿用抗 G 服、做抗 G 动作等，加重了肺机能障碍的发生与发展。

（1）肺通气功能改变：$+G_z$ 作用时，胸廓及横膈重量增加，呼吸肌负荷增大，吸气费力，吸气时间延长，以致出现呼吸暂停。肺通气量虽然增加，但肺换气效能较低，动脉血氧饱和度降低。

（2）肺气体交换功能障碍：肺泡通气量改变（肺尖部肺泡的通气量最低，基底部最高）、肺血流量改变、肺通气/血流比值改变、动脉血氧分压及血氧饱和度改变。

（3）加速度性肺萎陷：飞行员在呼吸纯氧、穿用抗 G 服、做高 G 值机动飞行时，肺基底部可出现一时性萎陷，这种肺萎陷称为加速度性肺萎陷或航空性肺萎陷。主要症状为咳嗽、胸痛及深吸气困难。体检常无阳性体征发现，少数病例的肺基底部可闻及干罗音或呼吸音减低。飞行后立即 X 线检查，可见肺底部有条索状或盘状密度增大阴影。肺功能变化有肺活量减少、补呼气量减少、肺顺应性降低、呼吸频率增加。

（三）对视觉功能的影响

$+G_z$ 作用时，眼水平动脉血压降低。当加速度 G 值和作用时间达到一定限度时，人的视觉功能即受到影响。在加速度增长率不太高时，视觉障碍在脑功能障碍之前发生，因此，常用视力障碍作为评定人体 $+G_z$ 耐力的标准。

（1）视觉基本功能改变：光觉视阈、辨别阈提高；形觉视敏度降低；首先蓝色及红色色觉消失，其他色觉依次消失；在 $+G_z$ 影响下，随着 G 值的增加，视野自外周向中央呈向心性缩小。

（2）视力改变：视力模糊、周边视力丧失、中心视力丧失。

（四）对脑功能的影响

①意识丧失；②脑电图缺乏规律性改变。

（五）病理影响

①对神经系统的病理性影响；②对心脏的病理性影响；③对肺脏的病理性影响；④对脊柱和颈部的病理性影响；⑤对血管的病理性影响；⑥腹股沟疝和膈疝。

六、人体对 G 值的耐力和防护

人体对 G 值的耐力，取决于 G 值的大小、作用时间和 G 值的增长率，它们是 3 个密切相关不可分割的因素。某一因素的大小、长短是不能全面地表达清楚人体对 G 的耐受能力的。如何提高人体对 G 值的耐受力呢？现代民用航空器在常态飞行条件下的 G 值并不大，作为航空人员主要的防护措施应该是加强自身的保健，积极开展适宜的身体锻炼，提高身体素质，特别是心血管的调节机能。要养成良好的生活习惯，保持充沛的精力和稳定的情绪，杜绝带病参加飞行。在航空器起飞和降落过程中，如遇到空中气流颠簸时，除及时嘱咐乘客系好安全带外，机组人员也应系好安全带和肩带。如需紧急迫降，在迫降前机上乘客应保持安全姿势。驾驶员应尽量地减小航空器下降的速度及航空器与地面、水面的角度，尽量提高机组人员及乘客的生存率。

> **思考与讨论**
>
> 加速度对人体的影响及防护措施有哪些？

第三节 振 动

学习提示：了解振动的基本概念。

振动是物质运动的一种形式，是表示一个质点或物体相对于一个基准位置（平衡位置）做来回往复的运动。振动是自然界中极为常见的运动形式。

一、航空振动环境

在航空活动中,所有飞机均有一定的振动存在。飞机作为一个整体,它与周围物质界面如空气、地面等的相互动力学作用而产生的振动,谓之外部振动源。例如,跑道地面不平坦、大气紊流等等。空气紊流引起的飞机振动,是一种低频率、高振幅、无规则的随机振动,称为颠簸,可以影响飞机运动轨迹,主要刺激前庭器官。

大型客机产生的结构振动属于内部振动。其在高空飞行时,由于空气稀薄的低阻尼因素,振动不易衰减,故中等强度的振动可对飞行人员、乘客造成影响。由于大型客机机身细长,机头机尾离飞机重心很远,可使机身产生相当大的垂直振动。

交替变化的加速度引起人体的生理反应,也就是由振动引起的人体生理性改变。生理效应大小与振动频率、振动强度、振动方向、作用部位和暴露时间有关。振动还可以引起如下的生理反应:交感神经兴奋、内分泌系统紊乱、血压升高、心跳加快、呼吸次数增加、能量代谢率增高、体温升高、肠胃内压增高、胃肠运动抑制、失眠、眼压升高、眼调节能力减弱、听力下降和骨骼系统受到影响等。航天中,载人航天器上升和返回段某些频率范围的振动容易造成航天员疲劳,影响通话和手工操作。振动对人体的作用可以分为局部振动和全身振动两类。飞机、航天器的振动对人体产生全身振动。航空航天环境的振动频率和强度分布因飞机和航天器类型、飞行阶段而各异。

螺旋桨飞机的振动较大,其频率范围为10Hz~1000Hz。直升机产生较强的低频振动,振动频率与旋翼转速和叶片数有关,主要频率范围为10Hz~30Hz。喷气式飞机的振动较小,但高性能飞机(如低空高速飞机)和大型飞机有明显的次声频随机振动。航天器的振源主要来自运载火箭发动机的点火、燃烧、级间分离及发射时严重的大气紊流作用,其主要振动频率范围为2Hz~15Hz。

二、振动对人体的影响

影响程度与振动的频率、加速度、作用方向(X轴表示胸→背向,Y轴表示左→右向,Z轴表示头→脚向)和作用时间有关。人体是一个复杂的共振系统,对低频振动的耐受力较差。低频振动会使某些器官或结构发生较大的位移。Z轴方向的4Hz~6Hz的振动可引起胸腹部的共振,12Hz左右可引起脊柱的共振,15Hz~25Hz可引起头部相对于躯干的波动。

人体没有专门的振动感受器,人体可以感受振动的装置包括:①皮肤触觉感受器;②身体深部组织的机械压力感受器;③前庭器官平衡感受器。

在全身振动作用下,人的生理反应特点决定于两个方面:一是与组织器官的位移和变形直接有关,具有明显的频率响应特征;二是与应激的非特异性全身性反应有关,具有较明显的强度响应和时间效应。在次声频中等强度(1m/s~10m/s)作用下,心肺的反应表现为心率、心输出量、呼吸率、肺通气量、氧摄取量增加。振动可改变大脑的醒觉水平,1Hz~2Hz的振动具有催眠作用,高频较强的振动或不稳定的振动则提高醒觉水平。重复性慢性应激会引起代谢指标的轻度紊乱。重复暴露时,组织器官的长时间反复变形和生理应激的累积作用,是慢性损伤和致病的主要因素。

振动对人的工作能力的影响是多方面的。人体或目标的振动会使视觉模糊,对仪表判读困难。在1Hz~10Hz时,损害阈振动加速度为1m/s²左右肢体和人机界面的振动使动作不协调,操纵误差增加,5Hz 左右误差最大;全身颠簸会使语言明显失真或间断,在 4Hz~10Hz,振动加速度大于 $3m/s^2$ 时,语言品质下降,难以维持足够的清晰度。由于振动使脑中枢机能水平降低、注意力分散、容易疲劳,从而加剧振动的心理损害。

振动的影响作用。

(一) 全身性效应

(1) 前庭器官:使前庭功能兴奋异常,可表现出植物神经系统一系列症状,如脸色苍白、出虚汗、恶心、呕吐、头痛头晕、食欲不振、呼吸表浅等。

(2) 神经系统:主要表现自主神经功能紊乱和大脑觉醒水平的改变,可表现为睡眠障碍、营养及代谢障碍,如指甲枯脆、内脏器官功能紊乱等。大脑皮层功能变化,表现为反应时间延长、条件反射潜伏期延长、脑电图异常、腱反射亢进或消失、共济协调能力降低、皮肤感觉异常等。

(3) 循环系统:低频振动可使心率、血压及心输出量升高,以及外周循环及血液动力学的非特异性改变。

(4) 消化系统:常表现为胃肠运动、分泌、消化功能改变,造成胃肠功能障碍,如慢性胃炎、溃疡病、胆囊炎等。

(5) 内分泌及免疫系统:在振动的反复作用下,视丘脑下部、脑垂体、肾上腺系统功能亢进。振动病患者甲状腺功能低下。女性还可发生子宫脱垂、生殖器官充血和炎症、流产和异常分娩率增加等。

(二) 局部性效应

(1) 振动性白指:或称雷诺现象,是末梢循环障碍最典型的表现,是血管痉挛性疾患。其特点是发作性手指变白,部位是由指尖向近端发展,进而波及全指,界限分明,形如白蜡。好发部位以中指最多见。

(2) 手麻、手痛等多发性神经症:手麻、手痛往往影响整个上肢,夜晚痛、麻更为明显。还有手指僵硬、颤动、感觉减退、痛觉消失等,可伴有运动功能障碍。

(3) 外周循环及血流动力学改变:这是局部振动病最明显的变化之一。常有皮肤温度降低,降温后恢复时间延长,血液流速减慢,毛细血管功能与形态同时发生改变、小动脉硬化、血管内径变小,管壁增厚,甚至闭塞。全血黏稠度增加,促进血栓形成,故表现为振动性白指。

(4) 骨关节、肌肉系统症状:可有指关节变形、肿胀、肥大等。肘、肩关节筋膜损害,有骨刺形成、骨质增生、肥厚性关节炎等,甚至有无菌性骨质坏死等症。

(三) 心理学效应

(1) 振动的主观反应:人体对振动的反应,一般表现出 4 种不同水平,即可明确感知、轻度厌恶感、极度厌恶感、告急。轻度、中毒振动的感觉因频率而异。低频、高强度的振动感觉,可产生胸痛、腹痛、呼吸困难和全身极度不适等症状。振动的作用方向不同,主观反应也有所不同。

(2) 对工效的影响:视觉功能降低,视力模糊,视敏度降低;操作能力降低,准确性下降,动作不协调;语言通信障碍,语言失真、间断;注意力分散,易疲劳;操作策略性影响。

三、振动的防护

振动的耐力标准如下。

评价一个振动对人体的影响比较复杂,振动对人既有生理影响,又有心理影响,个体差异明显,且缺乏明确的生理耐限终点。国际标准化组织(ISO)1985年公布的标准"ISO2631:1985"能应用于最大多数人群和不同职业,适用于坐姿和立姿的健康人,频率范围为1Hz~80Hz的周期振动,具有分布频谱的随机或非周期振动。基本标准是保持舒适标准、保证工作效能标准和保障身体健康标准。3种耐受界限是舒适性降低界限、疲劳—工效降低界限和暴露极限。

振动的防护原则,主要是减轻以至消除振动,控制振动源的震动,将传递到人体的振动减至最小,使环境振动特性与人体的振动反应特性之间的配合最佳,以最大限度地减小振动对人体的不良影响。主要从以下几方面。

(1)减少和消除振动源,这是控制振动危害的最根本的预防措施。

(2)限制振动暴露时间,缩短和限制接触振动时间,也是防止、减轻振动危害的重要措施。

(3)加强个人防护,提高机体耐力,包括定期健康检查、监督使用防护装备、加强营养、重视日常体育运动等。

(4)加强健康管理,对振动环境进行调查和测量,做出卫生学评价,及时查明致病因素,提出改进措施;禁止某些疾患的人员从事振动作业。

思考与讨论

1. 振动对人体有哪些影响?
2. 怎样做好防护?

第四节 噪 声

学习提示:了解噪声的基本概念。

一、概述

随着航空事业的飞速发展,飞机种类的不断增加,从飞机外形的变化到发动机功率的提高以及飞行速度的增大,飞机的噪声强度也有较大的变化。噪声具有声音的一切特征。它是一种引人烦躁并危害人体健康的声音,能被人的听觉所感受,是人不需要、不喜欢的声音。心理生理学观点认为,凡是不悦耳的、人们所讨厌的给人以烦恼感觉的,或有害于身心健康的声音都属于噪声。

声压,是表示声音强弱的物理量,是指声波在介质中传播时,在垂直与其前进方向的单位面积上造成的压力,或者是声波在介质中传播时产生的压强与无声波时的静压之差,称为声压,用P表示,单位帕斯卡(Pa)。

声压级,是指某一声压与基准声压(f=1000Hz)之比的常用对数乘以20,所得到的数值。

响亮度是声音或噪声的另一个特性。强的噪声通常有较大的压力变化,弱的噪声压力变化则较小。压力和压力变化的量度单位为帕斯卡,缩写为Pa。其定义为牛顿/平方米（N/m²）。

声音的频谱：可闻声波有宽广的频率范围，其由低到高的连续频率称为频谱。

表 3-1 显示由上述情况产生不同的声压级。

表 3-1　以帕斯卡及微帕斯卡表示

	声　压	
	Pa	μPa
人耳能够听到最微弱的声音	20×10^{-6}	20
太空穿梭机在发出最大马力时能产生的最大噪声	2000	2×10^9

表 3-2 展示一些用微帕斯卡（μPa）表达的常见声源或噪声源

表 3-2　常见声源或噪声源

声源或噪声源	大约的声压（单位为 μPa）
在发出最大马力时的太空穿梭机	2000000000
交响乐团	2000000
在 25m 范围柴油货运火车高速前进	200000
正常的谈话	20000
图书馆 2m 范围的低语	2000
播音室	200
人类耳朵能够听到最微弱的声音	20

二、航空噪声环境

航空环境中（如图 3-4 所示）的噪声主要是由飞机动力系统和空气紊流所产生。不同种类飞机的噪声强度和频谱有很大的差别。

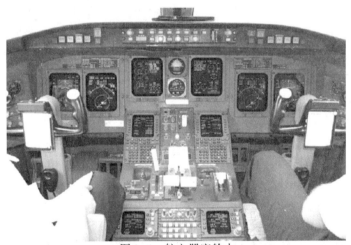

图 3-4　航空器座舱内

噪声引起人体的生理反应。噪声是航空航天环境因素之一，对人体造成一定的生理影响。影响的程度与噪声的声级、频谱和作用时间以及个体灵敏性等因素有关。

喷气飞机座舱是密封的,舱内噪声较低。大型民航喷气飞机以巡航速度飞行时舱内的总声压级:四发动机的旅客机一般为75dB～85dB,宽体机为72dB～84dB。螺旋桨飞机和直升机飞行时舱内噪声压级为100dB～110dB。在频率分布上,螺旋桨飞机和直升机以低频为主,声能主要集中在500Hz以下的频区。喷气飞机的频率分布很广泛,声能分布在20Hz～1000Hz频区。

飞机噪声产生3方面的影响:①使机身产生声疲劳,影响飞机寿命和飞行安全;②影响机上设备的正常工作和旅客的舒适;③对机场地面工作区及附近居民地区造成干扰。飞机噪声随飞机机种和载重量而变化,且变化很大。例如B-727、B-737和DC-9等短程飞机,着陆噪声、起飞噪声和舱内噪声分别为85dB～90dB、100dB～105dB和75dB～85dB;而B-747等远程飞机,上述3个噪声级分别为92dB、103dB、72dB～84dB。由于飞机有一定的轨道,而且飞机噪声有较强的指向性,所以受飞机噪声危害的是航道下方两侧的地区。飞机噪声评价量有A声级(LA)、D声级(LD)、感觉噪声级(LPN)和有效感觉噪声级(LEPN)等。为降低飞机噪声,除改进飞机自身的设计外,还可采取诸如改变着陆步骤和降低起飞时的发动机功率等一些飞行管制措施来实现。

三、噪声对人体的影响

一般说来,低音尚可接受,高音令人难耐。喷气飞机现在越来越多,而喷气飞机的高音部分所占比例恰恰又较大,因此虽然声音在空气和建筑材料的传播过程中高音部分衰减得较快,噪声问题仍然越来越突出。

机场噪声对睡眠和谈话的干扰是客观的,不因人而异。但对航空的看法、对机场的敌对心理以及害怕飞机摔下来等则是主观的。而这些都在不同程度上影响机场噪声对人的烦扰程度,因此适当的宣传教育可以降低主观的烦扰程度。

调查显示,机场噪声对个人的影响是不同的,且差异很大,但对群体的影响却是可以预料的。很明显,噪声强度越大越烦人。在噪声强度低于55DNL(日夜平均A加权强度)和35NNI(噪声与数值指示)的情况下,很少有人感到难以忍受;但当噪声强度增加到80DNL和55NNI时,有半数以上的人忍受不了。有趣的是,即使噪声强度非常大,仍有1/10左右的人几乎不受影响;另一方面,即使噪声强度较低,也有一小部分人感到不满。噪声对人的影响不仅与噪声强度有关,还与噪声持续时间、出现时刻和出现频率直接相关。

20世纪70年代对加拿大蒙特利尔多瓦尔机场的调查结果显示。

(1) 噪声强度高于40dBA时,干扰家庭、医疗和文化活动。

(2) 噪声强度高于45dBA时,干扰住宅楼、旅馆和学校的活动。

(3) 噪声强度高于55dBA时,干扰通信、商业活动和室内娱乐。

考虑到一般建筑可以降低20dBA的噪声,多瓦尔机场按75dBA、65dBA和60dBA在机场周围划分了3个噪声区,控制土地使用。目前多瓦尔机场改用噪声影响预报作为噪声量度单位。

出于决策的需要,要建立感到烦扰的人数比例与噪声影响之间的关系。有研究结果表明:感到心烦的人的百分数=2(NNI-25)。

根据所使用方法单位的不同,在这里可以将2(NNI-25)替换成2(CNR-85)或2(NEF-15)。也就是说,如果把噪声降低10dBA,感到心烦的人数将下降约20个百分点。

根据上述公式,可以从噪声影响程度确定出烦人比例,再利用已知的居民分布,可以确定烦人总数。有关部门可以根据此确定出起飞和着陆路线、消音程序、跑道选择等,以使受影响人数最少。

有些国家是根据居民的抗议抱怨的数目来采取行动的。虽然可以根据噪声影响程度预测受干扰人数比例,但要预测抗议抱怨的数目,则还需考虑社会、政治、经济等因素。美国通过调查总结出一个经验公式,即在每千户受到噪声影响的住户中:

$$受到严重干扰的住户数 = 195.5 + 2.07 \times 提出抱怨的住户数$$

由于我国与美国的国情不同,因此这一公式仅有参考价值。

机场噪声不但对人有影响,对牲畜、动物也同样有影响。但有研究显示,牲畜、动物对噪声的适应能力比人要强。

噪声对人体的影响如下。

(一) 噪声对听觉器官的影响

①听觉适应;②听觉疲劳;③听力损失;④噪声性耳聋;⑤爆震性耳聋。

爆震性耳聋损伤的特点:不仅听力受损,中耳也有程度不等的损伤,中耳与内耳损伤并不平行。甚至可造成内淋巴强烈振荡致基底膜损伤,出现听力障碍。白觉症状有耳鸣、耳胀痛、头晕、听力降低等,并可伴有胸闷、胸痛、恶心、食欲减退等。

(二) 噪声对非听觉器官的影响

(1) 中枢神经系统:神经功能紊乱、头痛、头晕、耳鸣、多梦、失眠、记忆力减退等。

(2) 心血管系统:交感神经系统紧张度增高、血压升高、心跳加快、心律不齐、末梢血管痉挛等。

(3) 消化系统:消化液分泌减少,胃肠蠕动减慢,消化功能降低。

(4) 视觉系统:视杆细胞对光的感受性降低、瞳孔放大、视力减退等。

(5) 免疫系统:削弱免疫功能,提高微生物感染和肿瘤的发病率。

(6) 对女性生理机能影响:内分泌失调,如月经不调、流产、早产等。

(7) 对动物的影响:小白鼠在 160dB 的环境中,几分钟就会死亡。

(8) 对建筑物的影响:声波撞击建筑物,使建筑物产生裂缝。

(三) 噪声对工效及语言通信的影响

主要表现在对语言信号的掩盖作用,造成通话困难。

四、噪声的防护

飞机是一个很大的噪声源,发出的噪声类似白噪声频谱。白噪声是指功率谱密度在整个频域内均匀分布的噪声。飞机的噪声是全频带噪声。飞机场的噪声影响程度取决于飞机的起降次数、时刻、强度,飞机噪声的频谱分布、持续时间、距离和传播途径。因此降低飞机噪声是从源头解决机场噪声问题的方法,而且是最有效的方法。

飞机的噪声来源主要有发动机运行噪声和飞机机身在空气中飞行时气流摩擦噪声。后一种噪声降低难度较大,因此降低飞机噪声主要是降低发动机噪声。随着工业的进步,飞机发动机噪声已经大幅降低,飞机机身气流摩擦噪声已经占到飞机噪声的很大比重。随着大型和巨型飞机的不断增加,机场噪声会因此而增大。

20 世纪 60 年代到本世纪,美、英、法、德等国家通过技术进步,飞机自身噪声降低了

10 dB～15 dB。目前,进一步降低飞机自身噪声面临一定困难。

对噪声的控制和防护,应从控制声源、声的传播途径和个人防护3方面入手。

(1)控制噪声源。降低噪声源的噪声是控制噪声的根本措施。

(2)控制噪声的传播途径。具体方法包括:隔声、吸声、消声。隔声是用一定的材料、结构和装置将噪声源封闭,防止噪声传播。吸声是用多孔材料铺装在室内或悬挂在墙壁上,降低噪声。消声是用消声器消除由于高速气流所产生的噪声。

(3)个人防护措施。用护耳器是最经济、最有效的防护措施,主要是用耳塞、耳罩和头盔。这些措施一般可降低噪声20 dB～30 dB。

思考与讨论

1. 航空器对人体有哪些影响?
2. 怎样做好防护?

第四章 空勤人员的自我健康管理

第一节 飞行执照与体格检查

学习提示：了解《中国民用航空人员医学标准和体检合格证管理规则》关于飞行人员体检合格证的管理原则，掌握Ⅳ级体检合格证的医学标准。

国际民航组织在国际民航公约附件一"人员执照"中明确规定了航空飞行人员与航空有关的人员在履行其职责时，必须技术考核。体格检查身体合格后取得相应的执照，并规定了体格检查的具体检查标准和检查频度。航空飞行人员的体格检查条件包括有4项内容：体格和精神条件，视觉条件，色觉条件，听觉条件。除体格和精神条件外，对视力、色觉和听力条件也有很严格的标准规定。同时对履行各种不同飞行职务和体格检查期限也提出了不同的要求，一般对商业航空运输驾驶员的要求最高。国际民航组织规定的体格检查条件和标准是最基本的，也是各民航缔约国都必须遵照执行的，各国也可根据本国的具体情况参照国际民航组织的标准重新制定自己的标准和条件。

中国民用航空人员体格检查标准，在1983年以前，是参照中国人民解放军空军飞行人员体检标准和条件执行的，经过多年的实践，在空军飞行人员体格检查标准的基础上，经过专题研讨，根据中国民航航空人员的实际情况，制定了《中国民航空勤人员体检鉴定标准与规定》颁发试行。其中包括《招收飞行学生体格条件》、《空中乘务员体格条件》、《飞行人员转升机型体格条件》。经过十年的实践试行，认为1983年的体格检查标准已不适合民航的实际情况了，故重新修订，并于1996年正式颁发试用。

重新颁布的体格检查标准和条件包括招收飞行学生、驾驶员、领航员、空中机械员、空中报务员、空中乘务员。体格条件的基本要求是：无任何先天性或后天性异常；无任何潜在的、活动的、急性的或慢性的疾病；无任何创伤史；无任何职业性疾病或手术后遗症。要求身高不低于165cm，腿长不低于74cm；裸眼远视力（C形视力表）不低于0.5，无色盲、色弱；听力正常等。同时对精神神经系统、呼吸系统、循环系统、消化系统、造血系统、代谢与内分泌系统、运动系统、泌尿生殖系统，以及皮肤、眼、耳、鼻、咽喉、口腔等器官也提出了相应的标准要求。在这些体格标准条件中，包括以下基本内容：不得有重要病史，包括家族史、个人疾病史，如精神病、酒精中毒、药物成瘾、性格异常、癫痫、传染病、晕厥；难以治愈的功能性疾病，如神经衰弱、糖尿病、风湿病、慢性腰腿痛、晕车晕船、耳气压功能不良；各种急、慢性器质性疾病，如冠状动脉硬化性心脏病、高血压病、胃、十二指肠溃疡、肾炎、肺结核等。对招收飞行学生比现役航空人员体检检查更为严格。招收飞行学生还增加了心理学检查内容。

由于职业的特殊要求，对招收空中乘务员的体格检查标准中，除包括医学条件外，同时还增加了美学条件，对其身高、身材、仪表、肤色、性格等也提出了一些相应的要求和条件。

2001年8月31日,中国民用航空总局发布了《中国民用航空人员医学标准和体检合格证管理规则》(CCAR—67FS)。2002年2月20日发布了《民用航空人员体检鉴定和体检合格证管理程序》,进一步规范了民用航空人员体检鉴定和体检合格证管理工作,申请人在行使执照权利时必须要取得相应的执照。如Ⅳ$_a$级体检合格证的医学标准,包括Ⅳ$_a$级空中乘务员医学标准,Ⅳ$_b$级空中安全员医学标准。Ⅰ级体检合格证包括:航线运输驾驶员执照、飞机和旋翼机商用驾驶员执照、领航员执照和领航学员合格证。Ⅱ级体检合格证包括:飞行通信员执照和飞行通信学员合格证、初级飞机、滑翔机和轻于空气的航空器商用驾驶员执照、私用驾驶员执照。Ⅲ$_a$级体检合格证包括:机场塔台管理员、进近管制员、区域管制员、进近(监视)雷达管制员、进近(精密)雷达管制员、区域(监视)雷达管制员。Ⅲ$_b$级体检合格证包括:空中交通服务报告室管制员、地区管理局调度室管制员、总局调度室管制员和飞行签派员。

航空人员的停飞年龄在体格检查标准中也做出了规定:航空运输机飞行员男性60岁,女性55岁。通用航空飞行员男性55岁,空中乘务员女性45岁,空中安全员45岁,转升机型的飞行人员45岁以下。

通常情况下,航空人员随着飞行年限的增长,飞行经验和飞行知识在不断地增加。但也应该承认,随着年龄的增加,多数人的工作效率降低,飞行耐力、体力、反应灵敏度等会逐渐地下降。特别是夜间视力、暗适应能力等,45岁以上的飞行员与30岁以下的年轻飞行员就有比较大的差距,这是客观的自然规律,但人体的差异也是客观存在的,随着年龄的增长,需要加强自我保健,积极锻炼,以延长飞行寿命。

航空人员体格检查健康鉴定的结论正确与否,直接关系到飞行安全,也是防止由于医学原因而引起飞行事故或飞行事故症候的根本保证。

现行航空人员体检标准健康结论分为:飞行合格、飞行不合格和飞行暂不合格3种。

航空人员的健康体检频度,一般根据航空人员所从事的不同工种要求确定,如Ⅳ$_a$级空中乘务员体检频度为12个月,即体检合格证有效期期满日期的计算方法,应当自合格的体检鉴定结论作业之日的下一个日历月的第一日起至Ⅳ$_a$级体检相应期限的最后一个日历月的最后一日止。

航空人员除了按体检合格证的相关规定做定期的大体检外,还有不定期的体检和出勤前的体检。

不定期的体检是指定期的年度大体检之外所进行的体检,如转升机型体检,因病住院后出院时的体检,医务监督性体检,执行特殊的飞行任务体检,如高原飞行、农业喷洒农药飞行的体检,飞行事故后的医学、心理学检查,航空人员心理品质不良的心理学检查鉴定,因各种原因停飞后重新申请复飞的体检等。根据体检鉴定结果,可暂时停止体检合格证及飞行执照的使用。

出勤前的体检,即飞行前体检。定期的健康大体检仅能反应在两次大体检期间身体上的主要变化及检查当时的健康状况,而其他时间身体上的动态变化只有靠航空医师在每次出勤前的体检中观察掌握到。由于民用航空运输飞行任务的特点,一般飞行时间长,远离基地,经常驻外,航空医师难以对航空人员进行经常、直接、连续的航空卫生保障,特别是驻国外的机组人员,有时几个月难以碰一次面。为了防止航空人员带病飞行,保证飞行安全和航空人员身体健康,中国民用航空总局早在1961年就全面实行了航空人员出勤前的健康体检制度。多年的时间证明,这一制度是正确的,效果也是好的。

一般出勤前的体检内容包括:主诉、询问、测体温、脉搏、血压及相关项目的检查,进行健康观察,填写"民用空勤人员出勤健康证明书"。当日的飞行任务书需由航空医师签字作为放飞的条件。一般飞行前的身体把关,也应从实际出发,对确定危及飞行安全和可能引发空中失能的疾病一定要把好关。

临时不能放飞的医学指征主要有以下。

(1) 各种急性病及病后恢复期,各种慢性疾病症状加重者。

(2) 自觉症状明显,如各种疼痛、呕吐、腹泻、咳嗽、头晕等。

(3) 身体过度疲劳,飞行前严重失眠。

(4) 飞行前24小时内饮酒。

(5) 擅自服用了影响飞行安全的处方药,或非处方药。

(6) 正患感冒、鼻咽部疾病影响咽鼓管通气功能者。

(7) 血压超过正常。

(8) 不明原因的心动过速,精神受刺激,思想不稳定,性格异常,对当日飞行信心不足等。

临时不能放飞的医学指征,除靠航空医师在出勤前体检把关外,航空人员还必须自我把关,在可飞与不能飞之间,应坚决不飞,应该实事求是地反应身体状况和病情,服从航空医师的决定。机长和机长值班调度指挥员也应共同地把好关。

自1986年开始,中国民航开始实行航空人员颁发飞行执照制度,航空人员在办理飞行执照前必须先进行年度体检检查,在取得体检合格证后,由中国民用航空地区管理机构航空卫生职能部门按CCAR-67FS的相关规定进行签发,无执照或执照已过期则应停止其飞行资格,直至重新办理合格执照为止。

空中乘务员标准建议身高:女为162~172cm,下身长应超过上身长2cm以上。男为172~182cm(如图4-1所示)。

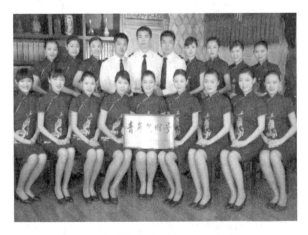

图4-1 全国青年文明号"丁香"乘务组

表4-1所列为申请体检合格证的辅助检查项目和频度

表4-1 申请体检合格证的辅助检查项目和频度

序号	检查项目	Ⅰ级体检合格证	Ⅱ级体检合格证	Ⅲ$_a$级体检合格证	Ⅲ$_b$级体检合格证	Ⅳ$_a$级体检合格证	Ⅳ$_b$级体检合格证
1	脑电图	首次申请	首次申请				
2	静息心电图	首次申请;30岁以上每12个月一次	首次申请;40岁以上每次申请	首次申请;40岁以上每次申请	每次申请	首次申请	每次申请
3	次极量运动负荷心电图	40岁~49岁每24个月一次;50岁以上每12个月一次	50岁以上每次申请	50岁以上每次申请			
4	胸部X线透视	首次申请;每12个月一次	每次申请	每次申请	每次申请	每次申请	每次申请
5	血红蛋白定量测定,红细胞计数,白细胞计数及分类	首次申请;每12个月一次	每次申请	每次申请	每次申请	每次申请	每次申请
6	总胆固醇,甘油三酯,高密度脂蛋白胆固醇	首次申请;每12个月一次		首次申请;每12个月一次			
7	肝功能(谷丙转氨酶、血清总胆红素)	首次申请;每12个月一次	每次申请	每次申请	每次申请	每次申请	每次申请
8	HBsAg(HBsAg阳性者检查:HBsAg, HBsAb, HBeAg, HbeAb,HbcAb)	首次申请;每12个月一次	每次申请	每次申请	每次申请	每次申请	每次申请
9	空腹血糖	首次体检申请;40岁以上每12个月一次	40岁以上每次申请	40岁以上每次申请			
10	尿蛋白定性,尿糖定性,尿沉淀物检查	每次申请	每次申请	每次申请	每次申请	每次申请	每次申请
11	纯音听力计	首次申请;40岁以下每5年一次;41岁以上每3年一次	首次申请;40岁以下每5年一次;41岁以上每3年一次	首次申请;40岁以下每5年一次;41岁以上每3年一次			

(续)

序号	检查项目	Ⅰ级体检合格证	Ⅱ级体检合格证	Ⅲ$_a$级体检合格证	Ⅲ$_b$级体检合格证	Ⅳ$_a$级体检合格证	Ⅳ$_b$级体检合格证
12	腹部B型超声声像学检查(肝、胆、脾、肾)	首次申请；驾驶员每12个月一次；其他人员每24个月一次	首次申请；每次申请	首次申请；每次申请	首次申请	首次申请	首次申请
13	粪便细菌学检验					每次申请	

中国民用航空人员医学标准和体检合格证管理规则：F 分部Ⅳ级体检合格证的医学标准

Ⅳ级体检合格证的医学标准。

67.401（适用性）

Ⅳ$_a$级体检合格证申请人符合本规则67.403至67.415(a)(b)、67.417至67.435(a)的规定，方可取得Ⅳ$_a$级体检合格证。

Ⅳ$_b$级体检合格证申请人符合本规则67.403至67.415(a)(c)、67.417至67.433和67.435(b)的规定，方可取得Ⅳ$_b$级体检合格证。

67.403（一般条件）

取得Ⅳ级体检合格证应当无下列可能影响其行使执照权利或可能因行使执照权利而加重的疾病或功能障碍。

（1）心理品质不良。

（2）先天性或后天获得性功能异常。

（3）可能造成失能的活动性、隐匿性、急性或慢性疾病。

（4）创伤、损伤或手术后遗症。

（5）使用处方或非处方药物而造成的身体不良影响或不良反应。

67.405（精神科）

取得Ⅳ级体检合格证应当无下列精神疾病的明确病史或临床诊断。

（1）精神病。

（2）物质依赖或物质滥用。

（3）人格障碍。

（4）精神异常或严重的神经症。

67.407（神经系统）

取得Ⅳ级体检合格证应当无下列神经系统疾病的明确病史或临床诊断。

（1）癫痫。

（2）原因不明或难以预防的意识障碍。

（3）可能影响安全行使执照权利的颅脑损伤及其并发症或其他神经系统疾病。

67.409（循环系统）

取得Ⅳ级体检合格证应当无下列循环系统疾病的明确病史或临床诊断。

(1) 心肌梗塞。
(2) 心绞痛。
(3) 冠心病。
(4) 严重的心律失常。
(5) 心脏瓣膜置换。
(6) 永久性心脏起博器植入。
(7) 心脏移植。
(8) 收缩压持续超过 155 mmHg,或舒张压持续超过 95 mmHg。
(9) 其他可能影响安全行使执照权利的循环系统疾病。

67.411（呼吸系统）

取得Ⅳ级体检合格证应当无下列呼吸系统疾病或功能障碍。
(1) 活动性肺结核。
(2) 反复发作的自发性气胸。
(3) 胸部纵膈或胸膜的活动性疾病。
(4) 影响高空呼吸功能的胸廓塌陷或胸部手术后遗症。
(5) 其他可能影响安全行使执照权利的呼吸系统疾病、创伤或手术后遗症。

67.413（消化系统）

取得Ⅳ级体检合格证应当无下列消化系统疾病或临床诊断。
(1) 可能导致失能的疝。
(2) 消化性溃疡及其并发症。
(3) 可能导致失能的胆道系统结石。
(4) 其他可能影响安全行使执照权利的消化系统疾病或手术后遗症。

67.415（传染病）

(a) 取得Ⅳ级体检合格证应当无下列传染病或临床诊断。
(1) 病毒性肝炎。
(2) 梅毒。
(3) 获得性免疫缺陷综合征(AIDS)。
(4) 痢疾。
(5) 伤寒。
(6) 人类免疫缺陷病毒(HIV)阳性。
(7) 其他可能影响安全行使执照权利或他人健康的传染性疾病。
(b) 取得Ⅳ$_a$级体检合格证应当无乙型肝炎表面抗原阳性及其他消化道传染病的病原学检查阳性。
(c) 取得Ⅳ$_b$级体检合格证应当无乙型肝炎表面抗原阳性伴有乙型肝炎 e 抗原阳性。

67.417（代谢、免疫及内分泌系统）

取得Ⅳ级体检合格证应当无需用药物控制的糖尿病及其他可能影响安全行使执照权利的代谢、免疫和内分泌系统疾病。但使用不影响安全行使执照权利的口服降血糖药物控制的可合格。

67.419（血液系统）

取得Ⅳ级体检合格证应当无严重的脾脏肿大或可能影响安全行使执照权利的血液系统疾病。

67.421（泌尿生殖系统）

取得Ⅳ级体检合格证应当无下列泌尿生殖系统疾病或临床诊断。

（1）有症状的泌尿系统结石。

（2）严重的月经失调。

（3）肾移植。

（4）其他可能影响安全行使执照权利的泌尿生殖系统疾病、手术后遗症或功能障碍。

67.423（妊娠）

申请人妊娠期内不合格。

67.425（骨骼、肌肉系统）

取得Ⅳ级体检合格证应当无影响安全行使执照权利的骨骼、关节、肌肉或肌腱的疾病、损伤、手术后遗症及功能障碍；其身高、臂长、腿长和肌力应当满足行使执照权利的需要。

67.427（皮肤及其附属器）

取得Ⅳ级体检合格证应当无影响安全行使执照权利的皮肤及其附属器的疾病。

67.429（耳、鼻、咽、喉及口腔）

取得Ⅳ级体检合格证应当无下列耳、鼻、咽、喉和口腔疾病或功能障碍。

（1）难以治愈的耳气压功能不良。

（2）前庭功能障碍。

（3）言语或发音障碍。

（4）其他可能影响安全行使执照权利的耳、鼻、咽、喉、口腔疾病或功能障碍。

67.431（听力）

取得Ⅳ级体检合格证进行低语音耳语听力检查，每耳听力不低于5 m。

67.433（眼及其附属器）

取得Ⅳ级体检合格证应当无下列眼及其附属器的疾病或功能障碍。

（1）视野异常。

（2）色盲。

（3）夜盲。

（4）其他可能影响安全行使执照权利的眼及其附属器的疾病或功能障碍。

67.435（视力）

（a）取得Ⅳ$_a$级体检合格证每眼矫正或未矫正远视力应当达到0.5或以上。如果仅在使用矫正镜（眼镜或接触镜）时才能满足以上规定，在行驶执照权利时，应当配戴矫正镜，且备有一副随时可取用的，与所戴矫正度数相同的备份矫正眼镜。

（b）取得Ⅳ$_b$级体检合格证每眼未矫正远视力应当达到0.7或以上。

体检合格证和体检文书的样式（见表4-2、表4-3所列）

1.《航空人员体检合格证》（FS-CH-67-001（02/02））样式，见表4-2。

表 4-2 《航空人员体检合格证》正面

说明	（航徽）
1. 持Ⅰ级体检合格证,行使航线运输驾驶员、飞机和旋翼机商用驾驶员执照权利时,有效期为 12 个月,其中年龄满 40 周岁者为 6 个月;行使领航员、飞行机械员执照权利时有效期为 12 个月。 2. 持Ⅰ级体检合格证或Ⅱ级体检合格证履行飞行通信员执照权利时,有效期为 12 个月;行使私用和初级飞机、滑翔机、轻于空气的航空器的商用驾驶员执照权利时有效期为 24 个月,其中年满 40 周岁者的为 12 个月。 3. Ⅲa 级体检合格证的有效期为 24 个月,年满 40 周岁者的为 12 个月;Ⅲb 级体检合格证的有效期为 24 个月。 4. Ⅳ级体检合格证的有效期为 12 个月。 5. 体检合格证有效期期满日期按 67.23(a)的计算方法计算。 6. 行使执照权利时必须携带本证。	航空人员体检合格证 Medical Certificate For Airman 中国民用航空总局 General Administration of Civil Aviation of China

表 4-3 《航空人员体验合格证》背面

| _____级体检合格证

CLASS OF MEDICAL CERTIFICATE

编号 No_____

姓名 Name_____ 性别 Sex_____

出生年月_____ 国籍_____

Date of Birth   Nationality

工作单位_____

Organization

持证人的身体情况满足《中国民用航空人员医学标准和体检合格证管理规则》中此级体检合格证的医学标准。

The holder has met the medical standards in CCAR-67FS-R1, for this class of Medical Certificate. | 限制：
Limitations

体检日期：_____年_____月_____日

Date of Examination

主检医师

Medical Examiner

审批人
Signature of Issuing officer

发证单位(盖章)
Stam Pof Issuing Authority |

航空人员体检合格证尺寸为长 16cm、宽 12cm。颜色为浅黄色。

2.《航空人员体检鉴定表》(FS-CH-67-003(01/02))的样式(见表 4-4 所列)

表 4-4 航空人员体检鉴定表

体检合格证号 □□□□□□□□□□

申请人基本情况(1 项~14 项由申请人填写)						
1 姓名		2 性别 男□ 女□		3 出生日期 年 月 日		
4 身份证号码□□□□□□□□□□□□□□□□□□				5 工种		6 国籍
7 工作单位				8 联系电话		
9 总飞行时间 小时 10 近一年飞行时间 小时				11 邮政编码□□□□□□		
12 通信地址						
13 申请体检合格证种类 Ⅰ□ Ⅱ□ Ⅲa□ Ⅲb□ Ⅳa□ Ⅳb□						
14 请逐项回答下列问题,以打"√"的形式 选择"有"或"无"。						
	有	无		有	无	
(1)精神障碍			(14)哮喘或肺脏疾病			(27)视觉障碍或眼部疾病
(2)意识障碍			(15)胃肠疾病			(28)空中或地面失能
(3)癫痫或抽搐			(16)糖尿病			(29)目前使用药物
(4)晕厥			(17)过敏性疾病			(30)传染病
(5)经常或严重的头痛			(18)胆道结石或胆系疾病			(31)近 2 年住院史
(6)头颅外伤			(19)泌尿系结石或血尿			(32)家族史
(7)睡眠不良			(20)手术或外伤史			a 心血管疾病
(8)错觉			(21)腰背四肢关节疼痛			b 糖尿病
(9)肢体感觉异常			(22)妇产科疾病			c 癫痫
(10)飞行事故或事故征候			(23)听力下降或耳鸣			d 精神病
(11)物质依赖或滥用			(24)耳气压机能不良			(33)其他
(12)心前区不适或心脏病			(25)运动病			
(13)高血压或低血压			(26)眩晕			
15 体检医师对申请人在 14 项中选择"有"的各项进行描述。						
16 声明:上述情况属实,如有不实后果本人负责。申请人(签名): 年 月 日						

109

(续)

体格检查及辅助检查									

17项~68项由体检医师填写,检查结果为数值的直接填写在相应栏中,其余各项用"√"形式记录。对记录为异常的在70项中描述。

	正常	异常		正常	异常		正常	异常
17 精神状态			31 瞳孔			45 尿常规		
18 神经系统			32 屈光间质			46 粪便细菌学检查		
19 心脏			33 眼底			47 血糖		
20 胸部和肺脏			34 眼球运动			48 血脂		
21 腹部和内脏			35 视野			49 肝功能		
22 甲状腺			36 色觉			50 乙肝血清标志物		
23 淋巴系统			37 外耳、鼓膜			51 胸透		
24 血管系统			38 耳气压机能			52 静息心电图		
25 泌尿生殖系统			39 前庭功能			53 次极量运动负荷心电图		
26 直肠、肛门			40 鼻及鼻窦			54 B超(肝、胆、脾、肾)		
27 骨骼肌肉系统			41 嗅觉			55		
28 脊柱四肢关节功能			42 咽喉			56		
29 皮肤及其附属器			43 口腔			57		
30 外眼及其附属器			44 血常规			58		

59 身长	cm	60 体重	kg
61 脉搏(坐位)	次/分	62 血压(mmHg)	/

63 远视力　未矫正　矫正 　　　右眼 　　　左眼 　　　双眼	64 中视力　未矫正　矫正 　　　右眼 　　　左眼	65 近视力　未矫正　矫正 　　　右眼 　　　左眼

66 矫正镜屈光度　　　远视力　　中视力　　近视力
　　　　　　　　　球镜 柱镜 轴　球镜 柱镜 轴　球镜 柱镜 轴
　　右眼
　　左眼

67 纯音听阈测试
　　　250Hz 500Hz 1000Hz 2000Hz 3000Hz 4000Hz 6000Hz 8000Hz
　　　右
　　　左

68 耳语
　　右　　m
　　左　　m

(续)

69 体检医师对检查为"异常"的各项进行描述。	

航空医师医学评定

70 航空医师对申请人自上次体检以来的健康状况,患病、治疗情况,住院、疗养情况做出医学评定和提出重点体检项目的建议。
航空医师(签名): 年 日 日

体检诊断与鉴定结论

71 神经精神科 诊断:
结论: 体检医师(签名):
72 内 科 诊断:
结论: 体检医师(签名):
73 外 科 诊断:
结论: 体检医师(签名):
74 眼 科 诊断:
结论: 体检医师(签名):
75 耳鼻咽喉科 诊断:
结论: 体检医师(签名):
76 妇 科 诊断:
结论: 体检医师(签名):
77 体检诊断:
总结论: 主检医师(签名):
78 限制 ①戴矫正镜□ ②戴远视力矫正镜□ ③带近视力矫正镜□ ④其他□
79 声明:根据 CCAR-67FS-R1 的规定,对申请人做出的体检诊断和鉴定结论是真实的。 体检机构名称: 主检医师(签名): 年 月 日
80 临时体检合格证 已发 □ 未发 □ 签发人(签名):
局方审定
81 局方审定意见:同意签发体检合格证 □ 不同意签发体检合格证 □ 不同意原因: 审定人(签名): 年 月 日

思考与讨论

1. Ⅰ～Ⅳ级体检合格证的适用范围有哪些？
2. 航空人员为什么要有严格的体格检查？
3. 临时不能放飞的医学指征有哪些？

第二节 航空运输飞行中的4个阶段

学习提示：掌握航空运输飞行中的4个阶段的要求。

在航空运输飞行中，可能会经历各种复杂的气象条件，空中乘务员在服务过程中要面对各种各样的旅客，为保证飞行安全和做好服务工作，针对飞行4个阶段的不同特点做好充分的准备是十分必要的。

1. 飞行预先准备阶段

飞行预先准备阶段是航空公司飞行部所组织飞行的重要阶段，在飞行预先准备阶段中，航空人员应针对在飞行中可能出现的任何细节问题，进行充分的准备，应抱着对飞行安全的高度责任感，以及对自身的身心健康负责的态度。在此阶段，除针对飞行中应预先准备的外，乘务员应针对自己身体情况，如实向中队领导和航空医师报告自己身体情况，主动配合中队、配合航空医师把好身体放飞关，如果有不适合飞行的身体状况，在这时中队还可重新排班，调整飞行计划。如果预知飞行航线在4小时以上时，应备有餐食，在这期间，应充分做好飞行前的各项准备工作。

2. 飞行直接准备阶段

飞行直接准备阶段一般在飞行航班确定后进行直接准备，为保证飞行的顺利进行及乘务员的身心健康，在飞行直接准备阶段应如实地向乘务中队领导和航空医师反映自己的健康状况，并在航医室进行飞行前的常规体检（询问、测血压、脉搏等）。如果健康状况允许放飞，在此阶段还要严格地遵守好作息制度，保证充足的睡眠，不要空腹、饱腹参加飞行。

3. 飞行实施阶段

飞行实施阶段是保证飞行安全和能否顺利完成飞行任务的关键阶段。在飞行实施阶段中，乘务员在飞行中除对乘客进行紧急救生的简单培训和做好服务工作外，乘务员还有一项重要工作就是在飞行中严格地按照飞行手册该机型的有关用氧规定用氧。在客舱内定时巡视，密切关注每一位乘客在乘机过程中的健康状况，遇有乘客突发疾病，除积极组织抢救外，立即通过广播求助于乘客中的医师、护士的帮助，应在第一时间通知机长，如实报告旅客发生的疾病，根据病情由机长决定是继续飞行，还是返航，或在就近的机场着陆，并及时地通知机场的急救中心做好准备。在长航线飞行时，机组人员用餐应错开时间，并且不使用同一种餐食，尽量避免意外事故的发生（如食物中毒）。如果机组人员在飞行中有身体不适时，应及时报告机长及机场急救中心值班医师。

4. 飞行讲评阶段

飞行讲评阶段是每次正常航班飞行后的总结提高阶段，空中乘务员在空中服务的过程中,可以通过面对各种不同国家、不同民族、不同年龄、不同性别等情况,总结服务工作的经验教训,以便飞行一次,提高一次。如果在飞行中有不良的身体及心理反应,在此阶段,也应及时地向乘务中队及航空医师报告,以便根据身体及心理的实际情况,对下一次的航班进行适当调整,有的疾病需要住院治疗,如航空性中耳炎、鼓膜穿孔。疾病治愈后根据病情和恢复情况,有的需要健康疗养或康复疗养。在飞行讲评阶段还应对机场的卫生方面进行监督,有好的建议要及时地给他们提出,以保证以后的飞行任务能顺利的完成。

思考与讨论

航空运输飞行中的4个阶段的不同特点有哪些?

第三节　运输飞行时航空人员的卫生保健

学习提示:熟悉航空人员的基本卫生保健。

加强体育锻炼,增强体质,提高机体的抗病、抗高原反应、抗炎热、抗严寒、抗气候温差变化的能力。增强自身对时差效应、工作节律、饮食习惯改变的适应能力。如果航空人员能在平时注意加强自己的身体锻炼,抵御上述干扰的能力就会增强。

加强心理品质的训练,从事航空服务工作,应具备良好的心理品质和心理素质。不良因素对健康的危害,不仅仅是生理上的,而且也是心理上的,所以必须要增强意志、品质的锻炼,以克服心理上的惰性,增强对不利因素冲击的心理抵抗力。航空运输飞行工作要求航空人员能对各种条件下的变化和不利因素,有较强的适应能力。

科学地安排航班,尽可能地与航空人员的"似昼夜节律活动"同步化,同时要有良好的作息制度,保证飞行前的充足睡眠,控制飞行劳动负荷、减少飞行疲劳。

各种疾病都能降低飞行能力,降低人体对不同环境的适应性。因此,航空人员应出于对飞行安全和自身健康负责的态度,遇有身体健康问题,应如实地向飞行部领导及航空医师反映,接受飞行前的健康体检和询问,应配合好航空医师把好身体的放飞关。航空人员对此都有责任。即使远离基地,也应通过其他的方式向飞行部领导及航空医师报告身体状况。如果在航班上或经停站患病时,应主动找机场急救中心值班医师就诊,并服从值班医师对患病航空人员飞行能力的鉴定决定。航班结束后,在飞行讲评阶段要认真总结,并如实地向航空医师汇报实际情况。绝不允许隐瞒病情。

加强航空医学知识的学习,掌握航空运输飞行中影响航空人员身体健康的各种常见因素的特点,发病的基本症状、处理方法、预防方法。做好充分的心理上和物质上的准备,也可以作为在每次飞行预先准备阶段的一项内容。

在航班飞行时,如高空、雪地、沙漠、海上,航空人员应戴滤色镜,防止过强光线对眼睛的刺激,以保护正常的视力。

在航班飞行时,航空人员应注意在空中多饮水,以防止在高空中由于长时间在干燥的环境中水分失散量的增加,而导致尿路结石的发生。在飞机进入正常航线平飞时,还可以做徒手坐位体操或下肢肌肉舒缩运动,以达到保健和减轻下肢静脉淤血的目的。

在航空运输飞行时,机组人员应分隔时间用餐,并不用同一种餐食,不饮酒、不空腹、不饱腹等。如夜航时间长时,还应加服多种维生素丸。

如果由于连续飞行而出现飞行疲劳或其他原因而导致飞行耐力明显下降时,应主动向飞行部领导及航空医师反映,以便及时地安排健康疗养,或就地休假,以消除疲劳,恢复飞行耐力。在航班飞行中出现身体不适或突发疾病,在飞行结束后机长或患病者本人应向飞行部领导及航空医师汇报,根据航空医师的检查,以便确定是住院治疗、在队治疗或临时停飞观察。

航空人员不得隐瞒病情及带病参加飞行,更不允许私自服用有碍飞行的药物参加飞行。住院病愈的航空人员,必须获得"飞行合格"的鉴定结论后方可参加飞行(住院病愈出院的航空人员,一般应先安排健康疗养,疗养结束后再安排飞行)。

在航班上遇有旅客突发疾病时,乘务长应组织人员进行急救处理,通过机上广播求助于乘客中的医师、护士帮助处理。及时报告机长,根据病情是否继续飞行或返航,或就近机场降落抢救,并通知机场急救中心的值班医师做好准备。根据病情处理情况,乘务长要做好详细的记录。飞行结束后要向航空医师及时汇报情况。如在航班上发现传染病,或运送传染病患者时,除请机场急救中心医务人员对客舱进行消毒外,飞行结束后要向航空医师汇报,以决定是否对整个航班的机组人员进行防疫措施,包括隔离观察或必要的检查。

1. 国际航线

航空人员在飞行准备阶段时应详细了解所在国和经停国的时区、地域、气象、疾病流行特点,并且要按照防疫要求,预防服药、疫苗注射,同时要按照国际检疫要求,办理黄皮书。

在长航线飞行,尤其是东、西向时差比较明显的跨洲航线,应根据空中实际飞行时间,配备2套~3套机组人员,以便得到轮流休息。航空人员也应该根据飞行任务的需要,改变睡眠习惯,飞行前确保充足的睡眠,当轮流休息时,应保证休息,不做其他事情,以适应时区的变化,保证飞行任务的完成。

驻外期间,航空人员应服从机长的领导。机长应监督管理好机组人员的饮食营养、作息时间,保证充足睡眠,并且可因地制宜加强自身锻炼,讲究卫生,防止各种疾病发生。

2. 国内航线

国内航线一般不受时差影响,但也应科学地安排航班,合理控制飞行时间,避免飞行疲劳。

如国际航班、国内航班混飞时,应该按飞行手册的规定用氧。如在飞行中增压座舱突然失密时,应紧急下降到安全的高度进行处理。

3. 专机、包机、调机

当专机、包机、调机飞行时,因为航线不固定,任务内容突变,涉及国际航线、国内航线,所以航空人员应根据不同的任务要求,除保证飞行任务的顺利完成外,同时要做好自身的保健。

在执行专机和包机的飞行任务中,机长应对整个机组人员管理好,根据飞行任务合理地安排好飞行和休息,防止飞行过度疲劳,保证飞行安全是最重要的。应按照《中国民用航空专机飞行条例》中的各项要求,做好保障工作。

思考与讨论

不同的运输飞行中的卫生保健有哪些？

第四节　航空人员起居作息卫生

学习提示：熟悉飞行疲劳的基本概念。

良好的起居作息制度，对消除航空人员飞行疲劳、提高飞行效率、保证飞行安全有着十分重要的作用。

航空人员的主要工作职责就是飞行空中服务。航空人员的劳动负荷，包括有脑力劳动、体力劳动，还伴随着飞行环境、情绪、生理、心理等因素，这些因素都会增加机体的负荷，而机体的负荷又取决于人体对负荷的承受能力和体力的恢复程度。

当机体在一定强度和持续工作之后会发生一点劳累，这是一种正常的生理现象。经过适当的休息后，疲劳会完全地恢复。当身体在劳累的时候，如果不能及时地消除这些引起疲劳的因素，就会引起疲劳，持续的疲劳会使工作能力降低、精神不振、体力下降，进一步发展下去就可导致过度疲劳，导致飞行能力的降低和工作效率的下降，影响飞行质量和服务质量，可能会危及飞行安全。

飞行疲劳是指由于同一技能的持续进行或反复应用而使操作技能下降，并可因体力、生理和心理负荷而加重。

1. 产生飞行疲劳的因素

（1）飞行劳动负荷：通常在航空飞行活动中，劳动负荷的大小，并不单纯指飞行时间的多少，它还有其他的一些因素在内，如飞行任务难易、飞行人员技术的熟练程度、航线的气象条件、是否连续飞行、座舱环境条件、时差影响及情绪等。这些因素可加剧飞行人员的疲劳程度。中国民航局对现役航空人员飞行时间有明确的规定：运输机组人员每日飞行时间不超过8h，每周飞行不超过5d（35h），每月飞行不超过80h，全年飞行时间不超过800h。在实际中发现，某些技术熟练程度较差、体质较弱、飞行耐力不良、情绪状况不良者，虽然在飞行时间上并未超过规定的时间，但仍可出现疲劳症状及疲劳过度者。

（2）睡眠与休息：在航空飞行活动中，对航空人员造成的体力消耗，需要通过睡眠与休息和营养的补充来恢复。特别是跨时区飞行的长距离飞行时，人的"似昼夜律"被破坏。正常的生理功能受到了干扰，而对睡眠功能的影响是最明显的。根据民航局对航空人员值勤和休息的规定：每人每天值勤时间通常为14h，最多不超过16h。如在航班飞行时超过上述时间，应交换航空人员或安排航空人员休息8h或派两套以上的机组人员。此时，在飞机上应有座位供航空人员休息。如果因故延误飞行时，通常安排航空人员休息，否则睡眠将受到严重的干扰，容易导致飞行疲劳。

（3）情绪因素：当航空人员有消极的情绪时，对飞行能力和飞行耐力都会带来不利的影响，使人的大脑皮层处于不良的兴奋状态，以致干扰正常的睡眠和休息，妨碍疲劳的消除，促使疲劳过度。如航班因气象条件恶劣、飞机故障而在机场太长时间的等待、改装新机型训练、飞行学院飞行教员与飞行学员训练飞行时的情绪紧张、航空人员的家庭生活

(婚姻、配偶之间的不和睦、小孩教育、老人生病等)都会影响到航空人员的思想情绪,从而引起飞行质量、技术水平和服务质量的下降,也可能引发飞行事故症候或飞行等级事故。还有的可能因疲劳、睡眠不好导致航空人员机体抵抗力下降,容易感染各种疾病,致使航空人员去航医室的次数增加及发病率的上升,还有的因疲劳过度不能及时地消除或治疗而发展成神经衰弱或神经官能症。

2. 飞行疲劳的表现

飞行疲劳的表现,一般与飞行时间的多少、航班的密度、飞行的间隔时间、飞行技术掌握的熟练程度、接受能力、健康状况、家庭及社会因素等都有比较密切的关系。同时人群中的个体差异也是存在的。主要表现是飞行中容易发生疲倦,精力、体力下降,技巧动作迟钝缓慢,注意力集中范围缩小,注意分配不全面,容易发生错、漏、忘动作;无关紧要的动作增多;综合思考的能力下降;头痛、头晕、全身不适、嗜睡、四肢无力等,有的在飞行后睡眠质量下降。飞行疲劳还会影响航空人员在空中对缺氧的耐力、对加速度的耐力、对飞行的耐力及平衡器官对飞机颠簸的耐力等。

3. 飞行疲劳的预防

(1) 严格执行中国民用航空总局对航空人员执勤和休息的规定,合理安排航班。

(2) 执行跨时区的远程航班的航空人员,应考虑跨越时区多少、有无夜航、飞行前和飞行后的睡眠休息时间。合理配备好机组人员,安排好飞行途中的休息时间,如果时差超过4h,飞行后的休息时间不应少于12h。

(3) 尽量减少航空人员在机场的等候时间,如通关、商务、调度、机务等手续。提高飞行前准备工作的效率,减少不必要的体力和精力的消耗。

(4) 为航空人员提供舒适的休息场所(卧室、休息室),使他们能得到充分的休息和睡眠。

(5) 尽量减少或消除在飞行时环境中的一些不良因素,如缺氧、过冷、过热、噪声、振动、加速度、有害气体等的影响。

(6) 合理的营养制度,防止空腹和饱腹飞行,在飞行前的一餐,应保证有足够的热量、维生素、蛋白质。航班飞行在4h以上或在机场停留时间超过4h时,应提供餐食,这也是减轻疲劳的有效措施。

(7) 根据生产任务和身体状况,适时地安排健康疗养。

(8) 平时积极参加体育锻炼,常年坚持,对预防飞行疲劳的产生也有积极的作用。

(9) 培养健康向上的心理品质,如性格开朗、情绪乐观,保持旺盛的精力和坚强的意志,合理安排自己的生活。

思考与讨论

飞行疲劳的表现及预防措施有哪些?

第五节 体育锻炼

学习提示:熟悉体育锻炼对航空人员的重要性。

航空人员进行体育锻炼的目的,是为了有良好的身体素质和健康的体魄,以适应飞行职业的需要。由于民用航空飞行的特点是飞行时间长、生活不规律、安全要求高。要求航空人员必须要有良好的飞行耐力和强健的身体素质。体育锻炼对增强航空人员的体质、提高飞行耐力、延长飞行年限,完成好飞行训练和生产任务都有重要作用。实践证明,经常进行体育锻炼的航空人员,他(她)们的身体素质、飞行耐力、飞行成绩和飞行年限均要优于没有锻炼及锻炼不足的人。航空人员每天进行1h的体育锻炼是很有必要的。

一、体育锻炼对人体的生理作用

(1) 对神经系统作用:体育锻炼对中枢神经系统有良好的生理刺激作用,维持其紧张度与兴奋性,也加强了中枢神经系统对全身各系统生理机能的调节作用,使人体的动作变得轻快、灵活、正确、有力。还可以提高对植物神经系统功能的自控能力,使某些疾病的恶性循环能得到改善。

(2) 对心血管系统作用:体育锻炼能使心肌的收缩力量加强,心肌本身的供血得到改善、心率加快、每搏输出量增加,同时也增强心脏的储备能力。运动时肌肉内的血管扩张,内脏血管相应缩小,使周围血管的血容量增加,使平时闭合不通的毛细血管开放,有利于组织的供氧和新陈代谢。因周围血管的扩张、血管弹性增加,对改善高血压病、改善心血管功能都有很好的作用。

(3) 对呼吸系统的作用:航空人员经常进行体育锻炼,使胸廓扩展、肺活量和最大通气量增加、肺的换气功能提高,增强了高空缺氧的耐力。

(4) 对消化系统的作用:由于在锻炼时,呼吸加深加快、腹肌的收缩和膈肌的大幅度活动,胃肠等腹腔器官受到有节律的收缩,胃肠蠕动及张力增加,有利于食物的消化和吸收。

(5) 对骨骼、四肢关节和肌肉系统的作用:经过体育锻炼后,肌肉纤维增粗,提高了肌肉的有氧与无氧代谢,使机体的耗氧量减少,有延缓衰老的作用,使人保持生理上的青春。同时,增强骨髓造血功能,使血液红细胞数增加;关节和韧带的弹性、柔韧性增加,关节活动度加大。

二、航空人员锻炼方法

一般飞行学院乘务专业的学生均由体育课安排锻炼时间,而在航空公司,很难集体组织锻炼,只能根据飞行任务、自身的健康状况和个人实际情况选择体育锻炼方式,可按年龄分组进行。

(1) 甲组:身体健康状况良好,男35岁以下、女25岁以下可选择以下项目。

男:长跑3000m、短跑100m、游泳100m~400m、滚轮、旋梯、单杠、双杠、徒手体操、乒乓球、篮球、排球、羽毛球、登山。以上项目可选择进行,通过以上锻炼,可以提高航空人员平衡机能的稳定性和飞行耐力。

女:长跑800m、短跑100m、游泳100m~400m、滚轮、旋梯、仰卧起坐、徒手体操、乒乓球、羽毛球、登山等。以上项目可选择进行。

(2) 乙组:身体健康状况相对较弱、患有某些慢性疾病的航空人员,男36岁以上、女26岁以上。锻炼项目同甲组,但运动量和运动时间可根据自身的健康状况和耐受力适当调整。

(3)丙组(医疗性锻炼组):这组锻炼对象主要是针对平衡机能不良者、体重超重及肥胖者。

对平衡机能不良者:摇头体操、四柱秋千、滚轮、旋梯、浪木、转椅等,根据自身的特点进行选择。

对超重及肥胖者:长跑3000m、中长跑1500m、跳绳、游泳、登山、羽毛球、乒乓球、篮球等。在控制饮食的同时,锻炼主要以消耗体能为主,达到每月体重减轻1.5kg~2.5kg。

女乘务员的锻炼项目主要有800m长跑、跳绳、快走、羽毛球、乒乓球、四柱秋千、浪木、游泳、体操、健美操等。航空乘务员除健康的身体条件外,美学条件也是十分重要的组成部分。在日常生活中,要保持脸部的美观和体形的健美,以适应职业的需要。

三、体育锻炼的注意事项

(1)在进行体育锻炼前,要做好充分的准备,活动四肢、腰部、原地跑跳等。检查体育器械有否损坏、设备是否牢固、场地是否平整、有无障碍物等,以防止运动性外伤。游泳时必须2人以上,互相照顾,防止溺水。

(2)根据身体状况,控制好运动时间和运动量。

(3)锻炼时间应安排在饭前1h结束或饭后1h开始,切忌餐后立即进行锻炼。

(4)在体育锻炼时要注意防暑、防寒,运动后及时地将汗擦干,沐浴,防止感冒,冬季锻炼时要注意防冻保暖,夏季锻炼时要注意补充水分。

四、锻炼效果的评定

(1)体育锻炼的效果是否合适,应以每次运动后感到轻度的疲劳为度,并且这种轻度的疲劳能很快恢复。

(2)经过一段时间的锻炼后,会感到精力充沛,体力和飞行耐力比以前增加,食欲增加。

(3)体重超重、肥胖者、高胆固醇血症者、高脂血症者,在经过一段时间的锻炼后,体重、血脂化验在逐渐下降。

(4)心电图显示心肌供血不良者,在锻炼后得到改善。

(5)血压偏高者,在锻炼后,使血压保持稳定,或有下降。

(6)睡眠得到改善。

(7)如果在进行了一段时间的体育锻炼后,没有任何变化,则说明锻炼的运动量和运动时间不够。如果在锻炼后疲劳不易恢复,应及时地调整运动量和运动时间。锻炼后伴有头痛、失眠、心悸、气喘、腰腿关节酸痛、体力及飞行耐力下降、食欲不振等,应及时找航空医师诊治,根据情况重新调整体育锻炼项目、运动时间及运动量。

思考与讨论

1. 航空人员体育锻炼的方法有哪些?
2. 体育锻炼有哪些注意事项?
3. 锻炼效果怎样评定?

第六节 药物与飞行

学习提示:熟悉药物对航空人员的影响。

任何药物或数种药物的联合作用,可能会对航空人员的飞行能力产生不良的影响,有的药物甚至会导致航空人员发生空中失能。我们知道,任何一种药物都有它的药理特性、化学特性,医师利用这些特性来预防疾病、治疗疾病。但在实际的临床应用中,除了药物的治疗作用外,还发现药物的另外一面,即副作用,药物使用过量、过敏反应、毒性效应、个别的特异性反应、药物的联合效应、药物的相互作用、体内排泄不完全及成瘾性等。对航空人员来说,很多药物在飞行前和飞行中是不能使用的,因为这些药物会降低他们的飞行能力和飞行耐力,甚至导致空中失能而危及飞行安全。

实验证明:低气压可以影响某些药物的吸收和代谢;缺氧可使某些药物的药效减弱;某些药物还可以对航空人员的生理、心理产生影响和副作用,使机体的代偿和应激能力降低。

为了保证飞行安全,航空医师可根据航空人员所患疾病的性质及影响飞行的程度,对患病的航空人员做出临时停飞的决定,航空人员在患病后自己也可向航空医师提出申请临时停飞,对疾病进行治疗。应严格禁止航空人员在药店里私自购药治疗,不论是处方药还是非处方药,都应在航空医师的指导下服用。

下面介绍几种与飞行安全有关的药物。

(1)镇静、催眠类药物:包括催眠剂、安定剂、治疗精神病的药物,这类药物中含有巴比妥类成分,它可以降低对缺氧的耐力,抑制大脑的机能,从而造成感知、判断、处理各种信息的能力缓慢、注意力范围缩小、转移迟钝、飞行能力下降,久用还能成瘾。超剂量使用可引起急性中毒。

航空人员在使用这类药物后是不能飞行的,但航空人员可以从一些不熟悉这类药物的医师手中得到这类药物。因此,任何航空人员在使用了这类药物后,应在药物的作用完全消失后才能恢复飞行,一般这类药物的作用完全消失可能需要几天的时间。

当失眠、兴奋等需要使用该类药物时,应在航空医师的指导下服用,临时停飞。一般服用上述药物后,必须停药 24h 以上,经航空医师同意后方可参加飞行。

(2)镇痛及解热止痛类药:在这类药物中除含有巴比妥类成分外,有些还含有吗啡、杜冷丁的衍生物,它能产生中枢神经的抑制和共济失调,可引起眩晕、呕吐,经常使用可成瘾。

解热止痛药中的水杨酸盐可降低航空人员对缺氧的耐力,可引起恶心、呕吐、胃痛、胃出血等副作用。

胃肠解痉止痛类药物中含有颠茄、阿托品等抗胆碱能药物,可使睫状肌收缩、瞳孔散大、影响聚焦、产生复视。对航空人员的视功能影响明显,还可以出现嗜睡、眩晕、心率加快、幻觉等。

一般服用上述药物后,停药 24h 以上方可参加飞行。如果服用上述药物治疗时间较长者,需停药 1 周才能恢复飞行。

(3)抗组织胺类药物:主要治疗如晕动病、荨麻疹、枯草热、帕金森病等,这类药物有苯海拉明、扑尔敏、非那根、异丙嗪、开瑞坦等。这类药物都能产生明显不利的副作用,如显著的镇静、疲劳、口干、胃肠紊乱、嗜睡,从而导致注意力不集中、心理功能被抑制、飞行能力下降。一般服用此类药物 48h 内不得参加飞行。

（4）降血压药和扩张血管药:治疗高血压的所有药物可能具有的副作用都有碍于飞行。使飞行员的注意力和反应速度降低,从而导致飞行能力下降,而且这类药物在体内的排泄特别缓慢,凡使用降压药物治疗高血压病的航空人员,在停药 1 周后方可参加飞行。

使用血管扩张药物,可能会导致血流—心脏动力学的急剧功能紊乱,从而出现头晕、直立性低血压,一般必须使用时,需在航空医师的密切观察下服用。

（5）抗生素类药:抗生素类药如青霉素,在临床使用中,任何一种青霉素都能产生特异性过敏反应,甚至过敏性休克,因而应慎重使用。链霉素、新霉素、卡那霉素等可能造成听力的障碍和前庭功能的损害,所以有任务的航空人员不能使用。氯霉素能引起骨髓的抑制,降低氧的运输功能。大部分的广谱抗生素都有引起腹泻的可能。这类抗生素应在航空医师的指导下服用,实际上在使用这类抗生素药物治疗时,航空人员本身的疾病已属临时停飞的范畴,一般在使用抗生素类药物治疗后停药 48h 以上方可放飞。

（6）磺胺类药:磺胺类药物可使航空人员的工作能力降低,加重缺氧现象,还可出现过敏反应,因该药主要是经肾脏排泄,需要多饮水,饮水过少可能出现血尿。一般飞行前不宜使用磺胺类药物。

（7）控制食欲和体重的药:控制食欲和体重的药物,主要有安非他明、普莱鲁丁、乙烷雌酚等,具有强烈的抑制食欲的特性,常用能成瘾。使用该药可能是那些体重超重、肥胖、需要保持苗条身材的空中小姐们。使用上述药物时会引起困倦,而且在停药后也有极度的抑制作用。航空人员不宜服用上述药物。

（8）抗晕动病药物:服用这类药物后,会产生各种症状,如困倦、耳鸣、调节迟钝、复视。对航空人员而言,使用这类药物是不安全的,如飞行学员、空中乘务学员患有晕动病必须临时停飞治疗,根据治疗结果以确定他（她）是否适合继续飞行。

（9）抗疟疾药:所有预防、抗疟疾的药物常规剂量使用是安全的,如氯胍每天 100mg,乙胺嘧啶每周 25mg,阿莫特奎每周 400mg,氯喹每周 300mg。如大量使用氯喹,会使角膜出现沉积物,从而引起一种特有的视网膜疾病。

（10）防腹泻药:腹泻和胃肠功能紊乱,是航空人员在空中失能的重要原因,而治疗腹泻的药物,很多含有鸦片、颠茄衍生物。对航空人员而言,在发生腹泻时,应在航空医师的指导下进行治疗,需临时停飞。

（11）减轻鼻充血药:减轻鼻充血药物,通常含有抗组织胺和拟交感神经剂。如口服对飞行人员是不安全的,如果在鼻腔局部点滴和喷雾,使用时间较长时可能会导致药物性鼻炎。此类药应在航空医师的指导下使用。

总之,各种药物凡能明显提高航空人员中枢神经系统功能,导致感知—判断—操纵能力迟缓、飞行耐力降低、抗飞行环境因素的能力下降及药物的副作用明显时,需在航空医师的指导下进行治疗监控。如果是可能导致空中失能（如晕厥）后果的药物,飞行前应严格禁止。如必须治疗时,应临时停飞。个别药物可在航空医师的指导下慎用,如鼻眼净、滴鼻净,用于治疗轻度感冒及预防航空性中耳炎、航空性副鼻窦炎。活性炭片可用于胃肠胀气,中枢神经兴奋剂如咖啡因、安非他明等可提高大脑的兴奋性,防止疲劳的产生,在某种特殊情况下可适量使用,治疗剂量的可待因、维生素、葡萄糖、阿司匹林可以在飞行时使用,外用药水、药膏、外用粉剂等,一般对飞行无影响。

在航空人员中,目前存在的一个比较严重的问题是私自用药,贪求新药、特效药,滥用药物。有的航空人员在患病后,不是积极配合航空医师把疾病检查清楚、及时治愈,而是自找所谓的偏方以致延误治疗,造成严重的后果。对于航空人员而言,患病后的一切应在航空医师的安排下进行,住院、检查、治疗、出院、疗养、恢复飞行,所有的一切必须由航空医师安排落实。

航空人员私自用药、私自治疗,会掩盖疾病治疗的真相,特别是在每年的健康大体检前,这种不经过航空医师私自治疗的现象,对飞行安全构成潜在的危险。

航空人员必须严格按照航空医师的处方规定用药,不得超剂量用药,严禁私自用药和滥用药物。

思考与讨论

为什么航空人员不能私自用药?

第七节 饮酒与飞行

学习提示:熟悉航空人员饮酒后对飞行的影响。

酒精中毒,尤其是在年轻人中间,已经是个日益严重的问题,其中航空人员饮酒、酗酒者也不在少数。

现在,酒的品种繁多,除各种各样的洋酒外,我国自己酿造的酒就已经达到了数百种。通常按酒内含酒精的浓度的多少分为:低度酒,如啤酒、甜白酒、果子酒等,其酒精度约在20°之间;中度酒,如葡萄酒、黄酒等,其酒精度约在20°~40°之间;烈性酒,包括各种白酒,其酒精度约在40°以上。

酒精对各种能力的影响包括对飞行能力的影响,已有不少的研究报告,结果表明:酒精对人的影响,主要是中枢神经系统,能使中枢神经系统产生抑制作用,使感觉迟缓,反应时间延长,记忆力减退,运动技能低下,判断能力下降,工作能力随血流中酒精浓度水平的增高而进行性下降。严重的酒精中毒可使记忆力完全丧失。酒精还通常被认为是催眠剂和其他有镇静效应的药物的加强剂,如抗组织胺类药物。这在长航线跨时区飞行时有特殊的意义。因为在这时可能睡眠会有问题,可能会在航班上轮休时使用催眠剂,并且可能饮酒,这对继续飞行是十分危险的。

航空人员即使饮少量的酒,如在地面饮 1 杯~2 杯酒精度在 9°的啤酒,当飞机升至 2.1km 高空时,就相当于在地面饮 2 杯~4 杯酒精度在 9°的啤酒。这时会出现工作能力的下降,判断力和做出决定的能力也下降,还会使组织细胞对氧的利用能力下降,降低了空中对缺氧的耐力。酒精还可以使视野缩小、产生复视,从而使夜间视力下降,眼和手的动作不协调,使操纵能力下降。

据研究观察,当航空人员血流中的酒精浓度超过 20mg 时,(相当于半瓶啤酒)即可影响航空人员执行任务的能力,当血流中的酒精浓度超过 80mg 时,随着血流中的酒精浓度的水平增高,航空人员的工作能力有明显的影响,错、忘、漏动作不断地增加,严重地危及飞行安全。

经医学研究证明,饮酒可能引起人的行为异常,据国外20世纪60年代早期记载的飞机失事表明,40%的坠机事故是由于饮酒造成的。因为飞机在三度空间中活动,操纵动作十分复杂,如果飞行员不能使自身保持良好的感觉,就不可能胜任。酒为何会影响飞行员很好地执行任务呢？不管是烈性酒还是度数很小的啤酒,它都或多或少含有乙醇,乙醇对人的中枢神经系统起抑制作用,在医学上把它等同于其他麻醉品。一般人在饮酒之后会感到精神振奋,但实际上人的行为已变得迟钝,迅速和准确执行任务的能力受到阻碍。特别是在身体疲劳、饥饿或紧张时,这些反应就更加强烈。当人们升入高空后,酒精的作用会更加显著,原因是酒精的有害作用,在有充足的氧气供应的情况下比缺氧情况下对脑的影响小,另一方面,脑在酒精毒害下利用氧气的能力也急剧降低。酒精在人体内的排除主要是在体内氧化,5%左右通过呼吸、尿和汗液排出。氧化速度比较恒定,约100～200mg/kg/h。如饮一杯混合酒,或饮一大杯啤酒,至少需经过8h以后才允许飞行。

长期饮酒,还可引起慢性酒精中毒,主要表现如神经炎、慢性胃炎、肝硬化。

如果饮酒与吸烟同时进行,其危害将更加严重,据研究,酒精与烟草混为一体,两种有害物质混合后,对人体的危害具有相互增效的作用。如饮酒后,吸烟过量者,食道癌的发病率较适度饮酒,且吸烟较少者要高4倍以上。适度吸烟而酗酒者,则发病率要增高18倍,而吸烟过量再加上酗酒者,患病的危害性增高至43倍。故专家建议,任何人都应减少饮酒,放弃吸烟嗜好,烟酒必须分家,切不可一边饮酒,一边则吞云吐雾,这对健康是十分有害的。

民航航空人员除节假日、休息日可少量饮低度酒外,飞行前24h和飞行时严禁饮酒,平时严禁饮烈性酒。

思考与讨论

航空人员为什么不能饮酒？

第八节 吸烟与飞行

学习提示:熟悉吸烟对飞行的危害。

吸烟是一种不良嗜好,对人的健康危害极大。烟是由烟叶和其他掺杂植物经切碎成丝搅拌后加入香料等添加剂卷制而成。越是低价的香烟,其中的烟叶的成分越少,而掺杂的其他东西也就越多,对人的健康危害也就越大。据研究,烟草内含有二十多种对人体健康有害的物质,其中尼古丁的危害最大,它是一种中枢神经麻醉剂,当尼古丁吸入人体后,它可使人的全身血管收缩(特别是微小血管),组织的供氧不足而引起短暂的组织缺氧,眼底的血管也会发生痉挛性的收缩,使视力和夜间视力明显下降。一支香烟中含有2.7%～6%的一氧化碳,当一氧化碳吸入体内与血红蛋白结合,成为碳氧血红蛋白,这样就大大地减少了血红蛋白的携带氧气的功能。在高空低气压环境中,会引起组织的缺氧。实验研究表明,在增压舱突然减压的情况下,吸烟的飞行员的紧急储备时间(即有效意识时间)大为缩短,发生飞行事故的可能性增大。据国外报道的1197起飞行事故中对死亡飞行员的血中碳氧血红蛋白的检测,其中碳氧血红蛋白含量超过5%者达124例,占15%。烟草除含有尼古丁外,还含有苯丙吡、烟焦油、氢氰酸等致癌物质,吸烟者中患肺癌、口腔癌、舌癌的比例比不吸烟者要明显增多。

另外,当吸烟时,由于大量的烟雾和烟尘的吸入,刺激了气管和支气管黏膜,使气管和支气管黏膜的腺体分泌增加,经常的烟雾刺激也使咽喉部、气管、支气管和细小支气管产生炎性反应,因此,吸烟者80%以上都患有慢性咽喉炎、气管炎、支气管炎。吸烟量愈多,慢性炎症的情况则愈重,所以,吸烟者常有咽喉部发痒、不适、痰多、咳嗽、声音嘶哑等。吸烟者比不吸烟者的肺癌发病率要高10倍以上;气管炎、支气管炎的发病率要高10倍~20倍以上,患心血管疾病的比率也要高4倍以上。吸烟与非吸烟者肝硬化的发病率比例是2.2:1。吸烟与非吸烟者膀胱癌的发病率比例是1.9:1。吸烟的妇女与常人相比,其受孕率低10%~15%,畸形儿高2.5倍,新生儿体重平均低300g;绝经期提前1年~3年。据统计在100万人中,每50年就有一人死于飞机失事;每4天~5天就有一人死于酗酒;每2天就有一人死于车祸;每2h~3h就有一人死于吸烟。据统计,全世界每年约有100万以上的人死于吸烟,男性吸烟者的死亡率比不吸烟者要高30%~80%,目前威胁人类生命的三大疾病,也是人类死因的前三位是脑血管病、心血管病、癌症。这三大疾病都和吸烟有关。

如图4-2所示,从吸烟者口中吐出的烟雾中,其中的烟雾颗粒比普通的空气要高5万倍。烟雾不但污染了周围的环境,同时也间接地危害了其他人群。航空人员在机舱内吸烟,烟雾可使能见度降低,一氧化碳的浓度升高,使航空人员的缺氧耐力下降,吸烟者还会影响到机舱内非吸烟的同伴。由于吸烟而引发的的航空事故也时有发生。

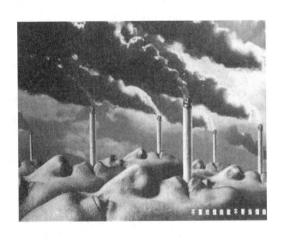

图4-2 吸烟的危害

从1983年开始,中国民用航空总局规定在所有的国内航班上实行全程禁烟,得到了所有乘客的拥护。吸烟对健康的危害也已日益受到国内外的重视,要求禁烟的公共场所在增加。中华人民共和国卫生部等单位于1979年7月23日联合发布了《关于宣传吸烟危害和控制吸烟的通知》。世界卫生组织也决定从1989年开始,每年的5月31日作为世界无烟日。

航空人员的戒烟。

（1）要对吸烟的危害和对飞行安全的危害有充分的认识。

（2）要有戒烟的决心和恒心。

（3）积极响应我国政府和世界卫生组织关于戒烟的号召和中国民用航空总局关于国内航班禁烟的规定。

（4）航空人员患有高血压病、心血管疾病、高脂血症及呼吸系统疾病者应绝对戒烟。

（5）要听从家人、航空医师的忠告，远离香烟。

如图4-3所示，这是新加坡禁止吸烟预防癌症运动广告。主题是：如果你真的认为吸烟是件很时髦的事情，那么这组作品要告诉你的是，你错了！真正时髦的选择是在美丽的环境中死去。

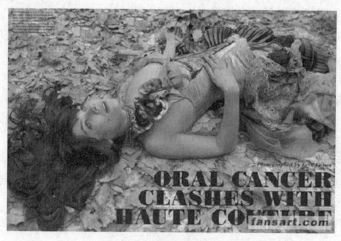

图4-3　禁止吸烟的广告片

思考与讨论

吸烟对飞行与人体健康有哪些危害和影响？

第九节　航空人员营养基本要求

学习提示：掌握航空人员对营养素的基本要求。

各种营养素是人们每天必须要摄入的，可以保证生长、发育及从事各种劳动，同时维持正常的生命和健康。各种营养素供给组织细胞生长发育、机体修复的材料及维持机体正常生理功能的各种物质。正常人体需要的营养素有6类：蛋白质、脂肪、碳水化合物、维生素、无机盐（又名矿物质，其中含有微量元素）和水。

一、热能

热能又称热量、能量等，它是生命的能源。人的每天劳务活动、体育运动、上课学习和从事其他一切活动，以及人体维持正常体温、各种生理活动都要消耗能量，就像蒸汽机需要烧煤、内燃机需要用汽油、电动机需要用电一样。人体的热能来源于每天所吃的食物，但食物中不是所有营养素都能产生热能的，只有碳水化合物、脂肪、蛋白质这3种营养素会产生热能。每克碳水化合物在体内氧化时产生的热能为16.74kJ，脂肪每克为37.66kJ，蛋白质每克为16.74kJ。热能的单位，常指能使1升水升高1摄氏度所需的热量，就相当于4.184kJ的热能。单位换算如下：1kcal＝4.184kJ，1kJ＝0.239kcal。热能的需要量指的是维持身体正常生理功能及日常活动所需的能量，如低于这个数量，将对身体产生不良影响。

人体需要的能量也包括基础代谢所需的能量、劳动活动所需的能量、消化食物所需的能量等3个方面。对于处在生长发育阶段的儿童青少年，由于身体的新陈代谢特别旺盛，对热能的需要量较高。一个人如果其热量摄入不足，就会使体内储存的糖逐渐减少，到一定程度时，就将开始动用脂肪，并消耗部分蛋白质，使肌肉和内脏萎缩、消瘦、乏力、体重减轻，变得"骨瘦如柴"，各种生理功能受到严重影响，甚至危及生命。长期热能不足可造成机体负热平衡状态，而且往往伴有蛋白质缺乏，其结果是人体逐渐消瘦，并且影响其他营养素的代谢，生理功能紊乱、全身浮肿、抵抗力下降等等。如体重低于正常值的10%，为轻度热能缺乏；低于10%～20%者为中度缺乏，可以影响身体功能，若低于30%以上时，则为严重缺乏，低于40%以上时将危及生命。但是，如果每天吃过多的糖果、甜食等，使食物的产热量超过需要量，长期热能过剩可造成机体正热平衡状态，则体内脂肪沉积，逐渐肥胖，体重持续增加，并带来一系列损害，如心脏负担过重、高血压、血脂过高，进一步损害心血管系统；肾脏、肺脏和胆囊等也易罹患疾病。

营养就是生长发育的"建筑材料"，生长是指细胞的繁殖、增大及细胞间质的增加，表现为全身各部分、各器官、各组织的大小、长短及重量的增加；发育是指身体各系统、各器官、各组织功能的完善。生长主要是量的变化，发育主要是质的变化。生长发育除产生体格方面的生理变化以外，还包括神经系统以及由此引起的心理素质的变化。影响生长发育的主要因素有遗传和营养、疾病、锻炼、生活水平、社会环境、气候因素等，其中营养因素占有十分重要地位。蛋白质、脂肪、糖类及维生素等7种营养素，对生长发育均起着极其重要的作用。例如，构成人体组织的基本单位是细胞，细胞的主要成分是蛋白质。新的组织细胞的构成，细胞的繁殖、增大及细胞间质的增多，都离不开蛋白质。又如碳水化合物、脂肪等营养素，也都是构成组织细胞的重要成分和生长发育的重要物质基础。学生的身高、体重、发育、膳食结构发生了很大变化，以致1935年～1980年期间，日本儿童的生长发育水平来了个加速性提高。由于日本政府十分重视营养，从而使日本成为当今世界的经济强国和长寿之国。世界众多学者概括为："一顿营养午餐即振兴了日本民族"。在20世纪，我国儿童青少年的生长发育水平，非常显著的为90年代高于60年代、60年代高于40年代。这也充分说明了营养因素对中国儿童青少年身高、体重的增长起到了明显的促进作用。因此，不论是生长还是发育都少不了营养，营养既是决定生长发育潜在水平最终发挥如何的重要因素，也是影响生长发育最为重要的"建筑材料"。

二、蛋白质

蛋白质是由碳、氢、氧、氮、硫、磷等元素组成的高分子有机化合物，人体中性质不同而又千差万别的各种蛋白质，由20种氨基酸按照不同的组合构成。成年人体内约含蛋白质占16.3%,如体重60kg的成年人,约有9.8kg的蛋白质。每天约有3%的蛋白质参与更新,人体内的蛋白质的代谢过程是很复杂的,它需要代谢各种必需氨基酸,也需要代谢各种非必需氨基酸,必需氨基酸包括异亮氨酸、亮氨酸、赖氨酸、蛋氨酸、苯丙氨酸、苏氨酸、色氨酸和缬氨酸。如果膳食中的蛋白质中某一种或几种氨基酸缺少或数量不足,则食物中蛋白质的利用就会受到限制,同时也就限制了这种蛋白质的营养价值,这一种或几种氨基酸就称为限制氨基酸。蛋白质的基本单位是氨基酸,是构成人体组织的重要成分,是人体生命的物质基础。

(一) 蛋白质的生理功能

(1) 构成人体:蛋白质是一切生命的物质基础,是机体细胞的重要组成部分,是人体组织更新和修补的主要原料。人体的每个组织:毛发、皮肤、肌肉、骨骼、内脏、大脑、血液、神经、内分泌等都是由蛋白质组成,所以说饮食造就人本身。蛋白质对人的生长发育非常重要。

(2) 修补人体组织:人体的细胞处于永不停息的衰老、死亡、新生的新陈代谢过程中。例如年轻人的表皮28天更新一次,而胃黏膜两三天就要全部更新。而细胞的更新需要蛋白质作为主要原料,所以一个人如果蛋白质的摄入、吸收、利用都很好,那么皮肤就是光泽而又有弹性的。反之,人则经常处于亚健康状态。组织受损后,包括外伤,不能得到及时和高质量的修补,便会加速机体衰退。

(3) 促进代谢和生理调节:有催化功能的蛋白质称为酶,负责催化生物化学反应,促进新陈代谢。充足的酶能保证反应顺利、快捷地进行,人们就会精力充沛,不易生病。而多肽和蛋白质激素则在代谢机能的调节、生长发育和分化的控制、生殖机能的调节以及物种的延续等各种过程中起到极为重要作用。

(4) 支持肌肉运动:肌肉的松弛与收缩主要是由其粗丝和细丝相互滑动来完成的,而肌球蛋白、肌动蛋白则是这两者的主要成分。

(5) 运输体内养分:在生命活动过程中,许多小分子及离子的运输是由各种专一的蛋白质来完成的。例如在血液中血浆白蛋白运送小分子、红细胞中的血红蛋白运送氧气和二氧化碳等。

(6) 维持机体内的体液平衡:蛋白质可维持体内渗透压的平衡和酸碱平衡。

(7) 免疫和防御功能:蛋白质在人体的免疫系统中起重要作用,例如抗体即是一类高度专一的蛋白质,它能识别和结合侵入生物体的外来物质,如异体蛋白质、病毒和细菌等,取消其有害作用。其他还有白细胞、淋巴细胞、巨噬细胞、补体、干扰素等,当蛋白质充足时,抗体就很强,在需要时,数小时内可以增加100倍。

(8) 维持神经系统:蛋白质构成神经递质乙酰胆碱、五羟色氨等,以维持神经系统的正常功能,味觉、视觉和记忆。

(9) 胶原蛋白:占身体蛋白质的1/3,生成结缔组织,构成身体骨架。如骨骼、血管、韧带等,决定了皮肤的弹性,保护大脑(在大脑脑细胞中,很大一部分是胶原细胞,并且形成血脑屏障保护大脑)。

(10) 提供热能:蛋白质在体内热能不足时分解并放出热量,维持机体的需要。

(二) 蛋白质摄入不足对人体的影响

如果人体长期摄入蛋白质不足,将对身体健康产生不利影响。

以下表现表明人体内的蛋白质可能不足或缺乏。

(1) 消化不良,导致腹泻。这是因为构成肠黏膜和消化腺的蛋白质的更新最快,因此,可能最早出现症状。

(2) 水肿出现。水肿就是通常所说的浮肿,最先出现在下肢,进一步可发展至腹部,然后是上肢和面部。这主要是由于蛋白质缺乏导致肝脏功能障碍,合成的白蛋白减少,降低了血浆渗透压,使组织内的水分不能进入血液,进而经肾脏滤过排出。

(3) 体重减轻。这可由脂肪消耗和肌肉萎缩导致。

(4) 贫血发生。这是因为合成红细胞中血红蛋白的原料不足所致。

(5) 女性月经障碍、乳汁分泌减少。

(6) 儿童身体生长发育迟缓,智力发育障碍。

如果以上症状出现时,应及时就医。蛋白质缺乏症在我国已不多见,但2004年安徽省阜阳市发生了由于食用劣质奶粉导致的大批婴儿营养不良,并有12人死亡,其主要原因是蛋白质缺乏。因此,人们还是应该提高警惕。

(三) 影响蛋白质缺乏的因素

(1) 摄入量不足,如胃纳不佳,影响食物中蛋白质的吸收不足。

(2) 蛋白质排出过多,如慢性肾脏疾病。

(3) 生理需要量增加,而在日常膳食中未及时地补充,如怀孕期间,生理需要明显增加蛋白质。

(4) 由于疾病影响了蛋白质的吸收。

(5) 肝脏疾病影响了蛋白质的合成障碍。

(6) 偏食。

(7) 酒精中毒。

(四) 蛋白质的来源

蛋白质按来源可分为如下。

(1) 动物蛋白,来源于动物,氨基酸种类齐全,蛋白质含量约占10%~20%,营养价值高,包括肉蛋白、鱼蛋白、水产蛋白(虾、蟹、蚌等中的蛋白)。

(2) 植物蛋白,来源于植物,包括谷类蛋白,蛋白含量较低,氨基酸种类不全,均缺少赖氨酸,粮谷约占10%左右,使其营养价值变低,豆科油料作物蛋白,蛋白含量高于谷物,且氨基酸种类较全,大豆蛋白中的赖氨酸多,与动物蛋白类似,豆类蛋白质含量可达20%~40%,是优质的植物蛋白源。

(3) 微生物蛋白,来源于微生物,由于微生物繁殖快,不受自然条件限制,是开发新蛋白源的有效途径。蛋白质的组成可以与动物蛋白相当。包括食用菌(各种蕈类如蘑菇、香菇等)、单细胞蛋白(酵母蛋白)。蛋类和奶类是蛋白质的最佳来源。

蛋白质摄入不仅要注意量,还要注意质。这是因为组成人体蛋白质的20多种氨基酸中,有8种是人体不能合成而必须由食物供给的,这8种氨基酸叫必需氨基酸。食物里必需氨基酸越多,组成比例越接近人体蛋白质,就越容易被人体利用,营养价值就越高。鱼、肉、牛奶、鸡蛋等动物蛋白质符合这一特点,所以被称为优良蛋白质。

动物性蛋白质的营养价值高,并不等于说植物性蛋白质就不管用了。且不说蛋白质营养丰富的大豆,即使是几种蛋白质营养较低的食物,如大米、玉米、高粱等,只要将它们混合食用,也能因彼此之间的氨基酸成分的互相补充(即蛋白质的互补作用),而大大提高其营养价值。

三、脂肪

脂类是油、脂肪、类脂的总称。食物中的油脂主要是油和脂肪,一般把常温下是液体的称为油,而把常温下是固体的称为脂肪。脂肪所含的化学元素主要是 C、H、O。

脂肪是由甘油和脂肪酸组成的三酰甘油酯,其中甘油的分子比较简单,而脂肪酸的种类和长短却不相同。因此脂肪的性质和特点主要取决于脂肪酸,不同食物中的脂肪所含有的脂肪酸种类和含量不一样。自然界有 40 多种脂肪酸,因此可形成多种脂肪酸甘油三酯。脂肪酸一般由 4 个~24 个碳原子组成。脂肪酸分 3 种:饱和脂肪酸、单不饱和脂肪酸、多不饱和脂肪酸。

脂肪在多数有机溶剂中溶解,但不溶解于水。

广义的脂肪包括中性脂肪和类脂质。狭义的脂肪仅指中性脂肪,是甘油和三分子脂肪酸组成的甘油三酯。

(1) 中性脂肪:即甘油三酯,是猪油、花生油、豆油、菜油、芝麻油的主要成分。

(2) 类脂包括磷脂:卵磷脂、脑磷脂、肌醇磷脂、糖脂和固醇。

糖脂:脑苷脂类、中性鞘糖脂和酸性鞘糖脂。

脂蛋白:乳糜微粒、极低密度脂蛋白、低密度脂蛋白、高密度脂蛋白。

类固醇:胆固醇、麦角固醇、皮质甾醇、胆酸、维生素 D、雄激素、雌激素、孕激素。

在自然界中,最丰富的是混合的甘油三酯,在食物中占脂肪的 98%。所有的细胞都含有磷脂,它是细胞膜和血液中的结构物,在脑、神经、肝中含量特别高,卵磷脂是膳食和体内最丰富的磷脂之一。4 种脂蛋白是血液中脂类的主要运输工具。

(一) 脂肪的生物功能

脂类是指一类在化学组成和结构上有很大差异,但都有一个共同特性,即不溶于水而易溶于乙醚、氯仿等非极性溶剂中的物质。通常脂类可按不同组成分为 5 类,即单纯脂、复合脂、萜类和类固醇及其衍生物、衍生脂类及结合脂类。

脂类物质具有重要的生物功能,脂肪是生物体的能量提供者。脂肪也是组成生物体的重要成分,如磷脂是构成生物膜的重要成分,油脂是机体代谢所需燃料的储存和运输形式。脂类物质也可为动物机体提供溶解于其中的必需脂肪酸和脂溶性维生素。某些萜类及类固醇类物质如维生素 A、D、E、K、胆酸及固醇类激素具有营养、代谢及调节功能。机体表面的脂类物质有防止机械损伤与防止热量散发等保护作用。脂类作为细胞的表面物质,与细胞识别和组织免疫等有密切关系。

概括起来,脂肪有以下几方面生理功能。

(1) 生物体内储存能量的物质并供给能量。1g 脂肪在体内分解成二氧化碳和水并产生 38kJ(9kcal)能量,比 1g 蛋白质或 1g 碳水化合物高一倍多。

(2) 构成一些重要生理物质,脂肪是生命的物质基础,是人体内的三大组成部分(蛋白质、脂肪、碳水化合物)之一。磷脂、糖脂和胆固醇构成细胞膜的类脂层,胆固醇又是合成胆汁酸、维生素 D_3 和类固醇激素的原料。

(3) 维持体温和保护内脏,缓冲外界压力,皮下脂肪可防止体温过多向外散失、减少身体热量散失、维持体温恒定,也可阻止外界热能传导到体内,有维持正常体温的作用。内脏器官周围的脂肪垫有缓冲外力冲击保护内脏的作用,减少内部器官之间的摩擦。

(4) 提供必需脂肪酸。

(5) 脂溶性维生素的重要来源,鱼肝油和奶油富含维生素A、D,许多植物油富含维生素E。脂肪还能促进这些脂溶性维生素的吸收。

(6) 增加饱腹感,脂肪在胃肠道内停留时间长,所以有增加饱腹感的作用。

(二) 脂肪对人体的影响

脂肪主要在小肠中经胆汁和胰酯酶的作用被吸收入血液成为乳糜微粒,未消耗的脂肪储存于脂肪组织,脂肪摄入过多可使体重增加而发生肥胖。过量的脂肪堆积在体内增加某些疾病的危险性,如乳腺癌。航空人员如在体内有大量的脂肪堆积,能增加航空人员体内氧的消耗,影响呼吸运动和血液循环,降低对缺氧的耐力和对加速度的耐力。在高空飞行时容易引起高空减压病。肥胖还可以使航空人员的操作活动缓慢,并容易伴发高血压病、冠心病、高脂血症、脂肪肝、糖尿病等,也是造成部分航空人员停飞的直接原因。

脂肪是重要的营养物质,是食物的一个基本构成部分。摄入过多的饱和脂肪酸容易诱发心脑血管病,会导致肥胖症,还将诱发高血压、糖尿病等。对于以植物油作为食用油的人,一般不会出现脂肪缺乏症。只要在膳食中补充一定量的 ω-3 不饱和脂肪酸,可以预防高血脂症和老年痴呆症,在婴幼儿、儿童及青少年的饮食中补充适量的 ω-3 不饱和脂肪酸,可提高智商和记忆力。

(三) 脂肪的供给量

脂肪无供给量标准。我国营养学会建议膳食脂肪供给量不宜超过总能量的30%,其中饱和、单不饱和、多不饱和脂肪酸的比例应为 1∶1∶1。亚油酸提供的能量能达到总能量的 1%~2%,即可满足人体对必需脂肪酸的需要。

(四) 脂肪的来源

脂肪的主要来源是烹调用油脂和食物本身所含的油脂。

植物油:花生油、菜籽油、豆油、葵花籽油、红花油、亚麻油、苏紫油、鱼油。

动物的肉、内脏,各类坚果如核桃仁、杏仁、花生仁、葵花籽仁等,各种豆类如黄豆、红小豆、黑豆等,部分粮食如玉米、高粱、大米、红小豆、小米等。

(1) 油炸食品。此类食品热量高,含有较高的油脂和氧化物质,经常进食易导致肥胖,是导致高脂血症和冠心病的最危险食品。在油炸过程中,往往产生大量的致癌物质。已经有研究表明,常吃油炸食物的人,其部分癌症的发病率远远高于不吃或极少进食油炸食物的人群。

(2) 罐头类食品。不论是水果类罐头,还是肉类罐头,其中的营养素都遭到大量的破坏,特别是各类维生素几乎被破坏殆尽。另外,罐头制品中的蛋白质常常出现变性,使其消化吸收率大为降低,营养价值大幅度"缩水"。还有很多水果类罐头含有较高的糖分,并以液体为载体被摄入人体,使糖分的吸收率因之大为增高。可在进食后短时间内导致血糖大幅攀升,胰腺负荷加重。同时,由于能量较高,有导致肥胖之嫌。

(3) 腌制食品。在腌制过程中,需要大量放盐,这会导致此类食物钠盐含量超标,造成常常进食腌制食品者肾脏的负担加重,发生高血压的风险增高。还有,食品在腌制过程中可产生大量的致癌物质亚硝胺,导致鼻咽癌等恶性肿瘤的发病风险增高。此外,由于高浓度的盐分可严重损害胃肠道黏膜,故常进食腌制食品者,胃肠炎症和溃疡的发病率较高。

（4）加工的肉类食品（火腿肠等）。这类食物含有一定量的亚硝酸盐,故可能有导致癌症的潜在风险。此外,由于添加防腐剂、增色剂和保色剂等,造成人体肝脏负担加重。还有,火腿等制品大多为高钠食品,大量进食可导致盐分摄入过高,造成血压波动及肾功能损害。

（5）肥肉和动物内脏类食物。虽然含有一定量的优质蛋白、维生素和矿物质,但肥肉和动物内脏类食物所含有的大量饱和脂肪和胆固醇,已经被确定为导致心脏病最重要的两类膳食因素。现已明确,长期大量进食动物内脏类食物可大幅度地增高患心血管疾病和恶性肿瘤（如结肠癌、乳腺癌）的发生风险。

（6）奶油制品。常吃奶油类制品可导致体重增加,甚至出现血糖和血脂升高。饭前食用奶油蛋糕等,还会降低食欲。高脂肪和高糖成分常常影响胃肠排空,甚至导致胃食管反流。很多人在空腹进食奶油制品后出现反酸、烧心等症状。

（7）方便面。属于高盐、高脂、低维生素、低矿物质一类食物。一方面,因盐分含量高增加了肾负荷,会升高血压;另一方面,含有一定的人造脂肪（反式脂肪酸）,对心血管有相当大的负面影响。加之含有防腐剂和香精,可能对肝脏等有潜在的不利影响。

（8）烧烤类食品。含有强致癌物质三苯四丙吡。

（9）冷冻甜点,包括冰淇淋、雪糕等。这类食品有三大问题:因含有较高的奶油,易导致肥胖;因高糖,可降低食欲;还可能因为温度低而刺激胃肠道。

（10）果脯、话梅和蜜饯类食物。含有亚硝酸盐,在人体内可结合胺形成潜在的致癌物质亚硝酸胺;含有香精等添加剂可能损害肝脏等脏器;含有较高盐分可能导致血压升高和肾脏负担加重。

四、碳水化合物

碳水化合物又名糖,是由碳、氢、氧3种元素组成。根据糖的分子结构可分成单糖（例如葡萄糖和果糖）、双糖（例如蔗糖、麦芽糖与乳糖）和多糖（包括能被消化吸收的淀粉与糖原和不能被消化吸收的纤维素和果胶等）。双糖和多糖必须在机体内转变成单糖后才能被机体吸收和利用。

（一）碳水化合物生理功用

（1）供给能量:每g葡萄糖产热16kJ,人体摄入的碳水化合物在体内经消化变成葡萄糖或其他单糖参加机体代谢。每个人膳食中碳水化合物的比例没有规定具体数量,我国营养专家认为碳水化合物产热量占总热量的60%~65%为宜。平时摄入的碳水化合物主要是多糖,在米、面等主食中含量较高,摄入碳水化合物的同时,能获得蛋白质、脂类、维生素、矿物质、膳食纤维等其他营养物质。而摄入单糖或双糖如蔗糖,除能补充热量外,不能补充其他营养素。

（2）构成细胞和组织:每个细胞都有碳水化合物,其含量为2%~10%,主要以糖脂、糖蛋白和蛋白多糖的形式存在,分布在细胞膜、细胞器膜、细胞浆以及细胞间质中。

（3）节省蛋白质:食物中碳水化合物不足,机体不得不动用蛋白质来满足机体活动所需的能量,这将影响机体用蛋白质合成新的蛋白质和组织更新。因此,完全不吃主食,只吃肉类是不适宜的,因肉类中含碳水化合物很少,这样机体组织将用蛋白质产热,对机体没有好处。所以减肥病人或糖尿病患者最少摄入的碳水化合物不要低于150g主食。

(4) 维持脑细胞的正常功能:葡萄糖是维持大脑正常功能的必需营养素,当血糖浓度下降时,脑组织可因缺乏能源而使脑细胞功能受损,造成功能障碍,并出现头晕、心悸、出冷汗、甚至昏迷。

(5) 其他:碳水化合物中的糖蛋白和蛋白多糖有润滑作用,另外它可控制细胞膜的通透性,并且是一些合成生物大分子物质的前体,如嘌呤、嘧啶、胆固醇等。糖原有保肝解毒作用,肝内糖原储备充足时,肝细胞对某些有毒的化学物质和各种致病微生物产生的毒素有较强的解毒能力。

(二) 碳水化合物和健康

膳食中缺乏碳水化合物将导致全身无力、疲乏、血糖含量降低,产生头晕、心悸、脑功能障碍等,严重者会导致低血糖昏迷。当膳食中碳水化合物过多时,就会转化成脂肪储存于体内,使人过于肥胖而导致各类疾病如高血脂、糖尿病等。

(三) 碳水化合物日推荐量及食物来源

一般来说,对碳水化合物没有特定的饮食要求,主要是应该从碳水化合物中获得合理比例的热量摄入。另外,每天应至少摄入50g~100g可消化的碳水化合物以预防碳水化合物缺乏症。

碳水化合物的主要食物来源有:蔗糖、谷物(如水稻、小麦、玉米、大麦、燕麦、高粱等)、水果(如甘蔗、甜瓜、西瓜、香蕉、葡萄等)、坚果、蔬菜(如胡萝卜、蕃薯等)等。

五、维生素

维生素是维持人体正常物质代谢和某些特殊生理功能不可缺少的低分子有机化合物,主要参与各种酶的组成,因其结构和理化性质不同,使其各具特殊的生理功能。它们不是构成机体组织的原料,也不能为机体提供热能,只需少量即能满足机体的生理需要。人体不能合成维生素,每日必须自食物中获取。它们都是以本体形式或可被机体利用的前体形式存在于天然的食物中。

维生素分为两大类:

(1) 水溶性维生素:维生素 C、维生素 B 族(B_1、B_2、B_6、B_{12}、尼克酸、叶酸、泛酸、生物素、胆碱)。水溶性维生素的特点:①溶于水,不溶于脂肪及有机溶剂;②容易从尿中排出体外,且排出效率高,故大量食入一般不会产生蓄积和毒害作用;③绝大多数以辅酶或辅基形式参加各种酶系统工作,在中间代谢的许多环节中都起着极重要的作用;④其体内营养水平多数都可在血液和尿中反映出来。

(2) 脂溶性维生素:维生素 A、D、E、K 等。在食物中与脂类共同存在,在肠道吸收时也与脂类吸收有关,排泄效率低,故摄入过多时,可在体内蓄积,产生有害作用,甚至发生中毒。

(一) 造成维生素缺乏的主要原因

(1) 膳食中含量不足。可因贫困、膳食单调、偏食等使摄入膳食中维生素的量不能满足机体的需求。

(2) 体内吸收障碍。如肠蠕动加快、吸收面积减少、长期腹泻等使维生素的吸收、储存减少。

(3) 排出增多。可因授乳、大量出汗、长期大量使用利尿剂等使之排出增多。

(4) 因药物等作用使维生素在体内加速破坏。

(5) 生理和病理需要量增多。

(6) 食物加工烹调不合理使维生素大量破坏或丢失。

(二) 预防维生素缺乏的措施

(1) 提供平衡膳食。

(2) 根据人体的生理、病理情况及时调整维生素供给量。

(3) 及时治疗影响维生素吸收的肠道疾病。

(4) 食物加工烹调要合理,尽量减少维生素的损失。

(三) 维生素补充

对于维生素补充,应该从饮食和维生素制剂两方面来补充。水果蔬菜的维生素含量高,但由于每种蔬菜和水果的维生素含量都不同,未必能够在各方面均衡补充维生素,蔬菜水果在加工、烹调中维生素也有损失,维生素制剂就能够起到均衡的作用。但维生素制剂不容易吸收,又非天然绿色,因此还是以水果蔬菜的补充为主。

(四) 各种维生素

1. 维生素 A(VitA)

又名视黄醇,实际上包括所有具有视黄醇生物活性的一类物质,即动物性食物来源的 $VitA_1$ 与 $VitA_2$,植物性食物来源的 β-胡萝卜素及其他类胡萝卜素。维生素 A 在体内主要参与膜的结构与功能,因此,它与正常生长发育、生殖、视觉及抗感染有关。人体从食物中获得的维生素 A,主要有两类,一是维生素 A 来自各种类胡萝卜素,存在于植物性食物中,如绿叶菜类、黄色菜类及水果类。一是来自动物性食物当中的维生素 A,多数以酯的形式存在于动物肝脏、奶及奶制品(未脱脂)及禽蛋等中。

维生素 A 的生理作用如下。

(1) 防止眼睛疲劳,视力下降,保持眼睛健康。

(2) 使头发、皮肤和指甲保持健康状态。

(3) 使黏膜组织具有抵抗力,提高对感冒、老年性疾病的免疫力。

(4) 对于癌症有预防作用。

(5) 促进动物生长与骨骼发育。

(6) 维持正常免疫功能。

(7) 抗氧化功能。

富含维生素 A 的食物有牛奶、鸡蛋、带鱼、鸭蛋、鸡肝等,富含胡萝卜素的有胡萝卜、韭菜、菠菜、空心菜、油菜、苋菜、芒果等。维生素 A 虽为平和药物,但过多服食,皆易致中毒。所以鱼肝油不可过量服用,否则出现厌食、烦躁、肤痒、毛发稀疏、头晕、耳鸣、肝硬化,所以应根据具体情况而决定用量,每日膳食中摄入 VitA,成人为 3000IU,儿童为 2000IU,孕妇为 2400IU。

2. 维生素 D(胆钙化醇,VitD)

维生素 D 是具有胆钙化醇生物活性的一类化合物,可由 VitD 原、7-脱氢胆固醇及麦角固醇经紫外线激活分别转化形成 $VitD_3$ 与 $VitD_2$。维生素 D 在体内肝肾处转化为活性形式 $25-(OH)D_3$ 和 $1,25-(OH)_2D_3$，并被运输至肠、骨和肾脏，与甲状旁腺素共同作用，维持血钙水平。

维生素 D 的生理作用如下。

（1）骨骼正常发育的重要物质。

（2）调节钙磷代谢。

（3）调节免疫功能。

维生素 D 的主要来源。

进行户外活动，只要人体接受足够的日光，体内就可以合成足够的维生素 D；除强化食品外，通常天然食物中维生素 D 含量较低，动物性食品是非强化食品中天然维生素 D 的主要来源，如含脂肪高的海鱼和鱼卵、动物肝脏、蛋黄、奶油和奶酪中相对较多，而瘦肉、奶、坚果中含微量的维生素 D，蔬菜、谷物及其制品和水果含有少量维生素 D 或几乎没有维生素 D 的活性。

含维生素 D 较多的食物有鸡蛋、牛奶、鱼肝油、沙丁鱼罐头等，一般成人日需用量 400IU/日。因低钙可发生手足痉挛或惊厥；如过多则引起食少、恶心、腹泻、头痛、多尿、烦渴、肾结石等病症。几种常见富含维生素 D 的食物见表 4-5 所列。

表 4-5　常见富含维生素 D 的食物　（国际单位 IU/100g）

食 物 名 称	维生素 D 含量	食 物 名 称	维生素 D 含量
大马哈鱼和红鳟鱼罐头	500	奶油（脂肪含量31.3%）	50
金枪鱼罐头（油浸）	232	鸡蛋（煎、煮、荷包）	49
炖鸡肝	67	烤羊肝	23

3. 维生素 E（生育醇）的生理作用

（1）有预防凝血功效。

（2）减少癌症危险（如肺癌、胃癌、前列腺癌，结肠癌）。

（3）降低患 Ⅱ 型糖尿病的危险性。

（4）有较强抗氧化能力，防止衰老。

（5）抗衰老作用。

（6）能使末梢神经的毛细血管充分扩张，使胃寒症和肩酸的人其症状有极大改善。

（7）与生殖功能密切相关，维生素 E 与精子生成和生殖功能有关。

（8）保护皮肤。

（9）增强肝的解毒功能。

维生素 E 的主要食物来源。

维生素 E 主要存在于各种油料种子及植物油中，某些谷类、坚果和绿叶蔬菜中也含一定量的维生素 E，肉、奶、蛋及鱼肝油中含量较少。含维生素 E 较多的食物有核桃、葵花籽、杏仁、花生油、菜籽油、豆油等。成人每日需供给用量为 10mg～30mg。几种常见食物的维生素 E 含量见表 4-6 所列。

表4-6　几种常见食物的维生素E含量

食物名称	每100克食物含维生素E/mg	食物名称	每100克食物含维生素E/mg
豆油	93.08	芝麻油	68.53
花生油	42.06	小米	3.63
葵花籽油	54.60	玉米面(黄)	3.80
棉籽油	86.45	菠菜	1.74
色拉油	24.01	猪肉(瘦)	0.34

4. 维生素K的生理作用

在肝内可促进凝血酶的合成。凝血酶让纤维蛋白原变成纤维蛋白使血液凝固。缺乏时易发生出血,维生素K在猪肝、菠菜、圆白菜、番茄(西红柿)中含量较高。另外,维生素K在肠道中可以由细菌合成,所以一般不容易缺乏。

(1) 在出血时有凝血功能。

(2) 防止骨质疏松(维生素K能增加骨钙蛋白)。

5. 硫胺素

又名维生素B_1、抗神经炎因子、抗脚气病因子。它参与体内糖代谢,也参与支链氨基酸代谢。维生素B_1对神经生理活动有调节作用,与心脏活动、维持食欲、胃肠道正常蠕动及消化液分泌有关。维生素B_1缺乏常常由于摄入不足、需要量增高和吸收利用障碍造成。肝损害、酗酒也可引起。长期肾透析的患者、完全胃肠外营养以及长期慢性发热的病人都可发生。严重缺乏会引起脚气病,可分为干性脚气病、湿性脚气病、婴儿脚气病。维生素B_1大量摄入未见毒性反应。维生素B_1可促进糖氧化、维护神经、消化和循环系统的正常功能,促进人体发育,缺乏时影响细胞膜的成分、脂质的合成,导致神经病变,表现为末梢神经炎。含$VitB_1$较多的食物有粗米、干酵、豆类、花生等。日需量2mg左右。

维生素B_1(硫胺素)的生理作用。

(1) 维护神经系统的重要营养素。

(2) 参与"糖类"的新陈代谢及能量的供应,将其变成热能或脂肪。

(3) 防止铅中毒。B_1和铅形成B_1-铅复合物而排出体外。

(4) 可以消除疲劳。B_1能加速分解"乳酸"之类的致疲劳物质。

(5) 可以防止老年痴呆症。B_1使脑内神经传递物质保持正常功能。

(6) 维持肠、胃和心脏肌肉活动的正常。

6. 核黄素

又名维生素B_2,是体内多种氧化酶系统不可缺少的辅基部分,维生素B_2是FMN和FAD的组成部分,FMN(黄素单核苷酸)和FAD(黄素腺嘌呤二核苷酸)是黄素酶辅基。其功能是电子传递,在细胞代谢呼吸链反应中起控制作用,直接参与氧化还原反应。还可激活维生素B_6,参与色氨酸转化为尼克酸的过程。此外,还与体内铁的吸收、储存与动员有关,也催化多种亚胺的N-氧化。

维生素B_2(核黄素)的生理作用。

(1) 减轻眼睛的疲劳,与维生素C和E合用,防止及治疗白内障。

(2) 维持皮肤的健康,由于它对皮肤有极大的功效,也被称为"美容维生素",同样对指甲、头发的健康起作用。

(3) 参与能量代谢,具有辅酶功能,保证糖类、脂肪、蛋白质等所有能量代谢能顺利进行、促进生长。

(4) 保持口、舌、鼻等黏膜的健康。

(5) 与机体的抗氧化防御体系密切相关,因此有抗氧化作用、防止动脉硬化。

维生素 B_2 的食物来源。

动物性食物,特别是动物内脏如肝、肾、心,以及鳝鱼、蛋、奶等含有丰富的核黄素;植物性食物中以豆类及绿叶蔬菜含量较多,谷类、一般蔬菜和水果含核黄素较少。日常含维生素 B_2 较高的食物有口蘑、紫菜、绿叶菜、豆、花生、桂园等。成人每日需用为1.2mg～2.1mg。部分常见食物的维生素 B_2 含量见表4-7所列。

表4-7 部分常见食物的维生素 B_2 含量

食物名称	每100g食物含维生素 B_2 含量/mg	食物名称	每100g食物含维生素 B_2 含量/mg
猪肝	2.08	牛奶	0.14
猪肉(肥瘦)	0.16	小麦粉	0.08
羊肾	1.78	油菜	0.11
鸡肝	1.10	大米	0.05
鸡蛋	0.32	黄瓜	0.03

7. 维生素 B_3(烟酸、烟酰胺、尼克酸、维生素PP)

维生素 B_3 的生理作用。

维生素PP在体内参与构成辅酶Ⅰ和辅酶Ⅱ,在生物氧化过程中起重要作用,糖、蛋白质、脂肪的中间代谢均需通过三羧循环,其中的脱氢作用需脱氧辅酶(辅酶Ⅰ、辅酶Ⅱ)参与。糖酵解、脂肪氧化通过维生素PP所构成的脱氢酶发挥作用,维生素PP有维护神经、消化系统和皮肤的正常功能。缺乏时发生癞皮病,皮炎、肠炎、神经炎、皮肤增厚、色素沉着、失眠、注意力减退。含量较高的食物有花生、瘦肉、粗粮、豆类、鲜蒜、口蘑、鲜碗豆、葵花子、南瓜子等。

(1) 参与能量代谢的 B_3 以一种活性形式在糖类、脂肪的代谢活动中起辅酶作用,帮助能量的释放(与 B_2 相同)。

(2) 治疗美尼尔氏综合症效果不错(综合症具体表现为昏眩、恶心、呕吐、耳鸣)。

(3) 减轻类风湿关节类症状。

(4) 协助胃酸、胆酸等消化液的制造,帮助消化,防止口臭。

(5) 能降低胆固醇、甘油三脂并改善血液循环。

(6) 能帮助扩张血管,使血压下降。

(7) 能为细胞清除毒素,化解酒精和尼古丁的毒害。

(8) 雌激素、黄体酮、睾酮、胰岛素的合成都不可缺少 B_3。

(9) 治疗精神分裂症。

(10) 促进胰腺素反应,有利于维持正常血糖。

8. 维生素 B_5(泛酸)

维生素 B_5 被科学家称为"抗压力"的维生素的生理作用。

(1) 参与肾上腺素的制造,肾上腺素使身体紧急应对环境改变的能力增强。

(2) 参与脂肪、糖类、蛋白质转化成能量过程。

(3) 参与制造神经传递物质,增强记忆。

(4) 几乎存在于所有细胞中,它是能量转换中心,维生素 A 形成必需的物质。

(5) 具有调整胆固醇作用,增加好的胆固醇。

(6) 与叶酸和 B_6 一起产生抗体,能与感冒及流行性感冒等病原体作战。

9. 维生素 B_6(吡哆醇)

维生素 B_6 的生理作用。

它是转氨酶的辅酶,在氨基酸和尿素生成中起重要作用,有降低血清胆固醇、抗脂肪肝形成的作用。含维生素 B_6 较多的食物有鸡蛋、葵花籽、菠菜、核桃、牛奶、糙米等。

(1) 参与蛋白质、脂肪、碳水化合物代谢。

(2) 治疗脂溢性湿疹、口腔炎,改善皮肤粗糙(经常与 B_2 一起使用)。

(3) 增加抗过敏能力。

(4) 减轻女性经前综合症症状(如身体酸痛、头痛),缓和更年期不适。

(5) 是治疗儿童孤独症极安全、廉价的药物,最好加入适量乳酸镁。

(6) 哮喘病人体内 B_6 含量偏低,补充 B_6 后,喘息和哮喘发作频率、长度、严重程度都有明显下降。

(7) 有克服恐慌、害怕和高度焦虑的作用。

(8) 预防中风。

(9) 有助于解决体内水分滞留带来的不适(协助维持体内钾、钠离子平衡),是一种非常有效的利尿剂。

(10) 缓和呕吐(包括怀孕呕吐)、减轻晕车、晕船。

(11) 可以治疗痔疮。

10. 维生素 B_8(生物素、维生素 H)

维生素 B_8 的生理作用。

(1) 是脂肪、蛋白质正常代谢的不可缺少物质。

(2) 防止白发,用于脱发和秃头的预防和治疗。

(3) 能使指甲结实。

(4) 减轻湿疹、皮肤炎。

11. 维生素 B_9(叶酸、维生素 M)

维生素 B_9 的生理作用。

(1) 叶酸是合成核酸时所需的辅酶,叶酸不足,影响核酸合成,影响正常细胞分裂与复制。

(2) 帮助调节胚胎神经细胞发育,防止新生婴儿患先天性神经管缺陷症。

(3) 制造红血球不可缺少物质(与 B_{12}),预防治疗叶酸贫血症。

(4) 保护黏膜,黏膜是细胞分裂、衰亡、再生的十分活跃部位。

(5) 抗癌作用,叶酸和烟酸一起能阻止自由基对染色体破坏。

（6）能降低体内的高半胱氨酸水平,而高半胱氨酸是促进动脉硬化的物质(其作用超过低密度脂蛋白,低密度脂蛋白又称坏胆固醇、LDL)。

12. 维生素 B_{12}（钴胺酸）

维生素 B_{12} 的生理作用:可提高叶酸的利用率,增加核酸和蛋白质的合成,促进红细胞发育成熟,可预防脂肪肝,含量较高的食物有豆类、牛奶、腐乳、鸡蛋、发酵食品等。

（1）和叶酸一起是促进红细胞生成的营养素。

（2）B_{12} 参与神经细胞内表面脂质膜合成,有助于损伤的末梢神经的恢复,可以治疗腰部酸痛、肩酸和手足麻木。

（3）和叶酸一起可以降低动脉硬化和心肌梗塞的发生率。

（4）提高注意力、记忆力(参与神经传导物质的制造)。

（5）和叶酸一起对减少一些恶性肿瘤生长都非常有价值。

13. 维生素 C

维生素 C 具有还原性,可与其他抗氧化剂如谷胱甘肽一起清除自由基,阻止脂类过氧化;参与胆固醇的羟化作用形成胆酸,从而降低血胆固醇含量。维生素 C 不足时,将影响胶原合成,造成创伤愈合延迟、微血管壁脆弱及不同程度出血。人体由于缺乏古洛糖酸内酯氧化酶,不能使葡萄糖转化为维生素 C,因此必须从膳食中获得维生素 C。如饮食中维生素 C 不能满足需要,可导致维生素 C 不足或缺乏,维生素 C 缺乏会引起坏血病。

维生素 C 大量摄入有害作用如下。

（1）数克剂量可引起腹泻、腹胀。

（2）粪便潜血出现假阴性结果。

（3）引起铁吸收减少,造成地中海贫血、成铁细胞性贫血、血色素沉着症。

（4）有些病人出现高草酸尿症。

（5）透析病人出现易高草酸盐血症。

（6）葡萄糖-6-磷酸脱氢酶缺乏的病人易出现溶血。

维生素 C（抗坏血酸）的生理作用。

（1）防止坏血症,坏血症是一种血管变脆,牙龈、内脏等处引起出血,骨骼变脆的疾病。

（2）形成胶原蛋白的重要成分,维生素 C、蛋白质、钙共同形成胶原蛋白,胶原蛋白是人体器官重要的组成部分,是这些器官生长和修补的重要物质,可使皮肤和血管的弹性增加。

（3）增强免疫力,增强白血球的噬菌能力,预防滤过性病毒和细菌的感染,大量维生素 C 可以预防感冒、减轻症状、缩短病程、退烧、消炎。

（4）防癌。抑制亚硝胺(强烈致癌物质)生成亚硝酸+胺亚硝胺(维生素 C 可抑制上述反应)。

（5）有预防及治疗化学物质中毒的作用。

（6）提高耐冷耐热能力。

（7）增加男性生殖力。吸烟和食用过少水果蔬菜而引起维生素 C 缺乏,可能损害精子里基因物质造成婴儿先天缺陷和儿童时期某些疾病。

（8）抗过敏。特别对支气管哮喘很有效,对症状不很重的病人,每天服用 500mg。

(9) 预防心脏病发作和中风。

(10) 抗压力(精神紧张)。

(11) 促进钙和铁吸收。

(12) 使皮肤有美白效果,可增加皮肤弹性,可阻断酪氨酸,抑制黑色素形成,达到美白效果。

(13) 预防白内障。眼睛水晶体含有大量维生素C,能保护水晶体中蛋白质和其他成分,用以抵抗紫外线。

(14) 利尿作用,消除组织水肿。

(15) 缺乏维生素C,会使矿物质无法发挥正常功能,骨骼也会变弱,易断易折,缺乏弹性,即使吃下大量钙和磷,也无法在骨骼中储存,因为缺乏维生素C会使骨胶原变得太弱而无法储存。

维生素C的食物来源。

主要来源于新鲜的蔬菜和水果;动物性食物仅肝脏和肾脏含有少量的维生素C。含量较高的食物有新鲜水果、蔬菜、芥菜、花菜、芥兰、四季豆、油菜、菠菜、苦瓜、雪里红、酸枣等。部分常见食物的维生素C含量见表4-8所列。

表4-8 部分常见食物的维生素C含量

食物名称	每100g食物含维生素含量/mg	食物名称	每100g食物含维生素C含量/mg
大白菜	28~47	橙	33
柿子椒	72	苹果	1~6
菠菜	32	橘	11~33
油菜	36	香蕉	8
红果	53	牛奶	1

六、维生素缺乏症

维生素是一大类化学结构和生理功能各不相同的物质,必须每天通过饮食供给。当供给不足时,易出现缺乏症。维生素缺乏在体内是一个渐进过程,初始储备量降低,继而有关生化代谢异常、生理功能改变,然后才是组织病理变化,出现临床症状和体征。在我国,维生素缺乏症虽已不多见,但亚临床缺乏在某些地区、某些人群中较为常见。由于亚临床缺乏不易发现,但对健康又有不良影响,故需特别注意。

1. 维生素C(VitC)缺乏症

膳食中长期缺乏维生素C,使体内胶原蛋白合成受阻,可导致坏血病。各年龄组人群均可因摄入不足而患病。儿童坏血病常见于2岁以下的婴幼儿。临床表现为食欲不振、疲乏无力,精神烦躁;牙龈疼痛红肿、出血,严重者牙床溃烂,牙齿松动,甚至脱落;皮肤干燥,皮肤瘀点、瘀斑,甚至皮下大片青肿;患儿两腿外展,小腿内弯呈"蛙腿状";眼结膜出血,眼窝骨膜下出血可致眼球突出;骨膜下出血,易骨折,骨萎缩;面色苍白、呼吸急促等贫血表现;免疫功能低下,易患各种感染性疾病。

维生素C缺乏症的预防。

合理安排膳食,经常吃新鲜蔬菜和水果,但食用蔬菜时要注意正确地加工及烹调方法——多爆炒,少熬煮,不加碱,以尽量减少维生素 C 的损失。

2. 硫胺素(VitB$_1$)缺乏症

由于膳食中长期摄入不足,需要量增高或吸收利用障碍引起。其症状性质和程度与缺乏程度、急慢性有关。一般分为以下几类。

干性脚气病:以多发性神经炎症状为主,出现上行性周围神经炎,表现为指、趾麻木,肌肉酸痛、压痛,尤以腓肠肌为甚。

湿性脚气病:以水肿和心脏症状为主。若处理不及时,常致心力衰竭。

婴儿脚气病:多发于 2 月~5 月婴儿,其发病突然,病情急。初期食欲不振、呕吐、兴奋、心跳快、呼吸急促和困难。晚期有紫绀、水肿、心脏扩大、心力衰竭、强直性痉挛,常在症状出现 1 天~2 天内死亡。

3. 核黄素(VitB$_2$)缺乏症

我国居民膳食中最容易缺乏的维生素是核黄素。各年龄组人群均易缺乏核黄素而致各种疾病。主要表现为眼、口腔、皮肤的炎症反应。

眼:眼球结膜充血,角膜周围血管增生,角膜与结膜连接处有时发生水肿。

口腔:口角湿白、裂缝、疼痛、溃疡;唇肿胀、裂缝、溃疡及色素沉着;舌疼痛、肿胀、红斑及舌乳头萎缩。

皮肤:引起脂溢性皮炎,多发生在鼻翼两侧、脸颊、前额及两眉之间。男性阴囊发痒、红肿、脱屑、渗出、结痂并伴有疼痛感。女性阴部瘙痒、发炎、白带增多。

贫血:VitB$_2$ 缺乏常干扰铁在体内的吸收、储存及动员,致铁量下降,严重时造成缺铁性贫血。

其他:VitB$_2$ 缺乏还影响生长发育;妊娠期缺乏可致胎儿骨骼畸形。

4. 尼克酸(VitPP、VitB$_3$)缺乏症

烟酸缺乏症即癞皮病。前期症状为疲劳、乏力、工作能力减退、记忆力差及经常失眠。典型症状是皮炎、腹泻和痴呆,即所谓"三 D"症状。

5. 维生素 A(VitA)缺乏症

膳食维生素 A 或维生素 A 原不足,或吸收、储存和利用受影响时,常可引起维生素 A 缺乏症。表现为:暗适应能力下降、夜盲及干眼病影响航空人员的夜间飞行活动;毛囊角化症,皮肤出现棘状丘疹,异常粗糙;腺体分泌机能下降;生长发育受阻;味觉、嗅觉减弱,食欲下降;呼吸道抵抗力降低,易被细菌侵袭,儿童可引起支气管肺炎严重时可致死亡。

6. 维生素 D(VitD)缺乏症

膳食缺乏维生素 D,或人体日光照射不足是引起维生素 D 缺乏症的两大原因。VitD 缺乏引起钙磷吸收减少,血钙水平下降,骨骼无机化受阻,致骨质软化、变形,在婴幼儿时期发生佝偻病,成年人发生骨质软化病。小儿佝偻病常见于 3 岁以下的儿童,尤其是 1 岁以内的幼儿;成人骨软化病多见于孕妇、乳母及老年人。

小儿佝偻病的表现:患儿常有多汗、易惊、囟门大、出牙迟及枕秃等症状。患儿患病 3 个月以上,出现"乒乓头",即两侧后枕部下按有乒乓球感;前胸部两侧肋骨与软骨交界处外凸成"肋骨串珠";肋下缘外翻;胸部前凸成"鸡胸";脊柱后凸成驼背;两下肢膝部外弯成"O"形腿或内弯成"X"形腿;腕、踝部圆凸成"手镯"或"脚镯"等;腹肌软弱无力,腹胀。患儿生长发育缓慢,免疫力低,易患肺炎、腹泻等病,病死率较高,容易骨折。

成人骨软化病的表现:腰背部和腿部不定位时好时坏的疼痛,通常活动时加剧;四肢抽筋,骨质疏松、变形,易发生骨折。

维生素 D 缺乏症的预防。

适当户外活动(每日至少 2h);有意识地补充含维生素 D 丰富的食物,或选择适当的维生素 D 强化食品;或在医生指导下,适量补充维生素 D 制剂。

7. 维生素 E(VitE)缺乏症

维生素 E 缺乏症较少发生于人类,其原因可能为维生素 E 广泛存在于食物中;维生素 E 几乎储存于人体的所有器官组织中;维生素 E 可在体内储留较长时间。但脂肪吸收不良(患口炎性腹泻、胰腺病变)者、新生婴儿(尤其是早产儿)、多不饱和脂肪酸摄入过多者,可能会引起维生素 E 的缺乏。

维生素 E 缺乏主要表现为神经系统功能低下,出现中枢和外周神经系统的症状。维生素 E 缺乏还可能导致一些老年人免疫力低下。新生婴儿(尤其是早产儿)缺乏维生素 E,可引起新生儿溶血性贫血。

维生素 E 缺乏症的预防。

注意平时对含丰富维生素 E 的食品的摄入,做到合理营养、平衡膳食。维生素的膳食来源、维生素生理生化作用及缺乏症见表 4-9、表 4-10 所列。

表 4-9 维生素的膳食来源

名 称	主要膳食来源
VitA	绿叶菜、黄色菜、水果、肝脏、奶及奶制品
VitD	海鱼、肝、蛋黄、奶油
VitE	油料种子、植物油
$VitB_1$	动物内脏、肉、豆、花生
$VitB_2$	肝、肾、心脏、奶、蛋
$VitB_6$	豆、肉、肝、鱼
VitC	新鲜蔬菜、水果
叶酸	肝、肾、蛋、绿叶菜、酵母
烟酸	肝、肾、肉、鱼、花生、粮谷

表 4-10 维生素生理生化作用及缺乏症

维生素名称	最受影响的家畜	生理生化功能	缺乏症
维生素 A	各种畜禽	骨的生长需要;暗视觉需要(眼内视紫质形成);保护上皮组织;维持健康(呼吸道、泌尿生殖道、消化道与皮肤)	生长迟缓,体重减轻,食欲丧失,干眼病,夜盲,神经调节不协调,步态蹒跚。公母畜不育,分娩弱胎儿或死胎,繁殖障碍。母兔生出脑水肿的幼兔。雏鸡步履摇摆。母鸡产蛋与孵化率降低
维生素 D	各种畜禽	有助于钙、磷的同化与利用,为动物体(包括胎儿)正常的骨骼发育所必需	幼畜佝偻病成畜软骨病雏生长减慢,软骨(佝偻),腿变形。母鸡产薄壳蛋,孵化率低

(续)

维生素名称	最受影响的家畜	生理生化功能	缺乏症
维生素E	犊牛、绵羊、马、禽、鼠,可能还有其他动物	抗氧化剂;构成肌肉结构有利繁殖	肌肉营养不良(羔羊僵直病与白肌病),繁殖障碍;雏鸡脑软化(发狂病);渗出性素质;母鸡产蛋孵化率不良;火鸡的肌胃浸浊
维生素K	几乎所有动物	凝血酶的形成与血凝必不可少	延缓血凝时间,全身出血,严重时死亡
烟酸、尼克酸、尼克酰胺、烟酰胺	猪、鸡(反刍动物与马的消化道中可合成)	辅酶成分;生物化学反应中运输H^+	生长迟缓,食欲减退;猪表现下痢、呕吐、皮炎、被毛零乱、肠溃疡;鸡出现羽毛生长不良,痂性皮炎;狗表现黑舌病与口腔病
泛酸(遍多酸)	猪、鸡、狗(反刍动物与马消化道中可合成)	能量代谢所需的辅酶A的成分	各种动物表现生长迟缓、脱毛与肠炎;幼年反刍动物缺乏时表现被毛粗乱、皮炎、不食、眼周围脱毛;猪出现"鹅步";鸡发生皮炎,胚胎死亡;狗呕吐,肝发生脂肪浸润
维生素B_6	猪、鸡、狗(反刍动物与马消化道中可合成)	蛋白质与氮代谢中作为辅酶;与红血球形成有关;在内分泌系统中有重要作用	各种家畜表现抽搐;猪不食,生长不良;雏鸡生长迟缓,羽毛不正常;母鸡产蛋减少,孵化率低
维生素B_2	禽、猪、马	促生长,作为碳水化合物与氨基酸代谢中某些酶系统的组成部分而发挥作用	大多数动物生长受阻;马为周期性眼炎(月盲);成年猪繁殖障碍,幼猪生长慢、贫血、下痢、被毛零乱、眼不透明、步态不正常;禽类出现曲爪麻痹
维生素B_1	除反刍动物胃中可合成外,其他动物均需由饲料中供给	能量代谢中的辅酶,碳水化合物代谢所必需;促进食欲和正常生活,有助繁殖	食欲减退,体重减轻,心血管紊乱,体温降低;雏鸡多发神经炎(头向后仰),母鸡产蛋减少
维生素C	豚鼠与猴,其他畜禽需要,但在体内可合成胶原纤维	形成齿、骨与软组织的细胞间质;提高对传染病的抵抗力	坏血病;齿龈肿胀、出血、溃疡,牙齿松动,骨软

(续)

维生素名称	最受影响的家畜	生理生化功能	缺乏症
维生素 B_{12}	猪、禽,在不缺钴的情况下,反刍动物消化道中微生物可合成维生素 B_{12}	几种酶系统中的辅酶与叶酸代谢有密切联系。	各种家畜生长迟缓;猪的后腿运动不协调,母猪繁殖障碍;母鸡所生蛋不能孵化
生物素	各种动物	多种酶系统中的重要组分	猪表现后腿蹄裂与皮炎,饲料利用效率降低;雏鸡、雏火鸡有皮炎与滑腱症;母鸡产蛋孵化率降低
胆碱		有关神经冲动的传导和磷脂的成分;供给甲基	多数动物出现脂肪肝、肾出血;生长猪有不正常步态,成年母猪繁殖不良;雏鸡滑腱症

七、无机盐及微量元素

存在于人体的各种元素,除碳、氢、氧和氮主要以有机化合物的形式出现外,其余各种元素,无论其存在的形式如何,含量多少,统称为无机盐。其中含量较多的有钙、镁、钾、钠、硫、氯等七种元素,约占人体总体的 60%～80%。其他元素如铁、铜、碘、锌、锰和硒等,由于存在的数量极少,有的甚至只有痕量(在组织中的浓度只能以 mg/kg 甚至 μg/kg 计),故称之为微量元素或痕量元素。

无机盐是构成机体组织和维持正常生理功能所必需的,但不能提供热能。归纳起来其生理意义有以下几方面。

(1) 无机盐是构成机体组织的重要材料,如钙、磷、镁是骨骼和牙齿的重要成分,磷、硫是构成组织蛋白的成分。

(2) 无机盐是细胞内、外液的重要成分,它们(主要是钠、钾、氯)与蛋白质一起维持着细胞内、外液的一定的渗透压,从而在体液的储留和移动过程中起着重要的作用。

(3) 酸性、碱性无机离子的适当配合,加上重碳酸盐和蛋白质的缓冲作用是维持机体酸碱平衡的重要机制。

(4) 在组织液中的各种无机离子,特别是保持一定比例的钾、钠、镁离子是维持神经、肌肉兴奋性,细胞膜通透性以及所有细胞正常功能的必要条件。

(5) 无机元素是构成某些具有特殊生理功能的物质的重要成分,如血红蛋白和细胞色素系统中的铁、甲状腺素中的碘和谷胱甘肽氧化物酶中的硒。

(6) 无机离子是很多酶系统的活化剂、辅因子或组织成分,如盐酸之于胃蛋白酶原,氯离子之于唾液淀粉酶,酶离子之于氧化磷酸化的多种酶类,以及很多其他含金属的酶类。

(一) 钙(Ca)

钙的生理功能。

(1) 钙是构成骨骼牙齿的主要成分,起到支持和保护作用。

（2）钙可维持体内酸碱平衡,并可维持和调节体内许多生化过程。

（3）钙可维持细胞膜的完整性和通透性。

（4）钙可参与血液凝固和细胞黏附。

来源:奶及奶制品,由于含量丰富且吸收率高,所以是婴儿最理想的钙源;水产品中可以连骨及连壳吃掉的小鱼、小虾也含有较多的钙;干鲜水果、坚果、豆类、菌藻及蔬菜含钙也不少。粮谷、畜禽类含钙不多。

钙是骨骼的重要组成部分。缺钙可导致骨软化病、骨质疏松症等。我国营养学会推荐18岁~50岁成年人的钙每天适宜摄入量为800mg;50岁以后的中老年人每天摄入量1000mg。常见含钙丰富的食物有牛奶、酸奶、燕麦片、海参、虾皮、小麦、大豆粉、豆制品、金针菜等。

营养对人体钙含量的影响主要有以下。

（1）奶类含钙量高其乳糖能促进钙吸收,长期饮用牛奶者,钙含量明显高于那些不常饮用者。

（2）蛋白质供给充足,有利于钙的吸收,但过多蛋白质摄入也可增加尿钙排泄,使体内钙相对丢失增加,有研究证实,饮食中摄入的蛋白质每增加一倍,尿钙排泄会增加5%。

（3）维生素D能促进钙的吸收。

（4）高钠摄入对尿钙的影响也很明显,尿钠排泄增加的同时尿钙排泄也增加,发生高尿钙。

（5）富含纤维素的饮食可减少肠钙的吸收,也使钙的需要量增加。

（6）膳食钙在肠道中的吸收很不完全,约有70%~80%不被吸收而留于粪便中;主要是由于钙离子可与食物中的植酸、草酸及脂肪酸等阴离子形成不溶性钙盐所致。

（7）脂肪消化不良时,常降低钙的吸收,其原因可能是由于钙与未被吸收的脂肪酸形成钙皂,随粪便排出所致。

（二）磷(P)

磷与钙是一对孪生兄弟,在骨骼和牙齿组织中,它们俩总是紧密地结合在一起,磷存在于人体的每一个细胞中,对人体的作用十分广泛。在人体的含量约有400g~800g,占体重的1%,构成人体组织,参与机体的代谢过程,维持体液酸碱平衡。与Ca^{2+}结合成骨盐,80%以上的磷都集中在骨骼、牙齿上。含量较高的食物有杏仁、鸡蛋、牛奶、菜花、萝卜缨、芹菜、扁豆、白萝卜、洋白菜等。

磷是构成骨骼及牙齿的重要组成部分。严重缺磷可导致厌食、贫血等。我国营养学会推荐18岁以上成年人每天适宜摄入的磷量为700mg。常见含磷的食物是瘦肉、蛋、奶、动物内脏、海带、花生、坚果、粗粮。

磷的生理功能如下。

（1）它是骨骼牙齿重要构成材料。

（2）它可以构成DNA、RNA、细胞膜。

（3）它可以构成磷酸盐,具有非结构功能:①能量储备;②使物质活化;③参与酶组成;④调节酸碱平衡。

（三）锌(Zn)

正常成人全身含锌总量约2g~4g,血浆含锌量约为100mg/dl~140mg/dl,其中

30%~40%与a_2—巨球蛋白相结合。红细胞中锌含量约为血浆的10倍,主要存在于碳酸酐酶中。人体内的锌主要存在于骨骼和皮肤(包括头发)中。

锌在体内参与多种酶的组成或为酶催化活性所必需。现知体内有200多种酶含锌,重要的有碳酸酐酶、DNA和RNA聚合酶、碱性磷酸酶、羧基肽酶、丙酮酸羧化酶、谷氨酸脱氢酶、乳酸脱氢酶、苹果酸脱氢酶和醇脱氢酶等。锌作为一类细胞核内蛋白质因子的成分,组成具有锌指结构的反式作用因子参与基因表达的调控。锌在体内储存很少,所以人和动物的食物中锌供应不足,很快出现缺乏症,如食欲减退、生长停滞、性幼稚型、自发性味觉减退、创伤愈合不良、胎儿畸形及肢皮炎等,长期缺乏还可引起性机能障碍和矮小症。营养学会推荐成人每日供给量为15mg,孕妇和哺乳期妇女应增加至20mg。锌的生理功能如下。

(1) 锌可作为多种酶的功能成分或激活剂。
(2) 促进机体生长发育,促进核酸及蛋白质的生物合成。
(3) 抗氧化、抗衰老及抗癌作用。
(4) 增强免疫及吞噬细胞的功能。
(5) 促进食欲。
(6) 锌缺乏对味觉系统有不良影响,导致味觉迟钝。
(7) 促进性器官和性机能的正常。

来源:膳食中的最好来源是畜禽肉类、水产类,以及部分干果、坚果和个别经特殊加工的粮谷类。其中以水产类的生蚝、海蛎肉和粮谷类的小麦胚粉含量最高,而畜禽类的马肉、沙鸡,水产类的鲜扇贝、鲜赤贝以及干果、坚果类的松子、南瓜子、西瓜子等含量也较高。如瘦肉、猪肝、禽蛋、鱼虾类、可可、莲子、花生、芝麻、核桃、奶、瓜子、杏仁、芹菜、柿子等。

(四) 铁(Fe)

人体含量为4g~5g,铁是人体内含量最多的微量元素,铁与人体的生命及其健康有密切的关系。缺铁可使血红蛋白减少,发生低色素性贫血导致缺铁性贫血、免疫力下降。常有烦燥、乏力、面色苍白、免疫功能低下,铁过量可致肝胰损伤,引发糖尿病。

铁的生理功能如下。
(1) 铁与蛋白质结合构成血红蛋白和肌红蛋白,维持机体的正常生长发育。
(2) 参与体内氧气和二氧化碳的转运、交换和组织呼吸的过程。
(3) 铁是体内许多重要的酶系的组成成分。
(4) 与感染有关,铁为细菌所需要,过量铁会加重感染。

来源:动物性食品如肝脏、瘦猪肉、牛羊肉,不仅含铁丰富而且吸收率很高。植物性食物如黄豆、小油菜、太古菜、芹菜、萝卜缨、荠菜、毛豆等铁的含量较高。奶、蛋类的吸收率很低,而且奶类的含铁量又很低,所以长期以奶类为主食的婴幼儿,易发生缺铁性贫血。我国营养学会推荐50岁以上男性或女性铁的每天适宜摄入量为715mg。

(五) 铜(Cu)

人体各组织均含铜,其中以肝、脑、心、肾和胰含量较多。成人体内铜总量约100mg~150mg。铜是许多酶类的组成成分,铜主要以酶的形式发挥其生理作用,血浆铜兰蛋白含有铜,血浆铜兰蛋白主要的作用是催化二价铁氧化为三价铁,从而有利于体内储备铁的动用和食物中的铁的吸收。细胞色素氧化酶、铜锌超氧化物歧化酶、过氧化氢酶、酪氨酸酶、单胺氧化酶、抗坏血酸氧化酶等均含铜。含铜酶多属氧化酶类,赖氨酰氧化酶使胶原发生交联,若缺乏铜,则不能形成交联,影响胶原的正常结构,导致主动脉破裂或骨骼脆性增大。机体缺铜时这些酶活性下降。

铜缺乏的主要表现为贫血,因铜缺乏时铜兰蛋白含量降低,影响铁的吸收、运输和利用。

铜在骨骼和肌肉中含量较多,铜浓度最高的为肝及脑,其次为肾、心及头发。

铜的生理功能如下。

(1) 维护正常的造血功能。
(2) 维护骨骼、血管和皮肤的正常。
(3) 维持中枢神经系统的健康。
(4) 保护机体细胞免受超氧离子的毒害。
(5) 铜对胆固醇代谢、心肌细胞氧化代谢也有影响。

来源:铜广泛分布于各种食物如谷类、豆类、坚果、肝脏、贝类等。

(六) 镁(Mg)

镁的生理功能如下。

(1) 镁是许多酶系的辅助因子或激活剂。
(2) 镁离子对神经系统和心肌作用十分重要。
(3) 镁作用于外周血管可引起血管扩张。
(4) 镁是骨细胞结构和骨功能所必需的元素。
(5) 镁参与胃肠道作用。

来源:镁主要存在于绿叶蔬菜、谷类、干果、蛋、鱼、肉、乳中;谷物中如小米、燕麦、大麦、豆类和小麦等。动物内脏含镁较多,海产品也是镁的来源。

镁是维持骨细胞结构和功能所必需的元素。缺镁可导致神经紧张、情绪不稳、肌肉震颤等。我国营养学会推荐18岁以上成年人每天适宜摄入的镁量为350mg。常见含镁丰富的食物是新鲜绿叶蔬菜、坚果、粗粮。

(七) 碘(I)

成人体内含碘20mg~50mg,20%在甲状腺中,健康成人甲状腺含碘约8mg。其余的分布在肝脏、肺部、睾丸、肾脏、血液、淋巴结、大脑等组织中。食物是人体碘的主要来源,食入过多的碘,将产生碘中毒。碘是甲状腺激素的组成部分。

碘的主要生理功能:碘的唯一功能是用于合成甲状腺分泌的含碘激素——甲状腺激素,碘的生理功能也是通过甲状腺激素表现出来的。

碘的食物来源:在碘的食物来源中,最为有效的是碘化食盐。一般及微量来源有许多谷类、豆类、根茎类和果实类食品。在自然界的食物中,碘的食物来源主要有干海藻、碘化食盐、海水鱼、海产品、蔬菜、乳类及乳制品、蛋、全小麦等。我国营养学会推荐18岁以上成年人的碘每天适宜摄入量为150mg。常见含碘丰富的食物是海产品,如海带、紫菜、干贝、海参等。沿海地区居民常吃海产品及内陆地区居民食用碘盐是保证碘代谢平衡最经济方便及有效的方法。碘日推荐量以及食物来源如表4-11所列。

表4-11　碘日推荐量以及食物来源

组别	日推荐量	
	年龄/岁	碘/μg
婴儿	0~0.5	40
	0.5~1.0	50
儿童	1~3	70
	4~6	90
	7~10	120
成人		150
孕妇		175
乳母		200

碘缺乏的典型特征是甲状腺肿大(大脖子病)。头发变脆、肥胖和血胆固醇增高、甲状腺功能减退。缺碘的孕妇所生的孩子可患有称为侏儒的呆小病，这是一种以甲状腺机能低下、甲状腺肿、智力迟钝和生长迟缓为特征的疾病。患儿生病后得到诊断并给以甲状腺激素治疗可避免上述某些症状的出现。成人轻度缺碘将出现疲乏、肌无力、黏液分泌过多的症状。食入过多的碘即日摄入量超过2000μg，也有产生甲状腺肿大的潜在危险。

(八) 氟(F)

氟是骨骼和牙齿的组成成分，饮水中的氟可被完全吸收，食物中的氟一般吸收50%~80%。氟离子与磷灰石结构有较大的亲和力，氟磷灰石($Ca_{10}(PO_4)_6F_2$)比羟磷灰石更坚固而有弹性，所以膳食中适量的氟有保护骨和牙齿的作用。

氟主要来源于水，一般饮水中约含1mg/L，茶叶含氟较多，干燥茶叶可高达100mg/kg。若食物和饮水中含氟量过少，影响牙齿的形成，易患龋齿；含量过高，则引起牙齿斑釉及慢性中毒，一般认为饮水中氟的含量以百万分之一(相当于1mg/L)较合适。

氟的生理功能主要是预防龋齿和老年性骨质疏松症，氟还能加速伤口愈合，促进铁的吸收。

氟预防龋齿的机理是它能取代珐琅质中一部分羟磷灰石的羟基，形成不易溶于酸的结晶，因而可增强对口腔微生物形成的酸的抵抗力，使珐琅质不易被侵蚀而造成龋齿。

氟过低不仅影响牙齿，也在一定程度上影响骨骼。已经证明低氟地区会常见老年性骨质疏松症，若服用适量的NaF，可使尿钙排出下降，症状减轻，改善骨骼组成。

(九) 硒(Se)

硒是谷胱甘肽过氧化物酶($GSHP_X$)与磷脂氢过氧化物谷胱甘肽过氧化物酶($PHGSHP_X$)的成分，每克分子GSHPx含有4g原子硒，每克分子PHGSHPx含1克原子硒。两者均能催化还原型谷胱甘肽氧化。GSHPx催化此反应时可还原过氧化氢、脂氢过氧化物等过氧化物质，PHGSHPx则能使生物膜中的磷脂氢过氧化物还原，并能催化低密度脂蛋白中的磷脂酰胆碱及胆固醇的氢过氧化物还原，因此能阻止生物膜脂质的过氧化反应，保护生物膜的正常结构与功能。它们与超氧化物歧化酶等组成体内防御氧自由基损伤的重要酶体系。硒对心肌的保护作用、抗癌作用等可能均与此有关。此外硒还有拮抗镉、汞、砷等的毒性作用。20世纪60年代我国医学工作者已查明，克山病与人群中硒摄入量不足有关。克山病流行区居民的血硒和发硒水平,以及血 GSHPx 活力均低于非病区人群,采用亚硒酸钠防治克山病取得显著效果。

成人含量约为 13mg(按体重 70kg 计),指甲含量最高,其次是肝和肾。硒的强氧化剂效力比维生素 E 高 500 倍,对细胞膜有保护作用,防止高血压和血栓形成,成年人每日需 30mg~50mg,来源于海产品、肉、大米、谷物,含硒量超过 0.2mg/kg。含硒量较高的食品主要是水产品,禽畜肉类的肾、肝、脑,某些蘑菇、坚果和豆、谷类。而蔬菜和水果含硒极少。

需要注意的是长期饮食含硒过高的食物,会引起硒中毒,表现为食欲减退、肝脏损害、四肢麻木无力、指甲脆裂、毛发脱落、牙齿出现黄褐斑、贫血、疲劳、易激动、浮肿、不育等。

(十) 铬(Cr)

成人含铬量为 6mg,在尿和头发中含量高,在人体核蛋白中含量较高,参与核蛋白代谢,三价铬具有高度活性,它由尼克酸、氨基酸构成葡萄糖耐量因子,可增强胰岛作用,改善糖耐量,降低血糖。成人每日供给量 20mg~50mg。主要来源于粗粮、燕麦、荞麦、肉类、酵母、黑胡椒等,而精制食品中几乎不含铬。

(十一) 锰(Mn)

锰是体内某些金属酶的成分,也是一些酶的激活剂。如精氨酸酶、丙酮酸羧化酶及锰—超氧化物歧化酶(Mn-SOD)等,另有一些如糖苷转移酶、磷酸烯醇式丙酮酸羧化酶以及谷氨酰胺合成酶则必须由 Mn^{2+} 激活。因此锰是人体必需的微量元素之一。

锰的主要食物来源有香蕉、甜菜、糠麸、咖啡、蛋黄、绿叶蔬菜、豆荚、坚果、菠萝、茶、全谷物等。

锰缺乏时动物生长停滞、骨骼畸形、生殖机能紊乱、抽搐和新生儿运动失调等。人体锰缺乏的典型病例尚未有报道,但发现某些疾病存在锰代谢紊乱,如癫痫患者血锰含量降低。此外锰缺乏还可能是关节疾病、精神忧郁、骨质疏松及先天畸形等疾病的发生有关因素。锰在食物中分布广泛,通常能满足需要。

此外,钼是醛氧化酶、黄嘌呤氧化酶及亚硫酸盐氧化酶的组成成分。镍在较高等的植物和微生物中已证实是尿酶等的成分。钒与细胞内氧化还原反应有关,并可能参与 Na、K-ATP酶、磷酸转移酶及蛋白激酶等的调节。锡可能对大分子物质的结构有影响。硅与结缔组织及骨骼的形成有关。

主要必需微量元素的功能总结如表 4-12 所列。

表 4-12 主要必需微量元素的功能

微量元素	在动物体内每 kg 的含量/mg	生理生化功能	缺乏症及过剩
碘(I)	0.3~0.6	动物体内合成甲状腺素所必需;甲状腺素控制	缺乏症:甲状腺肿、幼畜呆小症、成年畜黏液肿;造成死胎、幼畜虚弱;初生仔与羔羊无毛。长期慢性采食大量碘,减少甲状腺对碘的吸收
铁(Fe)	20~80	是传递氧有关酶的组成成分,在细胞内氧化过程中起重要作用;血红素的组成成分	缺乏症:缺铁性贫血。过多的铁可与磷形成不溶性的磷酸盐,干扰磷的吸收

(续)

微量元素	在动物体内每kg的含量/mg	生理生化功能	缺乏症及过剩
铜(Cu)	1~5	在酶系统中必不可少,毛的发育、色素沉着、骨骼发育、繁殖与泌乳所必需;与铁和维生素B_{12}一起,为血红素的形成所必需	缺乏症:共济失调(神经症状)、跛行、关节肿胀、骨质脆弱;营养性贫血;被毛褪色、生长淡色毛、发状毛。过量铜有毒,铜可积累在肝中,引起死亡
锰(Mn)	0.2~0.5	氧化磷酸化、氨基酸代谢、脂肪合成与胆固醇代谢酶系统的活化剂;骨的正常形成所必需;生长与繁殖必需	缺乏症:禽类滑腱症、犊牛膝关节膨大;家畜生长、繁殖受阻,跛行、腿变短弯、关节肿大
锌(Zn)	10~50	几种酶系统的组成成分;正常蛋白质合成与代谢所必需;骨、皮肤发育所必需	缺乏症:猪不全角化症,毛发、骨骼发育不良,食欲丧失,生长停滞。锌过多干扰铜的代谢,引起贫血
钴(Co)	0.02~0.1	维生素B_{12}的组成成分	缺乏症:牛、羊缺钴产生类似维生素B_{12}缺乏症,无食欲,生长停滞,消瘦,贫血,甚至死亡
硒(Se)	0.02~0.05	谷胱甘肽过氧化物酶的组成部分,这种酶可将过氧化酯类还原,防止其在体内积累;与维生素E共同发挥抗氧化功能	缺乏症:家畜白肌病;猪的肝脏坏死,肌肉蜡质化、萎缩,体脂变棕褐色;增重缓慢,繁殖力下降;鸡渗出性素质病、胰脏纤维化。硒过多:消瘦、脱毛、肝硬化或肝萎缩;家禽生长受阻、性成熟延迟、孵化率低,饲料中含硒达5 mg/kg时,产生大量畸形胚胎
钼(Mo)	1~4	黄嘌呤氧化酶的组成成分,对尿酸形成十分重要;对微生物有激发作用	中毒水平的钼干扰铜代谢,并引起剧烈腹泻,体况变坏

八、航空人员饮食卫生基本要求

航空人员的膳食质量和饮食制度,是直接关系航空人员的健康和飞行安全。因此,飞行航空人员的营养卫生必须要有严格的要求,见表4-13、表4-14所列。

表4-13 航空人员营养素每人每日供给量标准

热量/kJ	热源质及配分/%			矿物质/mg			维生素/mg				
	蛋白质/g	脂肪/g	糖/g	钙	磷	铁	A/ug	B_1	B_2	PP	C
4.186×(3100~3600)kJ	126 (14%)	120 (30%)	504 (56%)	1000	1600~2000	20	5000~10000	3	2~3	30	100~150

148

表4-14 航空人员每人每日营养定额(总热量4.186×(3100~3600)kJ)

食品名称	质量/g	各餐分配/g		
		早餐	中餐	晚餐
大米	250	50	150	50
面粉	200	70	20	110
鸡蛋	2个	1个	1个	/
瘦肉	100	10	40	50
蔬菜	520	20	250	250
牛奶	200	200	/	/
白糖	15	15	/	/
禽肉	150	/	75	75
水产	100	/	50	50
内脏	50	/	25	25
豆类制品	85	/	40	45
植物油	45	5	20	20
调味品	30	/	15	15
水果	300	/	150	150

(1) 供给足够的热能。航空人员热能供给量标准为每日$4.186\times(3100\sim3600)$kJ。

(2) 合理的热源质配分比例。在飞行时,三大营养素代谢影响。在飞行日和飞行前一日提倡"高糖、低脂、适量蛋白质"的进食原则。膳食热源质配分比例为糖60%~70%;脂肪20%~25%;蛋白质12%~15%。

(3) 补充多种维生素。补充一定量的维生素,能提高缺氧时细胞内酶的活力,加强细胞呼吸功能和对氧的利用率,从而改善机体的生理机能,提高飞行耐力。

(4) 合理选择飞行日食物。在不飞行日,航空人员的膳食应多样化,各类食品都可以吃,但调配要适当,膳食平衡。在飞行日,为减轻高空高速对机体的影响,应注意选择:①易于消化;②注意食物的体积,预防饮食性胀气;③选择一些能刺激胃液分泌的食物,如酱肉、香肠、肉汤、酱小菜等,并适量使用调味品以促进食欲。

(5) 执行合理的饮食制度和良好的饮食习惯。①不偏食、不择食,这样可避免营养素的摄入不足,有利于促进消化、吸收及营养素的充分利用。一般进餐时间在飞行前1.5h~2h为宜。②饮食要适量。如吃得过少,会引起营养素的不足,飞行耐力下降;如摄入过多,会引起肥胖、高脂血症。③进食要有规律性,定时定量。一般在飞行前选择热量高、营养丰富和易消化的食物。④不暴饮暴食,不空、饱腹飞行。暴饮暴食可引起消化不良,增加胃肠道的负担,高空飞行时易引起腹胀、腹痛,影响飞行安全。空腹飞行可引起低血糖,在空中可引起空中失能,危及飞行安全。⑤飞行前禁止饮酒。

(6) 严格的食品卫生要求,食品要新鲜、卫生、无污染、无毒。对航空人员而言,饮食卫生至关重要。水果要求洗净后削皮吃,蔬菜、凉拌生吃的食品要求洗干净消毒后再吃;鱼、蟹、虾类要新鲜,防止食物中毒;不吃霉变、腐烂的食物;选择食品应新鲜无毒,如发芽的土豆、河豚等含有毒素的食物切勿误食;未腌制好的咸菜、未炒透的蔬菜、豆荚类食品含有较多的亚硝酸盐容易引起肠源性青紫症,引起中毒。有的过敏反应,还会致癌;生、熟食品分开存放,加工时生、熟亦应分开,防止交叉污染;注意个人卫生。饭前、便后要洗手;防止食品在运输、加工、储存中受到污染。

常用食物的胆固醇含量及各类食物供给的主要营养素小结见表4-15、表4-16所列。

表4-15　每100克常用食物的胆固醇含量 mg

食物名称	胆固醇/mg	食物名称	胆固醇/mg	食物名称	胆固醇/mg
猪脑	3100	鸡蛋黄	1705	小虾米	738
咸鸭蛋(全)	742	虾皮	608	鲫鱼子	460
松花蛋(全)	649	鸡肝	429	猪肾	405
猪肝	368	凤尾鱼(罐头)	330	墨鱼	275
鸡肫	229	螃蟹	235	梭鱼	128
对虾	150	猪油	85	猪肉(肥)	107
白鲢鱼	103	黄鳝	117	猪肉(瘦)	77
草鱼	68	带鱼	97	大黄鱼	79
鲫鱼	93	鱿鱼	265	猪肉松	165
猪肚	159	猪舌	116	牛肉(瘦)	63
羊肉	65	鸡肉	117	鸭肉	101
奶油	168	大肠、腊肠	72	鲛鱼	82

表4-16　各类食物供给的主要营养素

食物种类	热量	蛋白质	钙	磷	铁	维生素A	维生素D	维生素E	维生素B族	叶酸	维生素B_{12}
乳类	-	+	+	+	-	+	+	-	+	-	+
肉类	+	+	-	+	+	+	-	-	+	-	+
谷类	+	-	-	+	-	-	-	+	+	+	-
蔬菜	+	+	+	-	+	+	-	-	+	-	-
水果	-	-	-	-	+	+	-	-	-	-	-

对各类营养素摄入量能否满足生理需要的评价可对照中国营养学会1981年制订的膳食营养素供给量标准,见表4-17所列。

表4-17　诊断营养缺乏病的生化指标

营养素	生化检查项目	正常范围	缺乏标准
蛋白质	血浆总蛋白	$65\sim80\,g\cdot L^{-1}$	$<60\,g\cdot L^{-1}$
	血清总蛋白	$40\sim52\,g\cdot L^{-1}$	$<35\,g\cdot L^{-1}$
	血浆必需氨基酸/总氨基酸	$0.3\sim0.5$	<0.3
	尿素/肌酐	>12.0	<6.0
	血红蛋白(男子)	$>140\,g\cdot L^{-1}$	$<120\,g\cdot L^{-1}$
	血红蛋白(女子)	$120\,g\cdot L^{-1}$	$<100\,g\cdot L^{-1}$
	血球比积(男子)	$>44\%$	$<37\%$
	血球比积(女子)	38%	$<31\%$

(续)

营养素	生化检查项目	正常范围	缺乏标准
维生素A	血浆类维生素A	$1.7\mu mol\cdot L^{-1}\sim 3.4\mu mol\cdot L^{-1}$	$<0.7\mu mol\cdot L^{-1}$
	血浆类胡萝卜素	$3.4mmol\cdot L^{-1}\sim 6.8mmol\cdot L^{-1}$	$1.0\mu mol\cdot L^{-1}$
维生素D	血清钙	$2.25mol\cdot L^{-1}\sim 3mol\cdot L^{-1}$	$<1.75mmol\cdot L^{-1}$
	血清磷	$0.3mmol\cdot L^{-1}\sim 0.5mmol\cdot L^{-1}$	$<0.29\ mmol\cdot L^{-1}$
	血清碱性磷酸酶(成人)	$5\sim 13$K-A单位	>15单位
	血清碱性磷酸酶(儿童)	$10\sim 20$K-A单位	>20单位
维生素E	血浆维生素E	$12\mu mol\cdot L^{-1}\sim 48\mu mol\cdot L^{-1}$	$<9.6\mu mol\cdot L^{-1}$
维生素K	血浆碱性凝血酶原时间	$10s\sim 15s$	$>20s$
	血清碱性磷酸酶(儿童)	$10\sim 20$K-A单位	>20单位
维生素C	全血维生素C	$22.7\mu mol\cdot L^{-1}\sim 56.79\mu mol\cdot L^{-1}$	$<10.4\mu mol\cdot L^{-1}$
	白血球维生素C	$1460\mu mol\cdot L^{-1}\sim 2271\mu mol\cdot L^{-1}$	$<567.9\mu mol\cdot L^{-1}$
维生素B_1	血乳酸	$1mmol\cdot L^{-1}\sim 1.67mmol\cdot L^{-1}$	$>1.67\ mmol\cdot L^{-1}$
	血浆丙酮酸	$91\mu mol\cdot L^{-1}\sim 227\mu mol\cdot L^{-1}$	$>227\mu mol\cdot L^{-1}$
	红细胞转酮醇酶TPP效应	$<15\%$	$>15\%$
	尿硫胺素	$100\mu g\cdot g$肌酐$^{-1}\sim 500\mu g\cdot g$肌酐$^{-1}$	$<50\mu g\cdot g$肌酐$^{-1}$
维生素B_2	血浆FAD	$0.052\mu mol\cdot L^{-1}\sim 0.078\mu mol\cdot L^{-1}$	$<1.50mg\cdot g$肌酐$^{-1}$
	全血谷胱甘肽还原酶活性系数	<1.2	>1.4
	尿核黄素		$<50\mu g\cdot g$肌酐$^{-1}$
烟酸	尿N-甲基尼克酰胺		$<0.5mg\cdot g$肌酐$^{-1}$
维生素B_6	尿吡哆醇		$<20\mu g\cdot g$肌酐$^{-1}$
	服10g色氨酸后尿中黄尿酸		$>50mg/24h$
维生B_{12}	血浆维生素B_{12}	$100\mu\mu g\cdot mL^{-1}\sim 900\mu\mu g\cdot mL^{-1}$	$<100\mu\mu g\cdot mL^{-1}$
泛酸	血清泛酸	$100nmol\cdot L^{-1}$	$<50\ nmd\cdot L^{-1}$
叶酸	血清叶酸	$5\sim 20ng\cdot mL^{-1}$	$<5ng\cdot mL^{-1}$
铁	血清铁	$1080\mu mol\cdot L^{-1}\sim 3420mol\cdot L^{-1}$	$<1080\mu mol\cdot L^{-1}$
	血清铁结合能力	$4500\mu mol\cdot L^{-1}\sim 7200\mu mol\cdot L^{-1}$	$>7200\mu mol\cdot L^{-1}$
镁	血清镁	$0.61nmol\cdot L^{-1}\sim 1.20nmol\cdot L^{-1}$	$>0.61mmol\cdot L^{-1}$
铜	血清铜	$18\mu mol\cdot L^{-1}$	$<12.6\mu mol\cdot L^{-1}$
锌	血浆锌	$18\mu mol\cdot L^{-1}$	$<12.2\mu mol\cdot L^{-1}$
钠	血清钠	$57mmol\cdot L^{-1}\sim 62mmol\cdot L^{-1}$	$<57mol\cdot L^{-1}$
钾	血清钾	$0.9mmol\cdot L^{-1}\sim 1.3mmol\cdot L^{-1}$	$<0.9mmol\cdot L^{-1}$

九、航空人员饮食卫生管理

航空人员饮食卫生管理的目的,是为了使航空人员能吃到新鲜、卫生、富有营养、合适口味的食物,无论是在航空公司的空勤食堂,还是在家庭里,都应做好以下几点。

1. 严把食物质量关

根据我国颁布的《中华人民共和国食品卫生标准》，包括肉类、豆类、谷类、奶类、蛋类、冷饮食品、罐头食品、调味品、糖果、糕点等的卫生标准，明确规定了各类食品的感官性状、有害物质允许最低含量、细菌指标、食物中放射性物质限制量、食物添加剂卫生标准等。应选择信誉可靠的菜场、粮店、副食品商店采购。

2. 按照食品卫生法的要求搞好食品卫生

《中华人民共和国食品卫生法》中对各类食品的采购、运输、储存、制作、发放等的卫生做出了法律规定。对预防食物中毒、消化道传染病的发生起到了法律保障作用。在运送食品时，必须要有专用车辆，购买的熟食需用食品袋装好。在食品入库时，应检查其质量，并按主食、副食、调味品、蔬菜等分类储放。鱼、肉类应冷藏，生、熟菜应分开放。应定期检查冰库、冰箱内所存放的食品，如有变质、腐烂、可疑的食品，应及时地处理，防止污染，要尽量缩短食物及食物制成品的存放时间。

3. 做好计划用餐

要根据航空人员的飞行日和不飞行日按照航空人员每日营养素的供给标准制定好食谱，根据市场供应情况，就餐者的饮食习惯、饮食量、季节、烹调水平等进行安排。

4. 做好食品和食具的消毒工作

（1）生食品（如蔬菜、水果）应先用流水洗净泥沙再进行消毒：可用开水烫 30s，或将蔬菜浸泡在 0.3%～0.6% 的漂白粉上清液中 5min～10min，或在 2%～3% 乳酸液中浸泡 5min，或在 0.3% 氯亚明液中泡 3min～5min 后，用凉开水冲去药味即可使用；水果洗净后削皮即可。

（2）熟食品的消毒：一般熟肉、火腿、香肠等蒸 20min；酱油、醋用前先煮沸。

（3）食具消毒：煮沸消毒，一般煮沸后保持 10min～15min；蒸气消毒，一般蒸笼或蒸气箱内的温度需达到 95℃ 以上，保持 30min；新洁尔灭消毒，用 10% 的新洁尔灭溶液浸泡 5min。

5. 按规定要求搞好厨房、食堂和炊管人员卫生。

思考与讨论

1. 航空人员营养的基本要求有哪些？
2. 各种营养素、维生素的基本需要量为多少？

第五章　女乘务员的常见医学问题

学习提示：我国民航女乘务员年度体检结果统计，女乘务员月经异常（周期异常、经量异常、痛经）、宫颈炎、子宫肌瘤、内膜异位、阴道炎（霉菌性、滴虫性）、乳腺肿痛、乳腺增生的发病明显高于地勤女职工，可能与乘务员劳动条件较特殊（如跨地区、季节混乱、时差不规则、倒班作业、飞机噪声、振动、空中辐射）等综合因素导致内分泌紊乱有直接关系。空中女乘务员的妊娠并发症（妊娠呕吐、先兆流产、妊高症、妊娠贫血等）、妊娠经过及结局与地勤女职工无显著差异，而且新生儿出生体重高于地勤女职工，妊娠合并高血压的发病率低于地勤女职工。

航空事业的快速发展和医学科学的进步，越来越多的女性进入航空领域。根据女乘务员的生理特点，制定有效的航空卫生保健措施。1994年中国民用航空总局航卫处明确规定女乘务员两年进行一次妇科及乳腺年度体检鉴定，使女乘务员的航空卫生保健工作得到落实。今后随着《中国民用航空、航空人员合格证管理规则和体检鉴定标准》（CCAR-67FS）的发布及各航空公司的需求，妇产科医学鉴定工作将更加完善。

一、痛经

痛经是有月经的妇女最常见的问题，引起缺勤率30%～50%。

1. 症状

月经前后或经期出现下腹部疼痛，有时放射到后腰部，或伴有恶心、呕吐、腹泻、头痛、疲劳。严重者可出现神经质、眩晕，甚至晕厥。

2. 病因

痛经分原发性和继发性两种，原发性多见于女青年初潮开始即出现疼痛，多因精神紧张，或子宫发育不良，子宫颈口紧小，或子宫位置过度屈曲，使经血流出不畅。有的子宫内膜成整片脱落，引起子宫强烈收缩，而产生痛经，直到内膜完全排出后疼痛即止，称膜样痛经。继发性痛经多继发于生殖器的器质性病变，如子宫内膜异位症、卵巢囊肿、先天畸形和盆腔炎等。

3. 处理

（1）查血常规、尿常规；B超探查子宫及双侧附件；胸透；肝、肾功能检查；理疗。

（2）中成药治疗。

七制香附丸：9g/次，2次/日，口服，用于气滞或血瘀型患者。

益母膏：10ml/次，3次/日，口服，用于气滞血瘀型痛经。

艾附暖宫丸：9g/次，2次/日，口服，用于寒湿凝滞型。

八珍益母丸或十全大补丸：10g/次，2次/日，口服，用于气血虚弱型。

延胡止痛片：5片/次，3次/日，口服，用于各类型痛经。

(3) 针灸治疗。

体针:关元、中极、子宫、三阴交等穴位。虚证用补法或针后加艾灸,实证用泻法,1次/日。

耳针:内分泌、交感、子宫等穴位,中强刺激,留针 15min~20min。

(4) 外治疗法。

化瘀止痛膏(医院配方):月经前 3 天敷于脐部,月经来潮敷于关元穴,胶布固定。月经干净后取下,疼痛严重者用热水袋加温。连敷 1 个~3 个月经周期。

三味痛经膏(医院配方):月经前 3 天~5 天,选关元、中髎两穴,每穴取 15 克粉末,用白酒调成糊状,摊在纱布块上,贴敷于穴位,外用胶布固定。月经来潮后 2 天~3 天无腹痛去掉膏药。

(5) 西药治疗。

解痉剂:阿托品 0.5mg,皮下注射,1 次/日。

阿托品片 0.3mg/次~0.5mg/次,3 次/日,口服。

镇静剂:鲁米那 0.03g/次,1 次/日~3 次/日,口服。

安定 2.5mg/次~5mg/次,3 次/日,口服。

前列腺素合成酶抑制剂:氟灭酸 200mg,3 次/日,口服。

甲灭酸 500mg,3 次/日,口服。

消炎痛 25mg/次,3 次/日,口服。

复方阿斯匹林片 1 片/次,3 次/日,口服。

性激素:已烯雌酚 0.25mg/次~0.5mg/次,1 次/日,于月经第 5 天开始连服 22 天,连续用 3 个周期。

黄体酮 20mg/次,1 次/日,肌肉注射,月经前 1 周开始连用 5 天~7 天。

安宫黄体酮 4mg/次~8mg/次,1 次/日,口服。

妇康片 2.5mg/次~5mg/次,1 次/日,可在月经前 1 周服用,也可在月经周期第 5 天周期性服用。

雌孕激素序贯法:用于青春期及育龄妇女。于撤药性出血第 6 天起,每晚服已烯雌酚 1mg,连服 20 天,自服药第 16 天起,每日加用黄体酮 10mg 肌肉注射。3 周期为 1 疗程。

(6) 病因治疗。针对原发病灶适当用手术治疗,如扩张宫口、纠正子宫位置等。

虽然妇女痛经的航空医学处置必须因人而异,但是绝大多数被认为是能够参加飞行的。

二、子宫内膜异位症

子宫内膜在子宫腔以外的部位(盆腔或较远的组织,如结肠、肺、肾)生长发育并引起疼痛不适,称子宫内膜异位症。

近年其发病率有增长的趋势,估计人群中约15%的妇女患异位症。多发生于20 岁~50 岁女性,症状出现在 30 岁~40 岁者较多。

1. 症状

(1) 痛经。为继发性及进行性,多表现为下腹及腰骶部疼痛,并向阴道、会阴、肛门或大腿的内侧放射。

(2)性交痛。疼痛多位于阴道深部,重者常常拒绝性交。

(3)不孕。约半数以上病人有原发或继发不孕。

(4)急性腹痛。卵巢子宫内膜异位囊肿(卵巢巧克力囊肿)中的异位内膜周期性脱落出血,体积骤增可引起腹痛。由于囊肿四周的黏连,当囊内压力增高时,可自薄弱处破裂,巧克力样物质溢入盆腔,引起剧烈腹痛,多发生在月经期及其前后,一般不引起休克。

(5)月经失调。表现不一,但以经量增多及经期延长为主。

(6)其他。病变累及鼻黏膜时出现周期性鼻衄;累及肺实质或胸膜时出现周期性咯血、胸痛、血胸或气胸;侵犯肠道可致便秘、便血、便痛、大便干燥,甚至部分肠梗阻;侵犯泌尿系统出现血尿、尿频、尿急、尿痛或反复泌尿系感染、腰背痛。

2. 病因

尚不清楚,认为主要是经血倒流、上皮化生、血行和淋巴转移等,其中以经血倒流最受重视。此外,免疫因素、遗传因素等亦可能参入本病的发生。

病因多为人工流产创伤及中期妊娠剖宫取胎,或经血排血不畅,多次人工流产,或人工流产后立即放置宫内节育器,以及宫内节育器避孕后月经过多及其他妇产科手术后。

3. 治疗

(1)中成药治疗。

复方丹参片:3片/次,3次/日,口服。

三七皂甙片:4片/次,3次/日,口服。

妇科千金片:4片/次,3次/日,口服。

九制香附丸:9g/次,2次/日,口服。

(2)中药外治。

灌肠汤(医院配方):药浓煎至100ml,保留灌肠,1次/日,连用7天。

阴道上药(医院配方):月经净后3天上于后穹隆,然后用带线棉球塞住,24小时后取出棉球,7天为1疗程(在医院操作)。

外贴麝香痛经膏:贴三阴交穴,经前或行经时用,止痛效果好。

外敷:麝香粉加香桂活血膏,适用于包块近腹壁者。

(3)针灸治疗。

体针:取穴关元、中极、合谷、三阴交、温针等穴,1次/日,连续3次,每次留针20min,月经前开始或行经期治疗。

耳针:取穴子宫、内分泌、肝、用磁粒或王不留行子敷贴穴位,每日多次按压刺激。

(4)西药治疗。

止痛:消炎痛25mg/次,3次/日,口服,连续3天~5天。

阿司匹林0.3g~0.6g,3次/日,口服,连续3天~5天。

性激素治疗:目的是抑制排卵,主要适用于轻症及不愿手术的患者。

- 孕激素周期疗法适用于痛经较明显而病变轻微之无生育要求及未婚妇女。

炔诺酮(妇康片)或异炔诺酮2.5mg/次,2次/日,口服。月经第6天~25天服用,连续3周期~6周期。

甲地孕酮(妇宁片)4mg/次,2次/日,口服。

- 假孕疗法:异炔诺酮或炔诺酮 第1周 2.5mg/次,1次/日,口服,以后逐周递增日剂量 2.5mg,第 4 周后 10mg/日,共连续服用 6 个~9 个月。

甲孕酮 50mg/次,1 次/日,肌肉注射,共 4 个月;或 20mg,1 次/周,肌肉注射,共 4 次,再改为 1 次/月,共 11 次。

- 雄激素疗法:甲基睾丸素,5mg/次,1 次/日~2 次/日,口服或舌下含服,共 3 个~6 个月。

丙酸睾丸酮 25mg,2 次/日,肌肉注射 共 3 个~6 个月。

- 假绝经疗法是目前较理想的非手术疗法。

丹那唑 20mg/次,2 次/日~4 次/日,口服。自月经周期的第 5 天开始,停经后逐渐减量,至 20mg/日,1 次/日,口服,长期服用共 6 个月,减量至以不出现阴道流血为度。

(5) 手术治疗。

- 保守手术:适应症,年龄较轻,要求生育者。

手术名称:一般包括单侧卵巢切除术,巧克力囊肿剥出术,输卵管周围黏连分离术,盆腔内局部病灶电灼或切除术、输卵管悬吊术、骶前神经切断术等。

- 半根治手术:适应症,35 岁以下无生育要求或无法保留生育功能的患者。

手术名称:全子宫切除,加单侧卵巢部分或全部切除,或一侧部分加对侧全部卵巢切除。

- 根治手术:适应症,已近绝经期;双侧卵巢病变严重而无法保留者;保守性手术无效或疗效不佳者;生殖系统以外多发病变,严重影响相应器官的功能,且根治手术相对安全有效者。

手术名称:子宫全切术加双侧附件切除术及盆腔内局部病灶清除术。

术后:对于年龄较轻或年龄虽大但有相应要求者,给予小剂量雌激素替代疗法。如尼而雌醇每次 2mg~5mg,每日 1 次,于固定日期服用。

三、妊娠

妊娠是妇女一种生理现象,即孕卵在子宫内成长发育直至成熟的过程。

1. 受孕与植入

卵子自卵巢的成熟滤泡中排出后进入输卵管。精子由阴道经子宫腔而上行,多在输卵管壶腹部与卵子相遇。围绕卵子的许多精子只有一个精子穿过卵子的透明带(透明质酸酶的作用),尾部脱落在外,其头颈部卵细胞核融合,精子与卵子这种结合的过程为受精或受孕。受精后的卵子称为受精卵或孕卵。若偶有两个卵子同时排出并分别受精便形成双卵双胎。若由一个受精卵分裂发育便成单卵双胎。

卵子脱离卵巢后约在 48 小时或数天内死亡,精子的生活力亦不超过 48 小时,其在阴道中生存时间最长仅 12 小时,且大部分在阴道中死亡,故受孕多在排卵后 1 天~2 天内。

孕卵一方面开始细胞分裂,一方面由于输卵管黏膜纤毛的运动和管壁肌肉的蠕动,逐渐由输卵管移向子宫腔。约在受精后 5 天~7 天到达子宫孕卵接触内膜表面时可分泌分解蛋白质的酶,使内膜被溶解破坏造成缺口,整个孕卵便埋藏于内膜中,以便吸取营养继续发育成长,这个埋入过程称为植入或着床。着床的部位一般在宫体上部的前壁或后壁。卵子受精后卵巢黄体继续发育成为妊娠黄体,分泌多量黄体素,子宫内膜受黄体素的持续影响进一步变厚、变软,血管充盈,细胞肥大,此种孕卵植入后继续变化的子宫内膜便称为蜕膜。

2. 妊娠的诊断

生育年龄妇女,月经规律,若有月经过期,出现早孕反应,妇科检查子宫增大,尿妊娠试验阳性,应诊断为妊娠。

3. 妊娠期生殖器官的变化

(1) 子宫。生殖器官中以子宫变化最明显,到妊娠足月时,子宫的重量比未孕时增加20倍,大小增加约100倍,容量增加约500倍。子宫的形状由未孕时之扁梨形到3个~4个月孕时之球形,而后成长为圆形。

(2) 阴道。阴道于妊娠时也因血运丰富,组织丰润,阴道壁软化、着色,渗出物增加,阴道上皮细胞代谢旺盛,含有丰富的糖原,经阴道杆菌作用分解成乳酸,使阴道的环境酸化,有利于抑制细菌繁殖,防止感染。阴道软化及富于弹性便于分娩时胎儿通过。

(3) 乳房。乳房于妊娠时亦发生显著变化,乳腺腺泡及胸管增生、肥大,脂肪组织沉积,因而乳房变得丰满,有细小结节状的增生肥大的乳腺腺体,乳头竖立可挤出少许血清样的初乳。在乳头周围有较多色素沉着,因而乳晕加深,在乳晕周围皮脂腺肥大形成一圈皮脂腺结节(蒙干氏结节),围绕乳晕排列,高出皮面。

(4) 腹壁。由于妊娠子宫长大,腹壁向前隆起。当子宫逐渐长大,耻骨上区之腹壁所受张力最大,皮下弹力纤维断裂,引起小血管出血,腹壁上可见纤曲状紫红色条纹,称为新鲜妊娠纹,多见于初产妇。时间久后,血液吸收,代之以纤维结缔组织,腹壁上可见银白色之条纹,略低于皮面,称为陈旧妊娠纹,多见于经产妇。有时妊娠纹亦可现于脐周、上腹部及大腿根部,乳房在脂肪沉积太多时,亦可出现急速长大的腹部包块,腹水患者及肥胖者亦可出现此种条纹,但也有的孕妇没有妊娠纹。

4. 孕期卫生保健

怀孕后定期去医院妇产科检查胎儿的生长发育情况,按医嘱行事。

(1) 营养。妊娠后胎儿迅速发育生长,孕妇需要增加营养。孕妇所需要的蛋白质、矿物质及各种维生素的量均超过非妊娠时。一般主食不必增加而主要是增加副食的种类和数量。多吃新鲜水果及各种蔬菜,少吃高脂肪的食物,注意食物中的营养调配,尽可能满足孕妇的营养需要。妊娠前及妊娠3个月内要补充叶酸(医院配药叶酸片),水果中猕猴桃、釉子、广柑、橘子、葡萄、苹果等均含有较多的叶酸,补充叶酸有利于胎儿的神经系统发育。

(2) 休息。妊娠期中做些力所能及的工作,产前两周应休息,积极准备,等待分娩。

(3) 睡眠。每晚保证8小时睡眠,午休1小时。每日休息9小时较合适。

(4) 乳头卫生。乳头上新生的痂皮要经常用温水洗净及保持清洁。乳头内陷时应坚持经常向外牵引,争取在孕期中加以矫正,以免产生哺乳困难,乳头破裂或不慎感染时应该及时就医,防止发生乳腺炎。

(5) 防止便秘。应多喝开水,多吃蔬菜,养成定时排便的习惯,防止便秘。尽可能不用泻药,必要时可用缓泻药。

(6) 性生活。妊娠2个~3个月时,胎盘尚未形成,同房容易引起流产,应避免。有流产史者,更应该绝对禁止。妊娠8个月以后,为了预防分娩时产生感染或诱发早产,也应禁止同房。

(7) 其他。衣服以宽大轻软为宜,乳房及腹部不宜束紧。精神应保持愉快;宜多晒太阳,多呼吸新鲜空气。

5. 产科体检鉴定

(1) 女乘务员经确诊妊娠即刻停止飞行工作,暂时飞行不合格,定期在指定医院进行产前检查。

(2) 产后 2 个月申请年度体检,结论合格者产后满 3 个月恢复飞行工作。

四、避孕

避孕是用科学方法达到不受孕的目的,从而有计划的调节生育。常用的有药物避孕和器具避孕。

1. 药物避孕

药物避孕的主要作用是抑制排卵,同时使子宫内膜变薄,使受精卵不能着床,达到避孕的目的,停药后,卵巢功能迅速恢复,仍可再怀孕,对身体健康无影响。

(1) 短效口服避孕药(见表 5-1 所列)适用于长期同居的夫妇,有效率达 99% 以上。

表 5-1　常用短效口服避孕药

药名	配伍	每片含量/mg	用法	备注
口服避孕药 1 号(复方炔诺酮)	炔诺酮 炔雌醇	0.625 0.035	从月经来潮当天算起的第 5 天开始,每晚服一片,连服 22 天	一般服完药 3 天左右即来月经,服药当月可以避孕,下次仍按同时间同剂量服药
口服避孕药 Ⅱ 号(复方甲地孕酮)	甲地孕酮 炔雌醇	1.0 0.035	从月经来潮当天算起的第 5 天开始,每晚服一片,连服 22 天	一般服完药 3 天左右即来月经,服药当月可以避孕,下次仍按同时间同剂量服药
口服避孕药 0 号	炔诺酮 甲地孕酮 炔雌醇	0.3 0.5 0.035	从月经来潮当天算起的第 5 天开始,每晚服一片,连服 22 天	一般服完药 3 天左右即来月经,服药当月可以避孕,下次仍按同时间同剂量服药
复方 18-甲基炔诺酮	消旋 18-甲基炔诺酮 炔雌醇	0.3 0.03	从月经来潮当天算起的第 5 天开始,每晚服一片,连服 22 天	一般服完药 3 天左右即来月经,服药当月可以避孕,下次仍按同时间同剂量服药

(2) 探亲避孕药(见表 5-2 所列)不受经期限制,用于两地分居的夫妇探亲时服用。

表 5-2　探亲口服避孕药

药名	配伍	每片含量/mg	用法	备注
甲地孕酮(探亲片 1 号)	甲地孕酮	2.0	同房前 8 小时服 1 片,以后每晚 1 片(含当晚),连服 14 天,末次房事后次晨再服 1 片	如需继续避孕,可接服 Ⅰ 号或 Ⅱ 号短效避孕药
炔诺酮	炔诺酮	5.0	探亲当晚开始每晚服 1 片,连服 14 天	如需继续避孕,可接服 Ⅰ 号或 Ⅱ 号短效避孕药
"53" 号避孕药	双炔夫碳酯	7.5	同房后立即服 1 片,第 1 次同房后次日晨应加服 1 片	如需继续避孕,可接服 Ⅰ 号或 Ⅱ 号短效避孕药

(3) 长效避孕药(见表5-3、表5-4所列),抑制排卵,达到避孕的目的。

表5-3 长效口服避孕药

药 名	配 伍	每片含量/mg	用 法
复方18-甲基炔诺酮	18-甲基炔诺酮 炔雌醇	12.0 3.0	月经来潮第5天中午服第1片,前20天服第2片,以后每隔28天服1片。前3个月每次加服长效雌激素(内含炔雌醚0.3mg)1片
复方炔雌醚	炔雌醚 氯地孕酮	3.3 15	月经来潮第5天服1片,隔20天后再服1片,以后每隔30天服1片
复方16次甲基氯地孕酮	16次甲基氯地孕酮 炔雌醚	10 3.0	同上

表5-4 长效注射避孕药

药 名	配 伍	每针含量/mg	用 法
避孕针1号	己酸孕酮 戊酸雌二醇	250 5.0	月经来潮第5天肌注2支或第5天和第12天各肌注1支。以后每次月经第10天~12天肌注1支。
复方庚炔诺酮避孕针1号	庚酸炔诺酮 戊酸雌二醇	80 5.0	同上

(4) 阴道局部用避孕药(见表5-5所列):此类药品可放入阴道,把泄于阴道内的精子杀死,或阻止精子前进不能进入子宫,从而达到避孕的目的。

表5-5 阴道用避孕药

药 名	配 伍	用 法
避孕药膜	烷苯聚氧醇50mg	取药膜1张,对折后于同房前放入阴道深处,停留3min~5min后起避孕作用
避孕药片	苯基聚乙二醇醚60mg	置入阴道深处1粒后5min~10min起作用
避孕药膏	每100g药膏含醋酸苯汞90mg和对羟基苯甲酸乙醋50mg	将药膏挤进专用的注器内约10g,同房前注入阴道内,稍待即可发挥作用

(5) 注意事项如下。

① 避孕药片的主要成分在糖衣上,应将药瓶置阴凉、干燥处保存,以免失效。

② 按时服药,漏服应于次日补服。

③ 定期检查乳房,如发现有肿块应停止用药。

④ 用药期间应注意其他药物对避孕药避孕效果的影响,以及避孕药对其他药效有影响。

⑤ 停用长效药时,最后一次服药后,应改用短效药1个月~2个月作为过渡,以免发生月经不调。

⑥ 注意药品的有效期,过期药品将影响避孕效果,甚至产生其他副作用。

⑦ 口服避孕药副作用极少,少数人可出现恶心、头晕、乏力、呕吐等,给予对症处理。乘务员服用必须征得航空医生的许可。

2. 器具避孕

利用器具,防止精液泄入阴道;阻止泄入阴道内的精子进入子宫腔;或改变子宫腔内的环境,实现避孕的目的。

(1) 宫内节育器是一种安全、有效、经济、简便的避孕工具。因取出后不影响生育而深受妇女欢迎。临床上常用的节育器有金属环、节育花、T型节育器、V型节育器。已婚育龄妇女,经医院检查无生殖器炎症,月经正常,无严重的全身性疾病,闭经者(早孕除外)均可以放置。放环取环均应在无菌条件下由医务人员操作完成。

(2) 阴道隔膜又叫子宫帽,是女用的避孕工具。用前需进行妇科检查,配好合适号码,并教会使用。如有滴虫性或霉菌性阴道炎、重度宫颈炎、子宫脱垂、阴道松弛或阴道狭窄等情况时不宜使用。

(3) 避孕套又叫阴茎套,是男用的避孕工具。避孕套分大、中、小3种,可根据需要选用,使用前注意检查有无破损,否则无效。此种方法简便,效果可靠,男女双方健康均无影响,需坚持使用。

现将前述的各种避孕法概括比较(见表5-6所列),以供选用。

表5-6 各种避孕法的概括比较及选择

避孕方法	适用情况	不适用情况	优缺点	说明
安全期	妇女月经规则	月经不规则,生活或健康有改变,如患病、精神刺激、环境改变	需夫妇双方均自制,简便,可靠	必须先测定排卵期(可用基础体温测定法)
阴道用避孕药	一般妇女均可用,尤其适用于不愿用或不会用工具避孕者	对药物过敏者,阴道短、子宫下垂、会阴严重裂伤者(药物不能存留)	简便、可靠,且有利滑润(避孕胶冻),需保藏好,易变质	可与阴道隔膜或避孕套合用,效果更佳
阴道塞和阴道避孕药	不能用或没有其他避孕法时	阴道短或阴茎长者	简便,但可靠性较差,有时防碍同房	无泡沫塑料或海绵时,可用棉球蘸肥皂水或以醋代替
阴道隔膜	妇女能安置合适者均可用	阴道松弛或过紧	可靠,简便	需先经医生检查配置指导,与阴道用避孕药合用效果好
避孕套(阴茎套)	男用,尤适用于患有阴道滴虫或霉菌等感染时		尚简便,可靠,可能影响感觉	与阴道避孕药合用效果更好
宫内避孕器	查无禁忌可配用	生殖器炎症、肿瘤、各种疾病活动期	可靠性高,简便但有副作用	需有医生配置,定期随诊
口服或注射避孕药	查无禁忌,均可应用	急、慢性肝病、肾病、心血管疾患、肿瘤	可靠性高,不够简便,有副作用	需按规定服用,定期随诊

五、艾滋病

艾滋病是"获得性免疫缺陷综合症"(AIDS)的简称,是一种新的性传播疾病,由获得性免疫缺陷病毒(HIV)引起。本病特点是患者的 T_4 细胞被破坏,造成细胞免疫功能严重缺陷,丧失对外界感染的抵抗力,发生条件性感染和少见的恶性肿瘤,症状复杂,目前尚无特效疗法,最终因无法治愈而死亡。

本病通过精液、血液、泪液、乳汁、医疗器械等传播,同性恋者、吸毒者、接受输血和父母患有艾滋病者为高发人群。

1. 诊断

(1) 病史。患者的个人生活方式,性生活史;有无反复静脉注射吸毒、输血或注射血液制品史;有无艾滋病流行区旅居史。

(2) 无症状感染期。艾滋病的潜伏期,一般4个月至5年;其特点是没有明显的症状。潜伏期内的艾滋病病毒感染者具有传染性,又称艾滋病病毒携带者,这时的艾滋病病毒抗体阳性检出率达100%。

(3) 急性感染期。感染艾滋病病毒后50%~75%的人2周~6周出现发热、咽喉痛、淋巴结肿大、皮疹等,一般持续约两周自行消退。感染者具有传染性。

(4) 艾滋病期。表现为全身症状,如持续不规则低热、持续性全身淋巴结肿大,特别是腹股沟以外,全身有两处以上部位淋巴结肿大,一般1cm大小,不疼痛。持续慢性腹泻,3个月内体重下降10%以上。盗汗,初为夜间出现,继而发展到白天也存在。极度乏力,记忆力减退,反复头痛,反应迟钝乃至痴呆、出现肺炎、结核、肠炎等,甚至肿瘤。艾滋病病毒抗体阳性。

(5) 血液检查:血红蛋白70g/L~100g/L;白细胞 $10\times10^9/L$ ~ $30\times10^9/L$;血小板中度减少,血浆球蛋白上升,白蛋白减少;转氨酶为正常的2倍~4倍。

(6) 尿液检查:血尿,蛋白尿。

(7) 免疫学检查:淋巴细胞减少< $1.0\times10^9/L$;T辅助细胞与T抑制细胞比率倒置;血清免疫球蛋白水平正常或升高,补体成分正常。

(8) 病毒及血清学检查 LAV/HTLA-Ⅲ病毒学或血清学试验阳性。

(9) 诊断标准:引自美国疾病控制中心,患者HIV抗体阳性或细胞培养分离出HIV病毒,且具有下列情况之一者,可诊断为艾滋病。

①肺囊虫性肺炎。

②弓形体脑炎或播散性感染。

③慢性隐孢子虫肠炎,超过1个月以上。

④慢性皮肤黏膜单纯疱疹,1个月以上。

⑤肝脏或淋巴结以外的器官发生巨细胞病毒感染。

⑥进行性多灶性脑白质病。

⑦念珠菌食道炎。

⑧隐球菌性脑膜炎或播散性感染。

⑨细胞内鸟分枝杆菌感染。

⑩卡波西肉瘤(60岁以下)。

⑪ 原发性脑淋巴细胞瘤。
⑫ 播散性细菌感染(不仅是肺或淋巴感染)。

2. 鉴别诊断

应与先天性免疫缺陷病和其他原因引起的免疫缺陷相鉴别。

3. 治疗

(1) 西医治疗。目前尚无确实有效的疗法,只有对症处理。

抗 HIV 病毒:常用药物叠氮胸苷、苏拉明、三氮唑核苷、干扰素等。

改善细胞免疫功能:白细胞介素-2、胸腺肽、免疫球蛋白等。

治疗条件性感染:针对不同的病原体选用相应的药物,如用复方新诺明合红霉素治疗卡氏肺囊虫性肺炎。

抗肿瘤治疗:选用更生霉素、长春新碱等化疗或放射疗法。

(2) 中医治疗。中医药防治艾滋病仍处于探索阶段,但根据中医药自身的特点,采取辨病与辨证相结合的方法治疗,易于控制和治疗艾滋病。

(3) 针灸治疗。

调整免疫机能:可选用足三里、肺俞、膏肓、膈俞、神门、关元、气海、命门、三阴交、肾俞等穴,用补法。

可辨证酌选大椎、曲池、脾俞、四海、四花、骑马灸法。

思考与讨论

1. 子宫内膜异位症有哪些主要临床表现?应怎样处理?
2. 乘务员在妊娠期间应注意哪些?
3. 最常用的避孕药有哪些?

第六章　空勤人员常见疾病及防治

由于航空环境与人们早已适应的地面环境有较大差别,特别是高空大气中氧含量减少、大气压力降低、振动和加速度等不良因素的存在,从而引起一系列生理、心理和病理方面的改变,出现了一些地面上所不能见到的症状或疾病,如高空缺氧症、高空减压病、高空胃肠胀气和航空性鼻窦炎、中耳炎等航空活动中特有的疾病。

第一节　高空病的发生原因及防治

学习提示:
(1) 了解高空缺氧对机体的影响、主要预防措施及防治原则。
(2) 了解高空减压病发生特点、影响因素和处理。
(3) 了解高空胃肠胀气的主要表现。

高空病(Aeroembolism;Airsickness;Altitude Sickness)是指在高空中空气稀薄导致血液及组织缺氧所产生的反应,如出现头痛、倦怠、心悸、鼻出血、恶心等对身体所产生的不良反应。

一、高空缺氧症

高空缺氧症是指组织得不到正常的氧气供应,或者不能充分利用氧来进行代谢活动所引起的一系列生理及病理性反应。大气压随高度变化的特性是导致高空缺氧症的主要原因。

(一) 缺氧的主要表现

缺氧的症状多种多样,但并非所有症状都会在同一个人身上表现出来。缺氧初期会出现气喘、呼吸加深加快等代偿反应,随着缺氧程度的加重,当超过身体的代偿能力时,便会出现各种各样的机能障碍。在生理上觉得头晕目眩、恶心、头痛、震颤,在视觉上是模糊不清。由于机体各组织、器官对缺氧的敏感程度不一样,在缺氧时出现功能障碍的先后顺序也不一样。一般认为,缺氧的阈限高度是 1.2km,即超过 1.2km 的高度,最早的缺氧症状就会表现出来。

(二) 影响缺氧耐力的因素

影响机体对急性高空缺氧耐力的因素很多,在不同个体之间,或即使同一个体在不同条件下,其耐受缺氧的能力均有差别。

首先是缺氧条件。除了上升高度这一基本的决定因素之外,暴露时间和上升速度对机体的缺氧也有一定的影响。暴露时间越长,影响越严重,特别是缺氧的后遗症状与暴露时间的长短有密切的关系。如在 3km~5km 高度停留几个小时,回到地面后可引起头痛、恶心、疲乏、头晕等症状达数小时之久,即使在恢复期还可能出现视觉障碍、眼肌功能障碍和智力障碍等;飞机上升的速度越快,机体的代偿反应越来不及充分发挥,症状也越重。

其次是机体的健康状况。如睡眠不足、吸烟、饮酒、空腹和过饱腹飞行、各种急性感染、过度疲劳、病后机体衰弱等因素均可使缺氧耐力下降。

其他合并因素。如缺氧时同时合并有高温、低温或加速度等因素,也可使机体的缺氧耐力下降。

(三) 主要预防措施和处理

1. 主要预防措施

(1) 飞行中要掌握一定的上升速度和暴露于低氧状态下的时间,必须懂得上升过快不能充分发挥机体的代偿作用,过慢又由于暴露在低氧状态下时间过长,也是不利的,关键在于适度。

(2) 根据飞机需要上升的高度,正确使用供氧装置。

(3) 加强机体耐缺氧锻炼,注意疲劳、寒冷、高温、飞行加速度等的合并影响。

2. 高空缺氧的处理

高空缺氧的飞行人员着陆后要根据其程度进行处理,轻者注意休息,重者应立即组织抢救,如给氧、使用呼吸循环兴奋剂,及时送医院做进一步诊治。

二、高空减压病

所谓减压病是在减压到一定程度时,溶解在体内的气体(主要是氮气)因过饱和而游离出来,形成气泡所导致的综合症。发生在高空上升时,称为高空减压病,又称气体栓塞症,它是上升高空时发生的一种特殊病症。其主要症状为关节疼痛,有时出现皮肤刺痛或瘙痒感觉以及咳嗽、胸痛等,严重时还可有中枢神经系统症状,甚至发生神经循环虚脱。高空减压病的诊断依据主要有以下。

(1) 有从正常气压减至低气压或从高气压减至正常气压的减压不当史。

(2) 四肢关节、肌肉疼痛;皮肤有瘙痒、刺痛、蚁走感等异常感觉及猩红热样皮疹、荨麻疹样丘疹或大理石样斑纹;胸骨后不适、咳嗽、呼吸困难;有头痛、视物模糊、复视、视野缺损等神经系统症状。

(3) 气泡探测仪探测到体内存在大量气泡。

高空减压病的产生原因,是大气压力降低时在组织、体液中溶解的氮气离析出来形成了气泡。在血管内形成的气泡,成为气体栓子,堵塞血管;在其他组织内形成的气泡,则可能压迫局部组织。根据形成气泡的多少以及栓塞或压迫部位的不同,则引起各种不同的症状。

(一) 高空减压病的类型

症状分为4种基本类型。

(1) 皮肤型。气泡发生在皮肤,产生瘙痒、冷热感与蚁爬感等。该型症状最轻。

(2) 关节型,又称屈肢痛。气泡发生在关节及其周围组织,引起关节疼痛。该型多见,故常以屈肢痛代表高空减压病。

(3) 呼吸型。气泡发生在肺小动脉或肺毛细血管,引起胸骨下不适(压迫感、干燥感、灼热感甚至刺痛、咳嗽及呼吸困难等)。该型又称为气哽,较前两型都严重。

（4）中枢神经型。该型少见，但属于严重型。气泡发生在中枢神经系统，发生部位不同，表现症状会有所不同，有头痛、视机能障碍、神经麻痹与肌肉抽搐等。严重时发展为虚脱。如不急救，会引起意识丧失。

（5）混合型。该型是上述4种类型混合存在，较多见。

皮肤型的高空减压症状，在下降过程（6km～5km以下）便会消失。关节型与呼吸型的症状，多数病例在下降过程消失或减轻，或下降到地面后迅速消失，但少数病例会继续数小时乃至数日才消失；也有极个别的关节型症状长期不消失。中枢神经型的症状在下降过程开始缓解，降到地面后逐渐消失；但有少数病例，仍不消失，并进一步恶化；或降到地面后虽已消失，但经数小时又重新发病；极个别病例会造成死亡。

影响发病的因素有以下。

（1）上升高度：大多数发生于8km以上。

（2）暴露时间：一般在高空停留5min～2.5h发病。

（3）上升速度：上升速度与发病率成正比。

（4）环境温度：寒冷可加重发病。这是因为皮肤及其他部位的血管收缩，使排氮速率减慢所致。反之，环境温度升高，能减少发病。有的资料报道，-23.3℃时的发病率为21.1℃时的两倍，且重症的比例增加。

（5）体重：体重愈重，一般都是脂肪过多，患本病的倾向相应增加。

（6）性别：女性发病率高于男性。有的资料报道，在低压舱内上升的12458人次中，男子的发病率为0.15%，妇女的发病率为0.54%。其原因尚不明了。

（7）年龄：随年龄增加，发病率亦增加。这可能与身体发胖、脂肪组织增多，以及心血管功能降低影响氮气脱饱和的速率等有关。

（8）肌肉运动：能促使发病或使症状加重。

（9）重复暴露：24h内重复暴露于低气压环境，可促使发病。

（10）高压条件下活动：上升前24h内曾做过水下运动或潜水等活动者，上升较低高度即可能发病。

（二）高空减压病的临床表现

（1）屈肢症：肌肉或关节受气泡压迫产生轻重不等的局部疼痛症状，为缓解疼痛，常保持患肢于屈位。

（2）皮肤：表现为痒感、刺痛、蚁走感及异常的冷、热感觉等，多为一时性的。痒感有时和屈肢症同时发生，也可单独出现；发生部位多在脊背和肩部皮肤。此外，也有局部皮肤出现斑点的。斑点出现在上胸部及上臂者，多为严重病例。有资料报道皮肤出现斑点后几小时内发生神经循环虚脱者，无其他原因而发现有皮肤斑点时，可以认为是皮下组织的血管发生了气体栓塞，或者是植物神经系统发生了机能障碍。皮肤症状在下降到地面后多能完全恢复。

（3）呼吸系统：可有胸骨后不适、咳嗽及呼吸困难，并有窒息感等症状。

（4）神经系统：其临床表现主要包括视觉、感觉、运动、前庭及意识等多方面的功能障碍，人体会出现视觉模糊、复视、视野缺损及视野中出现闪烁性暗点等。

（5）虚脱：虚脱前常有不安、面色苍白、出冷汗等前驱症状；一般先表现为不安，面色苍白，手及前额出冷汗，四肢皮肤潮湿，温度降低，有交替性的冷、热感觉和恶心，很快发生意识模糊,脉细微,心动徐缓。

(6) 减压后休克:大多有血细胞比容升高、体温上升及白细胞计数增加现象。虚脱发生后如不采取急救措施,终至意识丧失。

(三) 高空减压病的诊断和处理

(1) 医学观察:在飞行或低压舱内上升过程中,若发生严重的高空减压病,降至地面后,即使本人感觉良好,为安全起见,仍需让其休息,并在24h内进行观察,以免发生意外。

(2) 对症处理:下降地面后仍有症状者,应卧床休息;严重者应立即送往医院;有休克症状者先急救,待病情稳定后再送往医院。当发生休克致皮肤、黏膜青紫时,应吸入氧气或氧气与二氧化碳的混合气。

(四) 防治原则

(1) 增压座舱:在飞行期间使舱内始终保持较舱外环境压力高出一定值的压力。

(2) 吸氧排氮。

(3) 加强平时卫生保健工作,如增强呼吸、循环系统功能以及防止体重过重。

(4) 高空减压病易发倾向试验:利用低压舱进行一定高度的上升,筛选出对本病有易发倾向的人。

(5) 发病后及时下降,下降愈早,恢复愈好。

(6) 下降后的处置:症状已完全消失者,应警惕复发甚至发生减压后休克;症状未完全消失者,应对症治疗,吸纯氧或送入高压舱治疗。

(7) 加压治疗:治疗中可间歇吸氧,以加速排氮和改善组织供氧情况。

三、高空胃肠胀气

人体胃和肠内含有气体(包括溶解在胃肠道液体中的气体),在飞行上升过程中或达到一定高度的最初停留阶段,由于外界气压的降低,使胃肠内的气体体积膨胀而引起的腹胀、腹痛等症状叫高空胃肠胀气。膨胀的气体主要对人体造成机械性压迫、牵张和由此引起的神经反射性的机能变化。

(一) 主要表现和处理

气体膨胀程度随飞机上升的高度不同而有所不同,一般上升到1万米以上高度出现的症状显著,除腹痛、腹胀之外,还有呼吸受限、肺通气量减少,循环障碍等症状,反射性出现脉搏加快、血压轻度升高或者脉搏减慢、血压下降而面色苍白、出冷汗等。高空胃肠胀气轻者,无需特殊处理,下降和着陆后可自行消失。重者着陆后应送医院进行处理。

(二) 主要预防措施

(1) 高空飞行前应限制进食产气食物,如洋葱、白菜、萝卜、豆类和瓜类等。

(2) 防止有意和无意吞咽过多的气体,如进食过快或者咀嚼口香糖之类。

(3) 积极预防和及时治疗胃肠道疾病。

思考与讨论

1. 什么是高空缺氧?有哪些表现?怎样预防?

2. 什么是高空减压病?分几种类型?影响高空减压病有哪些因素?怎样诊断和处

理?

3. 什么叫高空胃肠胀气?有哪些表现?怎样预防?

第二节　高血压病的病因及防治

学习提示:了解高血压的发病原因及预防措施。

高血压病是以体循环动脉压增高为主要表现的病症,整个身体都会发生牵累。高血压不仅是血流动力学异常疾病,而且也伴随脂肪、糖代谢紊乱和心、脑、肾等靶器官的不良重塑。在我国是一种常见病,尽管诊断和治疗方法有不断地进步,但它迄今仍是心血管疾病死亡的主要原因之一。

一、什么是高血压病

高血压是指体循环动脉收缩压和(或)舒张压的持续升高(高于正常值)。血压的定义是人为的,正常血压和高血压之间无明确界限。目前,我国采用国际上统一的标准,即收缩压≥140mmHg 和(或)舒张压血压≥90mmHg 即诊断为高血压(见表6-1所列),根据血压增高的水平,可进一步分为高血压1级、2级、3级。

表6-1　血压水平的定义和判断

判　断	收缩压/mmHg	舒张压/mmHg
理想血压	<120	<80
正常血压	<130	<85
正常高值	130~139	85~89
1级高血压(轻度)	140~159	90~99
重组:临界高血压	140~149	90~94
2级高血压(中度)	160~179	100~109
3级高血压(重度)	≥180	≥110
单纯收缩期高血压	≥140	<90
重组:临界收缩期高血压	140~149	<90

注:1 mmHg=0.133kPa

高血压病分两大类。

(1)原发性高血压:病因不明,是以血压增高为主要表现的一种疾病,这类病人占高血压患者的95%以上。

(2)继发性高血压:有明确而独立的病因,它是由某些疾病,如肾脏疾病、内分泌疾病、妊娠中毒症、嗜铬细胞瘤、主动脉狭窄而引起血压增高的现象,这类患者不足5%。

二、高血压的病因和临床表现

高血压的病因不十分明确。目前认为是在一定的遗传背景下,由多种后天环境因素作用使正常血压调节机制失代偿所致。它与职业、社会环境、生活变故,心理冲突,食盐摄入较高及某些营养成分等因素有关。调查表明,我国患病率城市高于农村,北方高于南方,高原少数民族地区患病率较高。青年中男性略高于女性,中年后女性稍高于男性。在高血压的发生中,除上述受到广泛注意的因素外,还可能与饮酒、抽烟、低钾、低钙有关。此外,如果父母均有高血压病,其子女发生高血压病的可能性比父母均无高血压者高4倍~5倍,说明与遗传基因的缺陷有关。

高血压病的主要临床表现为:早期症状有头昏、头痛、睡眠差、烦躁、健忘、耳鸣,颇似神经官能症;随着病情发展,血压明显而持久的升高,若累及心脏,便成为高血压心脏病;若影响肾脏,轻者尿可有少量蛋白、红白血球,重者肾功能减退,甚至发生尿毒症。此外,脑动脉亦可因持续高血压而引起脑血管痉挛,长期痉挛缺血致脑动脉硬化,久之出现脑血栓形成及脑出血。

三、高血压的主要预防措施及治疗

高血压病虽然是中老年人的常见病,但是在青少年时期就已潜伏着危机。所以,对高血压病的预防必须从青少年抓起。随时注意他们的心理健康、生活习惯、膳食结构。注意脑力活动的弛张,饮食选择低盐、低脂,不吸烟,不酗酒,积极参加体育锻炼,提高大众对高血压及其后果的认识,做到早发现和有效治疗,提高对高血压的知晓率、治疗率和控制率,定期接受体格检查,包括测量血压等,有利于早期发现,对本病的早期预防具有十分重要意义。

对已经发现有高血压病的患者可注意以下几点。

(1) 限制钠的摄入,每日不大于6g。

(2) 减少膳食脂肪,补充适量蛋白质,多吃蔬菜和水果,摄入足量的钾、镁、钙,减轻体重。

(3) 限制饮酒,尤其是不饮烈性酒。

(4) 加强运动,可根据年龄及身体状况选择不同的运动方式,运动要适度。

(5) 保持心情愉快,情绪乐观,睡眠充足,健康的心理状态,戒烟对高血压病患者十分重要。

另外,对于严重的高血压病患者不能乘机。因为患者在紧张、兴奋时血压会进一步升高,可能诱发高血压脑病或发生脑血管意外等病症。对于已经并发有心、脑、肾损害的高血压病患者,在病情未稳定时不能乘机旅行,否则可能使并发症加重,甚至危及生命。心脑肾合并症已超过半年,血压稳定,器官功能恢复满意,经医生允许可以乘机。一般高血压患者经治疗已恢复正常工作,可以乘机。但旅行前应测量血压,使血压稳定在正常范围;旅行期间要随身带药,坚持按时服用,防止血压波动。服用有易发生体位性低血压影响的降压药患者,长时间坐后站起时,动作要缓慢,防止产生体位性低血压而引起头晕或摔倒;整个旅行中不要过度紧张兴奋,不要过度疲乏。

一般旅客中可能有人因情绪兴奋、紧张等引起血压升高产生头痛、头晕等,这时要让乘客保持安静、精神放松,必要时可服安定1片~2片或含服心痛定1片,5min~20min后血压即可下降。

近年来,抗高血压药物发展迅速,根据不同的患者的特点可采用一种药物或联合采用多种药物,治疗方案要个体化,指药物选择、剂型、剂量、用药必须合理选择。血压降到并保持收缩压<140 mmHg、舒张压<90 mmHg 为理想。尽可能用每日一粒的长效制剂,便于长期治疗且可减少血压的波动。

思考与讨论

1. 什么是高血压病?
2. 飞行人员正常血压的范围是多少?
3. 怎样预防高血压病?

第三节 冠心病的病因及防治

学习提示:了解冠心病的发生原因及防治措施。

冠心病是冠状动脉粥样硬化性心脏病的简称,是 40 岁以上的中年人的一种常见病、多发病。由于冠状动脉硬化的速度不一,受侵血管的范围不一,狭窄的程度不同,各人的代偿能力不同,所以,冠心病病人的表现也千差万变。有些中年人虽然也存在着冠状动脉硬化,但动脉狭窄的程度较轻,或有较好的侧支循环代偿,所以,他们平时并没有什么不舒服的感觉,即使进行心电图检查,也只有一部分人能发现有异常,而另外一部分人要通过一定的运动试验方法才能表现出来,这类病人称之为隐性冠心病。随着冠状动脉狭窄的加重,使心肌血液供需矛盾激化,发生暂时性的心肌缺血缺氧,此时病人可感到胸前区间痛,或重压紧缩感,这在医学上称为心绞痛。当冠状动脉狭窄进一步加重,管腔完全闭塞,那么由这支冠状动脉供应的一片心肌,由于血液供应中断而发生心肌坏死,这称为心肌梗塞。当心脏长期供血不足,可能使心肌发生萎缩退化,引起心律失常、心脏扩大及心力衰竭。少数病人可因为缺血心肌的"心电"不稳定,产生严重心律失常而突然死亡,医学上称为"猝死"。

一、冠心病的病因

1. 与性别、年龄、遗传性和家庭史有关因素

(1) 性别:40 岁~50 岁男性较女性发病率高,男女比例为 2∶1,但女性在绝经期后发病率逐渐增加,糖尿病患者中,女性较男性易患冠心病。同样的患病率,女性较男性要晚 10 年。一旦患有冠心病,女性比男性预后差。

(2) 年龄:冠心病的发病随着年龄的增加而增加,40 岁以上中老年多发,49 岁以后进展较快。

(3) 遗传性和家庭因素:有家族史者易患本病,有糖尿病、高血压、高血脂家族史者易患本病的机率增加。父母均患冠心病的后代比父母均无冠心病的后代发病率要高 4 倍以上。

2. 与代谢异常和疾病有关的内在因素

(1) 高血压是冠心病的重要患病因素。高血压合并冠心病者较血压正常者高出 2 倍~4 倍。我国冠心病患者 70% 以上为合并高血压。

(2) 高血脂:血脂是动脉硬化的主要因素,是构成冠心病的重要危险因子。高胆固醇

血症患者较胆固醇正常者冠心病的危险性增加5倍。有学者认为,低密度脂蛋白是本病的首要危险因素。高甘油三酯血症也是冠心病的易患因素,它可以最终导致形成粥样硬化斑块,并发展成冠心病。

(3) 高血糖:糖尿病患者由于血脂高、血糖高、血液黏度高,容易伴发动脉粥样硬化。糖尿病患者发生冠心病的危险性比正常人高2倍,女性糖尿病患者比男性高3倍,有冠心病的女性糖尿病患者易发心力衰竭、脑卒中和猝死。

(4) 高体重和肥胖:冠心病患者中,肥胖者的发病率为瘦小者的5倍,强力型体质较无力型体质易患本病,肥胖是通过促进高血压、高血脂和糖尿病而间接影响冠心病。

3. 与生活方式、饮食习惯和环境有关的因素

(1) 吸烟与冠心病有明显关系。烟中的尼古丁可反复过度刺激血管、心脏,血液中氧被烟中的一氧化碳取代而妨碍对心脏氧的供应。烟中所含的这些物质危害性极大,最终使冠状动脉内壁损害,使血管通道变窄,导致冠心病。吸烟者冠心病的发病率和病死率为不吸烟者的2倍~6倍。

(2) 饮食习惯:调查表明,总热量、总脂肪,特别是饱和脂肪、胆固醇、糖和盐的摄入量过多易患冠心病。

(3) 水质硬度的改变:水质硬度下降的城镇,冠心病的死亡率显著上升。研究表明,微量元素铬、锰、钴等可促使动脉粥样硬化,经常饮用软水者冠心病的患病率和死亡率都较高。

(4) 饮酒:中等量的饮酒可使冠心病的危险性降低,饮酒可使高密度脂蛋白增高,长期大量饮酒可导致酒精性心肌病、脑病、肝病的危险。

(5) 体力活动:缺乏体力劳动者,冠心病的发病率增加,经常坚持规律性适量活动有益于健康。已患冠心病应避免剧烈运动。

二、冠心病的类型

根据冠状动脉血流的变化,心肌供血不足产生的范围、程度、速度等因素,冠心病有以下表现类型。

(1) 隐性冠心病。患者无临床症状,检查心电图有心肌缺血表现。此期患者如合理饮食、适当体育活动和体力劳动,能够控制病情继续发展,但也可因心肌耗氧增加而产生临床症状。

(2) 心绞痛,是冠状动脉供血不足,心肌急剧、暂时的缺血缺氧而引起的临床症状。典型心绞痛是突然发生于胸骨体上段或中段后的压榨性、闷胀性或窒息性疼痛,可波及心前区,可放射至左肩、左上臂前内侧,远达无名指与小指,偶可伴濒死的恐惧感,迫使患者立即停止活动,可伴出汗。疼痛发作历时1min~5min,偶尔可持续15min之久。

休息或含硝酸甘油扩血管药后症状可缓解。心绞痛常在体力劳累、情绪激动、受寒、饱食、吸烟时诱发。不典型心绞痛,疼痛可位于胸骨下段、心前区或上腹部,放射至颈或下颌、右胸等处,疼痛较轻或仅有左前胸不适、发闷感。心绞痛发作可引起患者对此病的重视。

(3) 心肌梗塞,是由于冠状动脉闭塞、血流中断,部分心肌因严重持久性缺血、缺氧时发生局部坏死。发生心肌梗塞的病人,早期有剧烈的胸痛。性质与心绞痛相同但更严重,

患者常有烦躁不安、恐惧和濒危感,发病后可迅速出现休克,急性心功能不全,发热与呕吐、恶心、意识障碍,严重心律失常等症状。

(4) 缺血性心肌病(心肌硬化),表现为心脏增大、心力衰竭和心律失常,为长期心肌缺血致心肌纤维化引起。

(5) 猝死,各种心脏病都可引起猝死,但 50% 以上为冠心病引起。心脏骤停发生是由于冠状动脉痉挛,心肌急性缺血,造成局部电生理紊乱引起严重的心律失常所致,及时的心脏复苏可能挽救患者生命。

从世界民航医学统计资料可知,突然死于飞机上的乘客绝大多数是心血管病发作引起。因此冠心病人乘机旅行应该特别注意若有下列情况时抓紧治疗,不能乘坐飞机:心绞痛发作频繁者;急性心肌梗塞及心肌梗塞后恢复不到 6 周者;心肌硬化伴有严重心律紊乱或心功能不全者。上述情况都说明心肌严重供血不足,应该积极治疗,改善心肌供血状况;若有心肌耗氧的其他活动时,可加重心脏负担,发生危险。

冠心病人经过合理治疗、心肌供血有了改善,患者自觉症状消失、心电图检查已明显好转,经医生同意可以乘机旅行。但乘客在旅行中必须避免过度疲劳和剧烈活动,避免情绪激动和过度兴奋。不要饮酒、吸烟,随身要带药物按时服用。若出现心绞痛等不适感觉时应立即停止活动,坐下或躺下保持安静并服安定或扩血管药。

若在飞机上突遇其他心绞痛乘客时,自己首先要保持镇静,可协助乘务员做好急救处理。比如让患者解开衣扣和腰带,立即就地休息,保持安静。不要吸烟和进食,马上吸入亚硝酸异戊酯 1 支或舌下含速效硝酸甘油片,吸氧,可服镇静剂如安定。若遇急性心肌梗塞病人,应保持绝对安静,让患者平卧。禁止搬动,立即吸氧并吸入亚硝酸异戊酯 1 支,并给镇静、止痛药,最好肌肉注射杜冷丁 50mg 或吗啡 10mg 皮下注射,并立即通知到达站做好急救准备工作。若出现猝死情况,要立即进行心肺复苏,进行心前区按压及口对口人工呼吸。

思考与讨论

1. 机上发现旅客心绞痛应怎样处理?
2. 冠心病有哪些易患因素?怎样做好防治?

第四节 空晕病的诱因及防治

学习提示:熟悉空晕病的主要表现及处理方法。

空晕病又名晕机病,它是航空中比较常见的一种病症。当驾驶或乘坐飞机时,由于受到直线或角加速度影响作用或噪声、振动等因素的影响,出现面色苍白、出冷汗、恶心、呕吐等主要症状,称之为空晕病。它和晕车、晕船、晕秋千一样,统称为运动病。典型的空晕病是循序渐进的,发病时间的长短,决定于刺激的强度和个体的敏感性。

空晕病的主要症状因病情程度不同,个体差异很大,各人并不一致,在不同时间、不同地点也不尽相同,最常见的(但不是每次晕机每人都有的)症状有头胀、头痛、头昏、眩晕、恶心、呕吐、面色苍白、出汗、流涎、疲乏、眼和手震颤、呵欠、心慌、胸闷、厌食,严重的还会出现一些中枢性症状,如意识模糊、复视,以及喘息和气梗等呼吸病状。典型的空晕病的发病过程是开始时觉得不舒服,头胀头重,有轻度恶心,躺卧时觉得好些。如病情继续发展,则表现为恶心加重、头脑发昏、发热、发胀、全身软弱无力,开始出汗;若病情再发展,则往往觉得头晕,站立不住,精神抑郁,甚至发生呕吐,吐后才觉得舒服一些。有的人只呕吐一次,但一直到飞机着陆后几分钟至1h~2h才痊愈。

一、空晕病的症状及诊断

初期症状为头昏、头晕、胃部不适、涎液增多、不愿活动,继之全身热感、恶心、怠倦思睡、出冷汗、面色苍白、表情淡漠、手指颤动,最后呕吐。呕吐前常有血压降低、脉搏减缓,而呕吐后又有血压升高、脉搏增快现象。轻者可不呕吐,严重者还有喘息、复视和意识模糊等症状。呕吐后症状暂时缓解,不久可再吐。离开飞机后,症状逐渐消失,但有些重症患者,症状可持续数日之久。

二、空晕病的处理

晕车、晕船的人乘坐飞机也易发生空晕,所以乘坐飞机时,减少不必要的头动,把头紧靠在椅子上,最好取斜靠位,如果有空间,仰面躺下。空晕病可通过适应诱发运动锻炼,进行自我治疗。

从医学角度以下人员不宜乘坐飞机旅行:①7天以内的婴儿和妊娠9个月以上的孕妇;②心肌炎与心肌梗塞病后一个月以内,脑血管意外病后两周内和恶性高血压患者;③严重肺病(结核空洞、肺功能不全的肺心病)、气胸、先天性肺囊肿;④急性鼻窦炎和中耳炎,固定下颌骨手术者;⑤重症贫血者;⑥精神病有攻击行为者,无医护人员陪伴的癫痫患者;⑦某些需要进行紧急医疗处置的疾病,在乘机前无医师许可证明和医护人员护理者。

思考与讨论

什么是空晕病?有哪些主要表现?怎样处理?

第五节 航空性中耳炎的病因及防治

学习提示:熟悉航空性中耳炎的主要表现及处理方法。

航空性中耳炎又称气压损伤性中耳炎或耳气压机能不良。多发生在飞行或低压试验和在下降高度过程中,由于咽鼓管不能平衡耳腔内外大气压力的剧变而造成的特有损伤。出现程度不同的耳痛、听力减退、耳鸣,少数病人有头痛、耳道内出血或偶有眩晕及植物神经功能失调。

一、航空性中耳炎的病因

飞行时,当人们全神贯注或睡觉时,忽视了做吞咽动作或服用过量镇静剂时,即使是正常的咽鼓管也能产生气压损伤。服用了大量镇静剂的空运伤病员较常发生耳气压损伤。

继发于感冒、鼻窦炎或过敏性鼻炎的黏膜水肿可使咽鼓管的管腔变窄,使管腔内的气体交换率下降,陈旧的鼻部和面部骨折、鼻中隔弯曲和矩状窦、鼻息肉病、慢性扁桃体炎和腺体增大也可能是致病因素。

二、耳气压损伤或航空性中耳炎的诊断

(1) 飞机下降或低压舱检查时,出现耳部受压感、耳鸣、听力减退和耳痛。

(2) 患者在飞机下降时未做咽鼓管主动通气动作。上呼吸道感染常为发病诱因。

(3) 耳痛轻时,常局限于受损伤耳部。剧烈耳痛可向同侧颞部及面颊部放散,有时可出现流泪及视物模糊,个别患者可有眩晕。鼓膜破裂时可有"巨响"感。

(4) 耳部检查可见鼓膜内陷,紧张部或全鼓膜弥漫性充血;鼓室积液或积血;鼓膜破裂时可见线性裂痕,边缘可有血痂。

(5) 听力检查多为传音性聋,偶可为混合性聋或感音神经性聋。

三、症状和体征

可单耳或双耳患病,症状为耳痛、耳聋、耳鸣和偶尔眩晕,如鼓膜破裂,耳内会出血。

1. 疼痛

耳痛可逐渐发生,也可以突然发作,疼痛可能非常剧烈,直到引起虚脱的程度,也可能仅有耳迟钝的感觉。当继续下降,可产生像急性中耳炎的疼痛,并可放射到颈部和腮腺区。由于外界压力增强,约有5%的耳朵发生破裂;此时疼痛消失,耳内流血明显。

2. 耳聋

飞行时或飞行后出现的耳聋常常是传导性的,这是由于中耳内有渗液之故;但是也可能出现罕见的感音性聋,这很可能是由于卵圆窗和圆窗的破裂所致。除了中耳内有粘连、听骨脱臼或不愈合的穿孔所致的个别病例外,传导性耳聋均要消退。如果内耳窗上的瘘管不闭合,则感音性聋就会持续存在。

3. 耳鸣

耳鸣可以伴随耳聋而存在。

4. 眩晕

幸好眩晕是罕见的,如果飞行员发生眩晕,特别当迅速下降时,可能发生危险。

检查耳部时,可见到不同程度的鼓膜内陷,同时从锤骨的尖端到鼓室上隐窝的鼓膜上有扇形出血,迅速下降时可发生单个或多个间质出血,深红色的大水疱可使鼓膜的表面变形,并且延伸到邻近的外耳道皮肤。

从开始发作至12h后均可发生小耳渗液,其特点是鼓膜呈琥珀色。如果中耳未完全被液体填满,可见一个蓝的或黑的半月形细发线,当头向前屈或向后伸时,此发线就移动。偶尔也可见到液体里有一堆气泡,如中耳腔内发生出血(血鼓室)则可见典型蓝黑鼓膜。

鼓膜穿孔发生于紧张部。典型的撕裂部位是在咽鼓管开口邻近的鼓膜前下象限,如果鼓膜有瘢痕区或脆弱区,则在这些区域发生撕裂。

5. 慢性耳气压损伤

飞行时发生的气压损伤无论是轻是重都属于急性。有些患者的病变还未完全消退,如准予继续飞行,这些患者可能再度发生气压损伤,称之为慢性耳气压损伤。

6. 延迟性耳气压损伤

本病于飞行时无症状,飞行后几小时患者感到耳痛和听力损失。这种类型的气压损伤发生于吸纯氧的长时间飞行之后。由于咽鼓管部分闭塞,中耳黏膜快速吸收氧气造成显著的压力差所致。

四、预防与处理

总的说来,当存在导致本病的任何可能因素时,都不能飞行。但是在决定边缘病例是否适合飞行时要做仔细的判断。有些病例则要在低压舱内做减压试验。

在飞行训练的早期阶段就要教育飞行人员,使他们懂得耳气压损伤的原因以及如何预防。其中瓦尔萨瓦氏动作(鼻鼓气动作)比较容易操作。

一种正确的预防方法是在飞行人员患上呼吸道感染时,暂时停止飞行。

1. 即刻治疗

治疗越早越好,应该:①解除疼痛;②使中耳重新通气,减轻压力。

着陆后持续疼痛者很少,因此亦很少需要给予止痛剂。如疼痛持续,则可能是已经并发了中耳炎。

中耳通气会出现一些问题。只有以较慢的速度下降时产生的耳气压损伤,才能顺利通气。不熟练的人做咽鼓管导管通气,轻则会给病人造成不舒服的感觉,重则会有一定的危险。即使是技术熟练的人,给严重的耳气压损伤患者做咽鼓管导管通气,也多无益处。

当然,也可做鼓膜切开术,其优点是能立即缓解症状,缺点是此种操作可能将感染传至中耳腔内;缺乏手术经验者做此手术也有一定危险性,并且持续遗留一个通畅的穿孔。

给予鼻腔抗充血剂是最安全满意的早期治疗办法,如怀疑患者有鼻部过敏可口服抗组织胺制剂。如果鼻腔有感染,应当用广谱抗菌素。

总之,按照这些原则治疗,会在 7 天 ~ 10 天之内减轻咽鼓管阻塞的全部体征。在允许恢复正常飞行之前,患者自行咽鼓管通气时,必须明确鼓膜是活动的,预备飞行或低压舱试验也可能有帮助。

2. 延迟治疗

病程已达两周而病变仍未消退时,必须寻找出前面提到的一个或多个病因。如发现了病变就必须进行治疗,常常是用手术治疗,一般会很快地解除咽鼓管阻塞。

不能发现致病因素时,有时做一个疗程的咽鼓管通气会对病人有所帮助。近年来,在患耳鼓膜上放一个特氟隆或硅酮环,使中耳容易通气,戴着这个环,可以恢复飞行。当鼓膜愈合时,这个环将脱落,亦可取下。这项技术已经大大地代替了鼻咽部和咽鼓管的放射治疗。

如鼓膜已穿孔,有可能感染;应尽量减少对患耳的干扰,仅仅限于观察,并在外耳道口放一棉花球。如果并发感染或者为了防止感染可以全身应用抗菌素。很多病例穿孔能自行愈合,可允许恢复飞行。如穿孔持续存在,可做一简单的鼓室成型术闭合穿孔。

如液体持续存在于中耳腔内,可做简单的鼓膜切开术,吸引或用针穿刺吸引,液体将被容易地引流出来。

3. 愈后

就一般情况而言多数能恢复飞行。住院患者有 15% 要停飞,另外 15% 的人适合于限量飞行,这要由低压舱试验来决定。

思考与讨论

什么是航空性中耳炎?怎样处理?

第六节 航空性鼻窦炎的病因及防治

学习提示:了解航空性鼻窦炎的发生原因及防治。

副鼻窦内也含有气体,当鼻窦内部与外界大气压力的交换不能适应于周围气体压力变化时,就产生症状。航空性鼻窦炎的发病率为耳气压损伤的1/3,有些人可能同时患这两种病。

前额窦患病较其他鼻窦更为常见,可能是单纯前额窦患病也可能与上颌窦联合患病。单纯的上颌窦气压损伤也不少见,然而筛窦患病少见。蝶窦气压损伤尚未见报导。

任何引起鼻窦开门狭窄的原因,都容易引起鼻窦气压损伤,因此应该认为鼻过敏病、鼻息肉病、鼻腔慢性感染、鼻中隔弯曲和鼻骨与面骨的陈旧性骨折都可能是本病的原因。

延迟性鼻窦气压损伤。在吸入纯氧长时间飞行后可能发生本病。飞行结束时鼻窦开口阻塞,氧气被窦内黏膜迅速吸收,造成鼻窦内压力降低而引起本病。

一、症状和体征

本病的突出症状是疼痛,疼痛可局限于患病鼻窦的部位,也可以是弥散的,甚至可波及非患病部位。疼痛可开始于眼眶的上部及其周围,并扩展到头顶部和颞部。颊部疼痛也不少见。

多数病例在下降时发生疼痛,是突然发作并且性质严重,这个特点与下降率直接相关,亦即与压力变化的速率有关。疼痛可严重到引起虚脱。虽然疼痛能持续存在几天,但总的说来,回到地面后疼痛可以减轻或消失。上升时发生疼痛的特点是发作和进展较慢,并且多不严重。

鼻窦气压损伤的其他症状是流泪和有时流鼻血,偶有患者主诉在疼痛发作之前,先感到在鼻根部出现"抽气噪声"。

体征很少,其中鼻内流血亦属少见,在前额窦的前壁和下壁、上颌窦的前壁可能有压痛。

通过放射线检查可知黏膜下出血的部位和程度,典型的出血部位是在前额窦和上颌窦的上外角处,也可见一个或多个窦腔内有黏膜肿胀和渗出液。

二、鉴别诊断

通常不大可能对本病做出错误诊断。本病的明显诱因,如亚急性鼻窦炎,事实上可能是头痛的唯一原因,需要与本病鉴别。由于气压损伤本身适合于癔病性模仿,因此对可疑的病例必须考虑到这种情况,放射线照像检查有助于确定诊断。

三、处理预防

本病的最常见原因是急性或慢性上呼吸道感染,因此不能允许飞行人员飞行。

不能选拔患鼻过敏病和慢性鼻感染的人参加飞行训练。当飞行人员由低性能飞机改装到高性能飞机时,低压舱检查有助于确定该飞行人员的耐力。

四、治疗与预后

治疗要针对平衡窦内与周围环境的压力差别和消除疼痛,因此鼻腔应用抗充血剂来缓解由于原来致病因素引起的充血,帮助患病鼻窦充气。如怀疑存在感染,则全身应用抗菌素,能帮助控制感染和减轻水肿。

多数病例较轻,症状亦可迅速好转,其他病例则需要手术治疗,以解除患者当时所出现的症状,并防止复发。

可用系统的X射线检查来随诊气压损伤的进展情况。许多病例发生黏膜下肿胀,治疗结束后,可准许恢复飞行。如果进行了治疗,血肿持续存在两个月,则有理由认为这种病理改变是永久性的,在恢复飞行之前要做低压舱检查或试验飞行。

大部分本病患者恢复无需限制飞行,一小部分患者有限制飞行,约有15%到医院求治者需要停止飞行。

飞机的加压舱已经减少了鼻窦和耳的气压损伤的发病率,但是加压舱还不能消除这两种病的发生,它们仍然是飞行人员不适合飞行的常见原因。

思考与讨论

航空性鼻窦炎有哪些主要症状?怎样处理?

第七节 航空性牙痛的病因及防治

学习提示:了解航空性牙痛的发生原因及防治。

在飞机上升或下降时由于气体压力的影响出现的牙痛,称为航空性牙痛,或称气压损伤性牙痛。其特点是以病牙为中心,向牙齿周围或颌骨处扩散。

一、症状

航空性牙痛在飞机上升至1.6km~5km时,开始发生,但发生最多的是在5km~6km的高度。上升时为针刺样牙痛则是牙髓炎。疼痛程度随气压降低而加重,降至地面后疼痛消失或减轻。下降时牙痛为钝痛,其牙髓多半已失活,或者合并上颌窦炎。着陆后仍有牙痛,则多是牙根尖周围有病灶存在。发生牙痛的高度有个体差异,但是同一个体发生牙痛高度常是固定不变的。

疼痛只发生在患过病的牙。多因气压降低时有亚临床病症的牙髓血液循环发生改变;也有可能是由于补牙时封入的气泡在低气压时膨胀所致。剧痛有时可使工作能力丧失,充填病牙应紧密无缝隙,可预防航空性牙痛。

二、处理与治疗

航空性牙痛的防治关键是及时妥善处理龋齿。因龋齿常是发生牙髓病的主要原因，而牙髓病又是产生航空性牙痛的重要因素。此外，除去破损的填充材料和不合适的假牙，拔掉难以治愈的牙体、牙周炎的牙齿及阻生齿等，对预防本症的发生有益。要定期检查、早期发现和及时治疗牙病，注意口腔卫生是基本的预防措施。

思考与讨论

为什么会发生航空性牙痛？怎样处理？

第八节　乙型肝炎的病因及防治

学习提示：熟悉乙型肝炎的临床表现和预防。

乙型肝炎是由乙肝病毒（HBV）引起的、以肝脏炎性病变为主并可引起多器官损害的一种传染病。本病广泛流行于世界各国，主要侵犯儿童及青壮年，少数患者可转化为肝硬化或肝癌。因此，它已成为严重威胁人类健康的世界性疾病，也是我国当前流行最为广泛、危害最严重的一种传染病。

一、肝炎病因与病理

乙型肝炎是传播最为广泛的病毒性肝炎。传染源为病人及病毒携带者。病毒可由母亲在婴儿出生时及出生后的一段时间传给孩子，病原体也可在成人及孩子间相互传播而感染整个家庭，乙肝病毒还可通过性接触、输血及静脉吸毒者共用注射针头而传播。大约有1/3的乙肝病例不能确定感染来源。多数乙型肝炎病人可以完全恢复，只有少数病人不能摆脱疾病，并发展为慢性肝炎及肝硬化。慢性肝炎病人可能是病毒携带者，也就是说，即使他们的自觉症状已经完全消失，仍可将病毒传播给其他人。只有1%或2%的病人死于此病。

二、临床表现及诊断

乙型肝炎的潜伏期平均为70天。起病或急或缓，当临床表现出现全身乏力、厌食、恶心、呕吐、厌油、腹胀或肝区痛、尿黄又找不到其他原因时，可进一步查肝功能和乙型肝炎两对半的检查进行诊断。

三、治疗与预防

乙型肝炎的治疗目前缺乏可靠的特效治疗。急性肝炎患者通过适当休息和合理营养，大多数可以恢复健康，应避免饮酒及使用损害肝脏的药物。适当的药物治疗是需要的，如选用抗病毒药物、调整免疫药、活血化瘀药和促进肝细胞再生的药物。另外，乙肝疫苗的广泛应用可以使发病率大大降低。

四、取得Ⅳ$_a$级体检合格证应当无乙型肝炎表面抗原阳性

取得Ⅳ$_b$级体检合格证应当无乙型肝炎表面抗原阳性伴有乙型肝炎e抗原阳性。病毒性肝炎不合格。

思考与讨论

什么是乙型肝炎？怎样预防？

第九节 细菌性痢疾的病因及防治

学习提示：熟悉细菌性痢疾是怎样引起的。

细菌性痢疾（菌痢）是由痢疾杆菌引起的急性肠道传染病，是一种流行甚广的多发病和常见病，是一种在夏秋季节多发的疾病。在临床上以发热、腹痛、腹泻、里急后重感及黏液脓血便为特征。其基本病理损害为结肠黏膜的充血、水肿、出血等渗出性炎症改变。近年来的医学研究发现，痢疾不仅可以通过胃肠道传染，也可通过性交传染。

一、病因

（1）传染源。传染源包括患者和带菌者。患者中以急性、非急性典型菌痢与慢性隐匿型菌痢为重要传染源。

（2）传播途径。痢疾杆菌随患者或带菌者的粪便排出，通过污染的手、食品、水源或生活接触，或苍蝇、蟑螂等间接方式传播，最终均经口入消化道使易感者受传染。

（3）人群易感性。人群对痢疾杆菌普遍易感，学龄前儿童患病多，与不良卫生习惯有关，成人患者同机体抵抗力降低、接触感染机会多有关，加之患同型菌痢后无巩固免疫力，不同菌群间以及不同血清型痢疾杆菌之间无交叉免疫，故易造成重复感染或再感染而反复多次发病。

二、临床表现

细菌性痢疾可分为急性菌痢和慢性菌痢。

1. 急性菌痢

急性细菌性痢疾起病急，潜伏期为数小时至7日，可分为3种类型。

（1）急性典型菌痢起病急，畏寒、发热，多为38℃～39℃以上，伴头昏、头痛、恶心等全身中毒症状及腹痛、腹泻，粪便开始呈稀泥糊状或稀水样，量多，继则呈黏液或黏液脓血便，量不多，每日排便十次至数十次不等，伴里急后重。左下腹压痛明显，可触及痉挛的肠索。病程约一周左右。少数患者可因呕吐严重，补液不及时脱水、酸中毒、电解质紊乱，发生继发性休克。

（2）急性非典型菌痢。一般不发热或有低热，腹痛轻，腹泻次数少，每日3次～5次，黏液多，一般无肉眼脓血便，无里急后重。病程一般为4日～5日。

（3）急性中毒型菌痢。此型多见于2岁～7岁健壮儿童，起病急骤，高热可达40℃以

上,有惊厥、烦躁不安、神志萎靡、昏迷或周围循环衰竭症状,出现休克症状,如面色苍白、四肢厥冷、脉细、血压下降等,亦可有呼吸衰竭症状,起病时胃肠道症状不明显,但用灌肠或肛门拭子采便检查可发现白细胞(脓细胞)。急性中毒型的病情进展迅速,病情危重,病死率高。

2. 慢性菌痢

当细菌性痢疾迁延不愈超过2个月者称为慢性菌痢,多与急性期治疗不及时或不彻底、细菌耐药或机体抵抗力下降有关,也常因饮食不当、受凉、过劳或精神因素等诱发。

三、治疗

细菌性痢疾的治疗可分为以下几种情况。

1. 急性菌痢的治疗

(1)一般治疗:卧床休息、消化道隔离。给予易消化、高热量、高维生素饮食。对于高热、腹痛、失水者给予退热、止痉、口服含盐米汤或给予口服补液盐(ORS),呕吐者需静脉补液,每日1500mL~3000mL。

(2)病原治疗:由于耐药菌株增加,最好应用多于2种抗菌药物。

2. 中毒性菌痢的治疗

(1)抗感染:选择敏感抗菌药物,联合用药,静脉给药,待病情好转后改口服。

(2)控制高热与惊厥。

(3)循环衰竭的治疗:基本同感染性休克的治疗。

主要有:①扩充有效血容量;②纠正酸中毒;③强心治疗;④解除血管痉挛;⑤维持酸碱平衡;⑥应用糖皮质激素。

(4)防治脑水肿与呼吸衰竭。

3. 慢性菌痢的治疗

(1)寻找诱因,对症处置。避免过度劳累,勿使腹部受凉,勿食生冷饮食。体质虚弱者应及时使用免疫增强剂。当出现肠道菌群失衡时,切忌滥用抗菌药物,立即停止耐药抗菌药物使用。改用酶生或乳酸杆菌,以利肠道厌氧菌生长。

(2)对于肠道黏膜病变经久未愈者,同时采用保留灌肠疗法。

四、预防

菌痢是通过粪—口途径传染的,就是说吃下痢疾病人和带菌者粪便污染过的食物可得痢疾。痢疾病人的大便含有大量的痢疾杆菌,所以是痢疾的主要传染源。健康带菌者外表上是健康人,但他们的大便带有痢疾杆菌,所以带菌者传播痢疾的作用不能忽视,是更危险的传染源。病人和带菌者的大便可通过多种方式污染食物、瓜果、水源和周围环境,如桌椅、玩具、门把、公共汽车扶手等,均可被痢疾杆菌污染,苍蝇在传播痢疾杆菌方面起了重要作用。夏秋季天气炎热,苍蝇滋生快,密度大,喜欢在不洁的地方停留,苍蝇脚上有许多毛,毛上可粘附大量痢疾杆菌。所以苍蝇是痢疾杆菌的义务搬运工,是重要的传播媒介。特别是在夏秋季节痢疾的发病率明显上升,人群对痢疾普遍易感,因此,对于细菌性痢疾的预防措施显得尤为重要,对于早期发现病人和带菌者,及时隔离和治疗,是控制细菌性痢疾的重要措施。搞好"三管一灭",即管好水、粪和饮食还要消灭苍蝇,这是一个非常重要的工作。在流行期间,多吃大蒜,搞好环境卫生,口服痢疾活菌苗,免疫效果良好,目前国内尚在试验阶段,基因工程杂交菌苗亦正在研制中。

思考与讨论

细菌性痢疾有哪些主要表现？怎样预防细菌性痢疾？

第十节　食物中毒的防治

学习提示:熟悉食物中毒的发病特点及做好预防工作。

食物中毒是指摄入了含有生物性、化学性有毒有害物质的食品或者把有毒有害物质当做食品摄入后出现的非传染性(不属于传染病)的急性、亚急性疾病。

一、特点和分类

1. 食物中毒的特点

（1）所导致发病呈暴发性,潜伏期短,突然性和集体性暴发,发病曲线呈突然上升的趋势。

（2）所有中毒病人的临床表现相似。常常出现恶心、呕吐、腹痛、腹泻等消化道症状。

（3）发病与食用某种食物有明显关系。中毒病人在近期时间内都食用过同样的食物,发病范围局限在食用该类有毒食物的人群,停止食用该食物后发病很快停止,发病曲线在突然上升之后呈突然下降趋势。

（4）一般无人与人之间的直接传染。

2. 食物中毒分类

（1）细菌性食物中毒:指因摄入被致病菌或其毒素污染的食物引起的急性或亚急性疾病,是食物中毒中最常见的一类。发病率较高而病死率较低,有明显的季节性。

（2）有毒动植物中毒:指误食有毒动植物或摄入因加工、烹调方法不当未除去有毒成分的动植物食物引起的中毒。发病率较高,病死率因动植物种类而异。

（3）化学性食物中毒:指误食有毒化学物质或食入被其污染的食物而引起的中毒,发病率和病死率均比较高。

（4）真菌毒素和霉变食物中毒:食用被产毒真菌及其毒素污染的食物而引起的急性疾病。

二、引起食物中毒的原因

在正常情况下,一般的食物并不具备毒性。食物产生毒性并引起食物中毒主要有以下几种原因。

（1）某些致病性微生物污染食品并急剧繁殖,以致食品中存有大量活菌(如沙门氏菌属)或产生大量毒素(如金黄色葡萄球菌产生的肠毒素)。

（2）有毒化学物质混入食品并达到能引起急性中毒的剂量,如农药的污染。

（3）在食品的加工过程中,将未能破坏或除去有毒成分的植物当做食品食用,如木薯、苦杏仁等。

（4）食品在存储过程中，由于储藏条件不当而产生了有毒物质，如发芽土豆。

（5）因摄入有毒成分的某些动植物，如食入毒藻的海水鱼、贝；采用有毒蜜源植物酿的蜂蜜。这些动植物起着毒素的转移与富集作用。

（6）外形与食物相似而本身含有毒素的物质，如毒蕈。

（7）食品从生产加工直到销售食用整个过程中，有很多因素可以使食品具有毒性。

三、临床表现

细菌性食物中毒是指食入被细菌及其毒素污染的食物后，引起人体中毒而言，其临床特点概括起来有以下几个方面。

（1）病人为同一单位、同一家庭或进食同一种食物的人群：常呈暴发形式，可找到共同的传播因素，即被细菌及其毒素污染的食物。

（2）常有明显的季节性：以夏秋季发病最多。因为夏秋季气温高，细菌容易繁殖，同时传播病菌的苍蝇也多。

（3）潜伏期甚短：通常为数小时至2天～3天不等。如葡萄球菌食物中毒的潜伏期，一般为2h～5h，极少超过6h；肠热菌属和嗜盐杆菌食物中毒，一般为4h～24h；即使最长的肉毒杆菌食物中毒，一般也只有6h～36h。

（4）临床表现：多以急性胃肠炎症状为主，以腹痛、腹泻、恶心、呕吐为主要症状，腹泻粪便多为稀便或黏液便。但嗜盐杆菌食物中毒者，除可出现黄水样或洗肉水样外，尚可排出类似菌痢的脓血黏液便；肠热菌属食物中毒患者，可排出黄色粥样便、黑色黏液便或绿色黏液便。

四、处理与治疗

食物中毒一般具有潜伏期短、时间集中、突然爆发、来势凶猛的特点。因此一旦发生食物中毒，应及时采取如下应急措施。

（1）催吐。如果服用时间在1h～2h内，可使用催吐的方法。立即取食盐20g加开水200mL溶化，冷却后一次喝下，如果不吐，可多喝几次，迅速促进呕吐。亦可用鲜生姜100g捣碎取汁用200mL温水冲服。如果吃下去的是变质的荤食品，则可服用"十滴水"来促使迅速呕吐。有的患者还可用筷子、手指或鹅毛等刺激咽喉，引发呕吐。

（2）导泻。如果病人服用食物时间较长，一般已超过2h～3h，而且精神较好，则可服用些泻药，促使中毒食物尽快排出体外。一般用大黄30g一次煎服，老年患者可选用元明粉20g，用开水冲服，即可缓泻。对老年体质较好者，也可采用番泻叶15g一次煎服，或用开水冲服，也能达到导泻的目的。

（3）解毒。如果是吃了变质的鱼、虾、蟹等引起的食物中毒，可取食醋100mL加水200mL，稀释后一次服下。此外，还可采用紫苏30g、生甘草10g一次煎服。若是误食了变质的饮料或防腐剂，最好的急救方法是用鲜牛奶或其他含蛋白的饮料灌服。

如果经上述急救，症状未见好转，或中毒较重者，应尽快送医院治疗。在治疗过程中，要给病人以良好的护理，尽量使其安静，避免精神紧张，注意休息，防止受凉，同时补充足量的淡盐开水。

需强调的是,呕吐与腹泻是机体防御功能起作用的一种表现,它可排除一定数量的致病菌释放的肠毒素,故不应立即用止泻药。特别对有高热、毒血症及黏液的脓血便的病人应避免使用,以免加重中毒症状。在处理过程中,需要注意的是:①为防止呕吐物堵塞气道而引起窒息,应让病人侧卧,便于吐出;②在呕吐中,不要让病人喝水或吃食物,但在呕吐停止后应马上给补充水分;③留取呕吐物和大便样本,给医生检查、化验;④如腹痛剧烈,可采取仰卧姿势并将双膝弯曲,有助于缓解腹肌紧张;⑤腹部盖毯子保暖,这有助于血液循环;⑥当出现脸色发青、冒冷汗、脉搏虚弱时,要马上送医院,谨防休克症状。一般来说,进食短时间内即出现症状,往往是重症中毒。小孩和老人敏感性高,要尽快治疗。食物中毒引起中毒性休克,会危及生命。

五、防治

食物中毒一般多发生在夏秋季,儿童发病率较高,是由细菌污染食物而引起的一种以急性胃肠炎为主症的疾病。最常见的是沙门菌类污染,以肉食为主;葡萄球菌引起中毒的食物多为乳酪制品及糖果糕点等;嗜盐菌引起中毒的食物多是海产品;肉毒杆菌引起中毒的食物多是罐头肉食制品。因此,控制食物中毒关键在预防,严把"病从口入"关。防治的措施主要有以下。

(1) 防止病原菌污染及毒素产生。
(2) 防止病原体繁殖及毒素的形成。
(3) 杀灭细菌及破坏毒素。
(4) 妥善保管有毒有害物品,包括农药、杀虫剂、杀鼠剂和消毒剂等不要存放在食品加工经营场所,避免被误食、误用。
(5) 加强饮食、饮水、环境卫生管理以及养成良好的个人卫生习惯。

思考与讨论

食物中毒有哪些主要表现?怎样预防食物中毒?

第十一节 流行性感冒的病因及防治

学习提示:熟悉流行性感冒的主要表现及预防。

流行性感冒简称流感,是由流感病毒引起的急性呼吸道传染病,其临床特征为呼吸道症状较轻,但发热、乏力、全身肌肉酸痛等症状较重。流感病毒尤以甲型,极易变异,往往造成暴发、流行或大流行。自20世纪以来已有5次世界性大流行的记载,分别发生于1900年、1918年、1957年、1968年和1977年,其中以1918年的一次流行最为严重,死亡人数达2000万之多。我国从1953年至1976年已有12次中等或中等以上的流感流行,每次流行均由甲型流感病毒所引起。进入80年代以后流感的疫情以散发与小暴发为主,没有明显的流行发生。

一、病因

流感病毒为 RAN 病毒,呈球形或细长形,直径为 80nm～120nm。流感病毒不耐热,不耐酸,对紫外线、甲醛、乙醇和常用消毒剂敏感。在 40℃可存活 1 个月。病毒分为甲、乙、丙三型,其中甲、乙型占最重要的地位。流感病毒容易变异而产生新的亚型或变种。本病的传播源是典型患者和隐型感染者。症状轻微的患者不容易被发现,因而常在人群中引起疾病的传播。本病流行无季节性,大流行多始于夏季,散发多见于冬春,本病的流行特点是突然发病、发病率高、迅速蔓延、流行过程短但能多次反复。

二、临床表现

本病的潜伏期一般为 1 日～3 日(数小时至 4 日)。临床上可有急起高热,全身症状较重而呼吸道症状并不严重,表现为畏寒、发热、头痛、乏力、全身酸痛等。体温可达 39℃～40℃,一般持续 2 天～3 天后渐退。全身症状逐渐好转,但鼻塞、流涕、咽痛、干咳等上呼吸道症状较显著,少数患者可有鼻衄、食欲不振、恶心、便秘或腹泻等轻度胃肠道症状。体检病人呈急性病容,面颊潮红,眼结膜轻度充血和眼球压痛,咽充血,口腔黏膜可有疱疹,肺部听诊仅有粗糙呼吸,偶闻胸膜摩擦音。症状消失后,仍感软弱无力,精神较差,体力恢复缓慢。

三、治疗

流感患者应及早卧床休息,多饮水、防止继发感染。高热与身痛较重者可用镇痛退热药,但应防止出汗较多所致的虚脱,在儿童中禁用阿司匹林,防止 reye's 综合症的发生。干咳者可用咳必清、复方甘草合剂或可待因。高热、中毒症状较重者,应输液与物理降温,密切观察病情,及时处理并发症,如有继发细菌感染时,针对病原菌及早使用适宜的抗菌药物。中药如感冒冲剂、板蓝根冲剂在发病最初 1 天～2 天使用,可减轻症状,但无抗病毒作用。

老年流感患者或养老院人员应在发病的最初 1 天～2 天内服金刚烷胺盐或金刚乙胺,能减轻症状,缩短病程,起治疗作用。金刚烷胺成人剂量为每日 100mg～200mg,分 2 次服用,儿童为每日 4.4mg/kg～8.8mg/kg,分 2 次服用,疗程为 5 天～7 天,一般无副作用,但需注意胃肠道和神经系统反应,如过度兴奋、言语含糊、震颤、失眠、头昏、乏力、情绪障碍、共济失调等,金刚乙胺的副反应比金刚烷胺要少。肾功能衰退或与阴离子药物的相互作用会抵制肾小管分泌金刚烷胺,因此,在 65 岁以上的老年人群中,肾功能衰退的老年患者应减少剂量,注意副反应。在经金刚烷胺或金刚乙胺治疗病人中约 30% 可分离到耐药毒株,而在接受预防的密切接触者中则较少分离到。这些耐药毒株最早可在治疗期的 2 天～3 天内出现,经实验室多次传代后这些耐药毒株仍能保留其耐药性,有遗传上的稳定性。在家庭和养老院的流行过程时可见到这些耐药毒株能在病人中传播,经药物预防的接触者仍能产生典型流感症状,值得注意。

四、传播和预防

病人是主要传染源,自潜伏期末即可传染,病初 2 日～3 日传染性最强,体温正常后很少带毒,排毒时间可长达病后7天。病毒存在于病人的鼻涕、口涎、痰液中,并随咳嗽、喷嚏排出体外。由于部分免疫,感染后可不发病,成为隐性感染。带毒时间虽短,但在人群中易引起传播,迄今尚未证实有长期带毒者。传播途径主要通过空气飞沫传播,病毒存在于病人或隐性感染者的呼吸道分泌物中,通过说话、咳嗽或喷嚏等方式散播至空气中,并保持30min,易感者吸入后即能感染。传播速度取决于人群的拥挤程度。通过污染食具或玩具的接触,也可起传播作用。另外,人群对流感病毒普遍易感,与年龄、性别、职业等都无关。抗体于感染后1周出现,2周~3周达高峰,1个~2个月后开始下降,1年左右降至最低水平,抗体存在于血液和鼻分泌物中,但鼻分泌物的抗体仅为血液中的5%左右。

流行性感冒的防治主要可以采取以下措施。

(一) 早期发现和迅速诊断流感

及时报告、隔离和治疗患者,凡遇到以下情况,应疑有本病流行,及时上报疫情:①门诊上呼吸道感染病人连续3天持续增加,并有直线上升趋势;②连续出现临床典型流感病例;③有发热感冒病人2例以上的家庭连续增多。遇上述情况,应采取措施,早期就地隔离,采集急性期患者标本进行病毒分离和抗原检测,以早期确诊和早期治疗,减少传播,降低发病率,控制流行。在流行期间应减少大型集会和集体活动,接触者应戴口罩。

(二) 药物预防

金刚烷胺与金刚乙胺预防甲型流感有一定效果,乙型流感则无效,因此,在流行早期必须及时确定流行株的型别,对无保护的人群和养老院人员进行药物预防,也可试用中草药预防。

(三) 药苗预防

流感疫苗可分为减毒活疫苗和灭活疫苗两种,接种后在血清和分泌中出现抗血凝素抗体和抗神经氨酸酶抗体或T细胞的细胞毒反应,前二者能阻止病毒入侵,后者可降低疾病的严重度并加速复原。减毒活疫苗经鼻喷入后使局部产生抗体,阻止病毒吸附,接种后半年至1年左右可预防同型流感的作用,发病率可降低50%~70%。灭活疫苗采用三价疫苗皮下注射法,在中、小流行中可对重点人群使用。

思考与讨论

流行性感冒应怎样治疗和预防?

第十二节 流行性腮腺炎的病因及防治

学习提示:熟悉流行性腮腺炎的主要表现。

流行性腮腺炎是由腮腺炎病毒所引起的急性呼吸道传染病。该病毒主要侵犯腮腺,但也可侵犯各种腺组织、神经系统及肝、肾、心脏、关节等几乎所有的器官。因此除腮腺肿痛外常可引起脑膜脑炎、睾丸炎、胰腺炎、卵巢炎等病症。本病全年均有发病。以冬春季较多,发病可呈散发或流行。

一、病因

本病是由腮腺炎病毒所引起。人是腮腺炎病毒唯一的宿主。病毒抵抗力弱,在56℃下20min、乙醇2min~5min能灭活,紫外线照射和福尔马林熏蒸能迅速灭活。

二、临床表现

流行性腮腺炎的潜伏期8天~30天,平均18天,起病大多较急,患者大多无前驱期症状,而以耳下部肿大为首发病象,少数病例可有短暂非特异性不适(数小时至2天),可出现发热、畏寒、头痛、咽痛、食欲不佳、恶心、呕吐、全身疼痛等症状。数小时腮腺肿痛,逐渐明显,体温可达39℃以上,成人患者一般较严重。

腮腺肿胀最具特征性。一般以耳垂为中心,向前、后、下发展,状如梨形,边缘不清;局部皮肤紧张,发亮但不发红,触之坚韧有弹性,有轻触痛;言语、咀嚼(尤其进酸性饮食)时刺激唾液分泌,导致疼痛加剧;通常一侧腮腺肿胀后1天~4天累及对侧,双侧肿胀者约占75%。颌下腺或舌下腺也可同时被累及。重症者腮腺周围组织高度水肿,使容貌变形,并可出现吞咽困难。腮腺管开口处早期可有红肿,挤压腮腺始终无脓性分泌物自开口处溢出。腮腺肿胀大多于1天~3天到达高峰,持续4天~5天逐渐消退而恢复正常。全程约10天~14天。颌下腺和舌下腺也可同时受累,或单独出现。颌下腺肿大,表现为颈前下颌肿胀并可触及肿大的腺体。舌下腺肿大可见舌及口腔底肿胀,并出现吞咽困难。

睾丸炎是流行性腮腺炎的常见并发症之一,多见于青春后期及成年人,发生于腮腺肿大后一周,腮腺肿大开始消肿时,突然高热、寒战、睾丸肿痛伴触痛,症状轻重不一。睾丸炎多为单侧,约1/3的病例为双侧。经3天~5天甚至1周~2周后,肿胀逐渐消退,但睾丸可因此而萎缩,不过很少引起不育症。

脑膜炎为小儿腮腺炎的常见并发症,多见于男童患者。可在腮腺肿大的前后或和腮腺肿大同时发生。愈后良好,多在10天内痊愈,很少有后遗症。

三、治疗

隔离患者使之卧床休息直至腮腺肿胀完全消退。注意口腔清洁,饮食以流质、软食为宜,避免酸性食物,保证液体摄入量。局部用紫金锭或青黛散醋调外敷每日数次。

一般抗生素和磺胺药物无效。有试用干扰素者似有疗效。

肾上腺皮质激素治疗尚无肯定效果,对重症或并发脑膜脑炎、心肌炎等可考虑短期使用。氦氖激光局部照射治疗流行性腮腺炎对止痛、消肿有一定的效果。高热、头痛、呕吐等可给予对症治疗包括脱水剂。并发症按病情处理。男性成人患者在本病早期应用乙菧酚,每日3次,每次1mg口服,可能有预防睾丸炎发生的功效。

四、预防

(1)管理传染源。早期隔离患者直至腮腺肿大完全消退为止。接触者一般不一定检疫,但在集体儿童机构、部队等应留验3周,对可疑者应立即暂时隔离。

(2)被动免疫。一般免疫球蛋白、成人血液或胎盘球蛋白均无预防本病的作用。恢复期病人的血液及免疫球蛋白或特异性高价免疫球蛋白可有一定作用,但来源困难,不易推广。

(3) 自动免疫。腮腺炎减毒活疫苗免疫效果好,免疫途径皮内注射、皮下注射,还可采用喷鼻或气雾吸入法,该疫苗不能用于孕妇、先天或获得性免疫低下者以及对鸡蛋白过敏者。近年国外报道使用腮腺炎疫苗(麻疹、腮腺炎和风疹三联疫苗)后,虽然明显降低了腮腺炎的发病率,但疫苗所致腮腺炎病毒的感染问题应引起高度重视。

(4) 药物预防。采用板蓝根 30 g 或金银花 9 g 煎服,每日 1 剂,连续 6 天。

思考与讨论

流行性腮腺炎应怎样预防和治疗?

第七章 机上救护

第一节 常见诊疗技术

学习提示:熟练掌握脉搏、呼吸、体温、血压的测量方法。

常见的诊疗技术主要包括对四大生命体征的测量,即对脉搏的检查方法、呼吸的检查方法、体温的检查方法和血压的检查方法。乘务人员应该了解这些诊疗技术的检查步骤、正常范围和影响因素。

一、脉搏的检查方法

脉搏就是指人体浅表动脉的搏动。每分钟脉搏搏动的次数称为脉率。正常情况下,脉率和心跳是一致的,因此,可用脉率反映心率。当脉率微弱难以测得时,应测心率。

1. 测量部位

凡身体浅表靠近骨骼的动脉,均可用以测量脉搏。对成年人,常常测定桡动脉;对儿童测桡动脉或颞动脉;婴儿测心尖搏动。有时也可测颈动脉、肱动脉、胫后动脉、股动脉及足背动脉。

2. 范围及其影响因素

正常成人脉搏在 60 次/min～100 次/min。大于 100 次则心动过速,常见于发热、休克、大出血前期等病人。小于 60 次则心动过缓,常见于颅内压增高、房室传导阻滞、洋地黄中毒等病人。会因各种病理或生理情况而改变,年龄、性别、情绪、运动等因素而变动,一般女性比男性稍快,幼儿比成人快,运动和情绪变化时可暂时增快,休息和睡眠时较慢。脉搏代表循环的状况。

3. 测量方法

(1) 诊脉前,病人情绪应稳定,避免过度活动及兴奋。

(2) 病人手腕放于舒适位置。

(3) 诊脉者以食、中、无名指(三指并拢),指端轻按于桡动脉处,压力的大小以清楚触到搏动为宜,一般病人计数半分钟,并将所测得数值乘 2 即为每分钟的脉搏数。异常脉搏(如心血管疾病、危重病人等)应测 1min。当脉搏细弱而触不清时,可用听诊器听心率 1min 代替触诊。测后记录结果。

4. 注意事项

(1) 活动或情绪激动时,应休息 20min 后再测。

(2) 不可用拇指诊脉,以免拇指小动脉搏动与病人脉搏相混淆。

(3) 偏瘫病人测脉搏应选择健侧肢体。

二、呼吸的检查方法

呼吸是指喘气的频率,一次呼吸分为呼出和吸入两个过程。呼吸是机体获取氧气的方式。

1. 范围及其影响因素

正常呼吸表现为胸部自动,频率和深度均匀平稳,有节律地起伏,一吸一呼为一次呼吸。成人在安静时每分钟16次~20次,呼吸率与脉率之比约为1:4。呼吸可随年龄、运动、情绪等因素的影响而发生频率和深浅度的改变。年龄越小,呼吸越快;老年人稍慢;劳动和情绪激动时呼吸增快;休息和睡眠时较慢。此外,呼吸的频率和深浅度还可受意识控制。

2. 测量方法

(1) 在测量脉搏之后,测量者仍保持诊脉姿势,以转移其注意力,避免因紧张而影响检查结果。

(2) 观察病人胸部或腹部起伏次数,一吸一呼为一次,成人儿童观察30s,所测数字乘2,即得。

(3) 危重病人呼吸微弱不易观察时,用少许棉花置于病人鼻孔前,观察棉花被吹动的次数,1min后记数,计数1min。

3. 注意事项

(1) 要在环境安静、病人情绪稳定时测量呼吸。

(2) 在测量呼吸次数的同时,应注意观察呼吸的节律、深浅度及气味等变化。

三、体温的检查方法

人体内部的温度称体温。保持恒定的体温,是保证新陈代谢和生命活动正常进行的必要条件。

1. 测量部位

常用部位是口腔舌下热窝处、腋窝处和肛门直肠处。

2. 范围及其影响因素

体温24h均在波动,因此其正常值不是一个具体的点,而是一个范围。目前常用的测量体温的方法有3种,分别是口测法、腋测法和肛测法,其测定时间和正常值如表7-1所列。

表7-1 测量体温三法

名　称	时　间	正常值
口测法	3min	36.3℃~37.2℃
腋测法	10min	36℃~37℃
肛测法	3min	36.5℃~37.7℃

体温可随性别、年龄、昼夜、运动和情绪的变化等因素而有所波动,但这种改变经常在正常范围内,幅度不会超过1℃。

机体在病理情况下会出现不同程度的发热,发热按其程度可划分(以口温为标准)为低热:体温 37.4℃ ~38℃,如结核病,风湿热;中度热:体温 38.1℃ ~39℃,如一般性感染性疾病;高热:体温 39.1℃ ~40℃,如急性感染疾病;超高热:体温 41℃ 以上,如中暑。

3．测量方法

测量体温主要用口表、腋表和肛表,分别用于口腔测温、腋下测温和直肠测温。测量前,先检查体温计有无破损,水银柱是否在 35℃ 以下。另外,体温计在使用前必须用 75% 酒精或 3% ~5% 来苏尔溶液消毒。

（1）口腔测温。适用于成人、清醒、合作状态下,无口鼻疾患者。将口表水银端斜放于舌下热窝(舌系带两侧),嘱病人紧闭口唇,勿用牙咬(如图 7-1 所示),3min 后取出,用消毒纱布擦净,看明度数,将体温计甩至 35℃ 以下,放回容器内,记录结果。

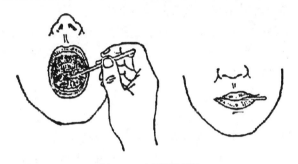

图 7-1　口腔测量法

（2）腋下测温。常用于昏迷、口鼻手术、不能合作病人和肛门手术者、腹泻婴幼儿。消瘦者不宜使用。解开病人胸前衣扣,轻揩干腋窝汗液,将体温计水银端放于腋窝深处紧贴皮肤,屈臂过胸(如图 7-2 所示),必要时托扶病人手臂,10min 后取出,用消毒纱布擦净,看明度数,体温计甩至 35℃ 以下,放回容器内记录结果。

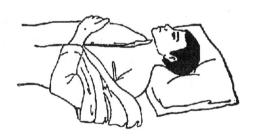

图 7-2　腋下测量法

（3）直肠测温

常用于不能用口腔或腋下测温者。有心脏疾患者不宜使用,因肛表刺激肛门后,可使迷走神经兴奋,导致心动过缓。嘱病人侧卧,屈膝仰卧或俯卧位,露出臀部,体温计水银端涂润滑油,将体温计轻轻插入肛门 3cm ~4cm,3min 后取出,用卫生纸擦净肛表,看明度数,将体温计甩至 35℃ 以下,放入消毒液内浸泡,协助病人取舒适体位,记录。

4．注意事项

（1）凡给婴幼儿、精神异常、昏迷及危重病人测温时,应用手扶托体温计,防止滑落或折断。病人睡眠时应唤醒后再测温。

（2）病人进冷、热饮食、蒸汽吸入、面颊冷热敷等需隔30min后，方可口腔测温；沐浴、酒精擦浴应隔30min后，方可腋下测量；灌肠、坐浴后30min，方可直肠测温。

（3）当病人不慎咬破体温计吞下水银时，应立即口服大量牛奶或蛋白，使汞和蛋白结合，以延缓汞的吸收，在不影响病情的情况下，可服大量粗纤维食物（如韭菜）或吞服内装棉花的胶囊，使水银被包裹而减少吸收，并增进肠蠕动，加速汞的排出。

四、血压的检查方法

血压是指在血管内流动的血液对血管壁的侧压力，临床上所谓的血压一般是指动脉血压。这种压力受心输出量、循环血量的多少、动脉管壁的弹性和全身小动脉阻力等因素的影响。因此，通过血压可以了解心血管系统的状况。

当心脏收缩时，血液射入主动脉，动脉压力达最高值，称收缩压，当心脏舒张时，动脉管壁弹性回缩，此时动脉管壁所受的压力，称为舒张压，两者之差称为脉压差。

1. 范围及其影响因素

正常成人安静时收缩压为90mmHg～140mmHg（12kPa～18kPa），舒张压为60mmHg～90mmHg（8kPa～12kPa），脉压差为30mmHg～40mmHg（4kPa～5.3kPa）。

血压可随年龄、体重、性别、昼夜、情绪等其他生理状况而改变。新生儿血压最低，小儿血压比成人低，儿童血压的计算公式为：收缩压＝80＋年龄×2，舒张压＝收缩压×2/3。中年以前女子血压比男子约低5mmHg，中年以后差别较小。血压在傍晚较清晨高5mmHg～10mmHg，紧张、恐惧、愤怒、运动、疼痛时血压增高，但以收缩压为主，舒张压多无明显的变化。

在安静时，收缩压达到140mmHg或以上，和（或）舒张压在90mmHg或以上，即为高血压。如收缩压低于90mmHg，舒张压低于60mmHg，称为低血压。

2. 测量部位及血压计分类

血压的常用测量部位为上肢肘窝肱动脉处。此外，还可测量下肢腘窝胫动脉处。

血压计有3种：汞柱式血压计（如图7-3所示）、弹簧式血压计（如图7-4所示）和电子血压计（如图7-5所示）。常用的较为准确的是汞柱台式血压计。

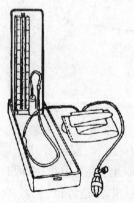

图7-3　汞柱式血压计

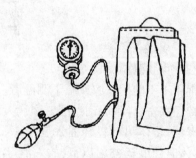

图7-4　弹簧式血压计

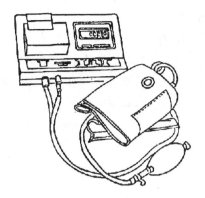

图 7-5　电子血压计

3．测量血压的方法

（1）测量前,让病人休息 15min,以消除劳累或缓解紧张情绪,以免影响血压值。

（2）病人取坐位或仰卧位,露出上臂,将衣袖卷至肩部,袖口不可太紧,防止影响血流,必要时脱袖,伸直肘部,手掌向上。

（3）放平血压计,打开盒盖呈 90°垂直位置。取袖带,平整无折地缠于上臂,袖带下缘距肘窝 2cm～3cm,松紧以能放入一指为宜。若过紧致血管在袖带未充气前已受压,测得血压偏低;若过松可使气袋呈气球状,导致有效测量面积变窄,测得血压偏高。打开水银槽开关。

（4）戴好听诊器,在肘窝内侧处摸到肱动脉搏动点,将听诊器胸件紧贴肱动脉处,不宜塞在袖带内,测量者一手固定胸件,另一手关闭气门的螺旋帽,握住输气球向袖带内打气至肱动脉搏动音消失(此时袖带内的压力大于心脏收缩压,动脉血流被阻断,无血通过),再上升 20mmHg～30mmHg。然后以 3.8mmHg/s 的速度慢慢松开气门,使汞柱缓慢下降,并注视汞柱所指的刻度,当袖带内压力下降和心脏收缩力相等时,血液即能在心脏收缩时通过被压迫的血管,从听诊器中听到第一声搏动音,此时汞柱上所指刻度,即为收缩压,随后搏动声继续存在并增大,当袖带内压力逐渐降至与心脏舒张压力相等时,搏动音突然变弱或消失,此时汞柱所指刻度为舒张压。世界卫生组织统一规定,以动脉音消失为舒张压,但目前多数仍以动脉音变调为舒张压读数。当变音和消失音之间有差异时或为危重病人,两个读数都应记录。

（5）测量完毕,排带内余气,拧紧气门的螺旋帽,整理袖带放回盒内,将血压计向水银槽倾斜 45°时关闭水银槽开关(防止水银倒流)。

（6）将测得的数值记录好,记录方法为分数式,即收缩压/舒张压。若口述血压数值时,应先读收缩压,后读舒张压。

4．注意事项

（1）定期检查血压计。方法:关紧活门充气,若水银不能上升至顶部,则表示水银量不足或漏气,该血压计不得使用。

（2）为了免受血液重力作用的影响,测血压时,心脏、肱动脉和血压计"0"点应在同一水平位上。

(3）需要密切观察测血压的病人，应尽量做到"四定"，即定时间、定部位、定体液、定血压计，以确保所测血压的准确。

(4）当发现血压异常或听不清时，应重测。先将袖带内气体驱尽，汞柱降至"0"点，稍待片刻，再测量。

(5）打气不可过猛、过高，以免水银溢出。水银柱出现气泡，应及时调节、检修。

(6）为偏瘫病人测血压，应测量健侧，以防患侧血液循环障碍，不能真实地反映血压的动态变化。

思考与讨论

1. 脉搏的正常范围是多少及影响因素是什么？
2. 怎样检测血压？成人血压正常值是多少？

第二节 现场急救的基本原则与措施

学习提示：了解现场急救的注意事项、基本原则和主要措施。

现场急救是指当危重急症以及意外伤害发生，专业医务人员未赶到之前，抢救者利用现场所提供的人力、物力为伤病者采取及时有效的初步救助措施。

一、现场急救的注意事项

当发现需要急救的伤员时，首先必须注意以下问题。

（1）自身的安全，不能因为对别人施救而使自己成为新的受害者。

（2）如果只有一人昏迷或出血，应先抢救再呼救；但是受害人数较多，则应先呼救再抢救。

（3）对于众多受害者，应先抢救严重出血、心跳呼吸停止和昏迷等危重伤病员。

（4）如果受害者处于禁区，应立即报告有关部门。

二、现场急救的基本原则

当现场出现成批伤员后，接受过急救培训的目击者，只要遵循一定的医疗救护原则，就可及时稳定危重伤员的生命体征，缓解伤情，减轻痛苦，并为进一步救治奠定基础、创造条件。

1. 急救顺序

要先救命后治伤（或病），先治重伤后治轻伤，先排险情后实施救助，先易后难，先救活人后处置尸体。对生存希望不大的濒死者，应根据具体情况而定。如果当时医疗条件允许，也应全力抢救；但大批伤员出现时，绝不应该将有限的医疗力量花费在已无生存希望的濒死者上，而放弃经过现场急救能够生还的伤员。

2. 对症处理

充分发挥现场急救五大技术（通气、止血、包扎、固定和搬运）和其他急救技术，以保持伤员的基本生命体征。

3. 快速及时

力争早医、快送,创伤急救应该强调"黄金一小时"。对于大出血、严重创伤、窒息、严重中毒者,争取在1小时内在医疗监护下直接送至附近医院手术室或高压氧舱,并强调在12小时内必须得到清创处理。

4. 前后继承

为确保现场急救措施紧密、衔接,防止前后重复、遗漏和其他差错,要有正式医疗文本。

三、现场急救的主要措施

1. 迅速切断伤害源。

根据伤害源的不同迅速采取相应的措施,切断伤害源的继续伤害。如煤气等有害气体中毒,应迅速将受伤者移至空气流通处,触电时应迅速切断电源,火烧伤时应使烧伤者迅速脱离火灾现场,化学品烧伤时应迅速用清水将烧伤者皮肤上残留的化学品冲洗干净等等。

2. 根据伤病的具体情况采取相应的急救措施。

主要根据受害者的呼吸、脉搏、血压和意识状态等生命体征,以及有无骨折和活动性出血来初步判断伤病情况。对于呼吸心跳停止者应立即进行人工心肺复苏;对于有活动性出血者应立即止血;对于有骨折者应进行固定;对于有伤口者应进行包扎;对于有意识障碍者要注意清除呼吸道内的异物,保持呼吸道的通畅等。

3. 保存好断离组织。

对于外伤导致的肢体等断离部分组织,应用无菌纱布或干净布料包好,并随同伤员一起送往医院,争取再植;如气温较高,最好应用冰块包裹保存。

4. 及时送往医院。

现场急救仅仅是对伤者进行初步的处理,为医院的进一步救治争取时间和创造条件,所以,现场急救后应立即将其送往医院。

思考与讨论

现场急救时要注意什么?应采取什么措施?

第三节 急救箱的使用

学习提示:熟练掌握急救箱内物品的正确使用。

根据《公共航空承运人运行合格审定规则》(民航总局令第83号)的要求,应在旅客航班上配备急救药箱和应急药箱。

一、机上急救箱使用规定

1. 急救箱应满足以下条件和要求

(1)每架飞机在载客飞行中急救箱的数量不得少于表7-2所列的规定。

表 7-2

旅客座位数/个	急救箱数量/个	旅客座位数/个	急救箱数量/个
0~50	1	151~250	3
50~100	2	250 以上	4

（2）急救箱尽可能均匀地放在飞机易于取用的位置。
（3）每只急救箱应当能防尘、防潮。
（4）每只急救箱内至少配备见表 7-3 所列医疗用品。

表 7-3

项目	数量	项目	数量
绷带,5 列	10 卷	腿部夹板	1 副
消毒棉签	20 支	绷带,3 列	4 卷
敷料,10cm×10cm	8 块	胶布,1cm,2cm	各 1 卷
三角巾	5 条	剪刀	1 把
外用烧伤药膏	3 支	橡胶手套或防渗透手套	1 副
手臂夹板	1 副		

（5）在第（4）项中不适于装在急救箱内的手臂夹板和腿部夹板可存放在距离急救箱尽可能近的易于取用的位置。
（6）急救箱内还有其他物品：①急救手册（说明）一份；②使用登记单若干。

2. 使用

（1）在机上出现外伤或需要其中用品时应立即取用。
（2）经过急救训练的乘务人员或在场的医务人员或经专门训练的其他人员均可打开，并使用此箱内物品，但是非本航班乘务人员应在开箱时出示相关的证书、证件。
（3）其他需要的场合机长可以打开驾驶舱内的急救箱取用所需用品。
（4）用后做好相应记录，一式两份，要有乘务长或机长签名，记录单应一份交使用人，一份留箱内交回航卫中心。

二、机上应急医疗箱使用规定

1. 应急医疗箱应满足以下条件和要求

（1）每架飞机在载客飞行时应当至少配备一只应急医疗箱，存放在机组人员易于取用的位置。
（2）应急医疗箱应当妥善存放，能够防尘、防潮、防不良温度损坏。
（3）每只应急医疗箱内至少配备表 7-4 所列医疗用品和物品。

表 7-4

项　目	数　量	项　目	数　量
血压计	1个	盐酸苯海拉明注射液	2支
听诊器	1只	硝酸甘油片	10片
人造口咽气道(3种规格)	各1只	去痛片	20片
一次性注射器和针头（用药所需的各种规格）	4支	颠茄片	20片
		黄连素	24片
50%葡萄糖注射液	60mL	皮肤消毒剂	100mL
1:1000肾上腺素单次用量安瓿或等效量	2支	消毒棉签	40支
		箱内医疗用品清单和药物使用说明	1份

2. 应急医疗箱应还备有的其他物品

（1）诊断器械：如体温计等。

（2）治疗器械：如镊子等。

（3）内容物名称、用法、数量一览表。

（4）使用记录单若干。

3. 使用

（1）只要机上有极重伤病旅客，广播找医务人员帮助，且正好有医务人员在场出来帮忙时，即应出示药箱内容物品名称、用法、一览表，并供使用。

（2）当有人要求打开并使用其内物品时，应确认并记录该人身份为医生或护师的证明或文件。

（3）使用医用药箱后，应一式三份做好使用记录，并在相应位置请机长、使用医生和乘务长分别签名。

（4）将医用药箱使用登记表一份送至到达站的有关部门，一份交使用药箱的医生，另一份留在医用药箱内交回航卫中心做统计。

三、附：药物使用说明

1. 50%葡萄糖

作用及用途：本品适用于重病患者不能饮食而营养不良时，作为能量的来源，以增加其体力，因其为高渗压溶液可使组织脱水，作为解毒、利尿剂，用于脑水肿、肺水肿，又可用于各种药品或细菌毒素的中毒、肝炎、肝昏迷和妊娠中毒等。此外还可以用于血糖过低或胰岛素过量，以及酸中毒等。

剂量：静脉注射或滴注一次 5g～50g（10mL～100mL），一日 10g～100g（20mL～200mL）。

注意：高渗溶液应缓慢注射，使用前必须将溶液先热至略高于体温，然后缓缓注入，以免痉挛。应询问有无糖尿病史。

2. 1:1000肾上腺素

作用及用途：肾上腺素受体激动药可兴奋心脏，收缩血管，松弛支气管平滑肌。主要用于过敏性休克、支气管哮喘及心脏骤停的抢救。

用法及用量:常用量,皮下、心室注射一次0.25mg~1mg。极量,皮下注射一次1mg。
注意:高血压、器质性心脏病、冠状动脉病变、糖尿病及甲亢等患者慎用。
规格:1mL,1mg。
储藏:遮光、密闭阴凉处保存。

3. 盐酸苯海拉明注射液
作用及用途:抗组胺药,用于荨麻疹、枯草热、血清反应及血管运动性鼻炎等。
用法及用量:常用量,肌肉注射一次20mg或遵医嘱。
注意:用药期间不宜驾驶车辆、管理机器及高空作业等,早产儿和新生儿禁用。
规格:1mL,20mg。

4. 硝酸甘油片
作用及用途:为速效、短效抗心绞痛药。主要可使全身血管扩张,外周阻力减少,减轻心脏负担,并能使左心室容量减少,射血时间缩短,从而降低心肌耗氧量,并可扩张冠状动脉血管,使心肌血流供应重分配,改变缺血部位的供氧,恢复心肌对氧的供需平衡。用于心绞痛、胆绞痛、雷诺氏病及肾绞痛。
用法及用量:舌下含服,每次0.25mg~0.5mg,5min后可再用,一日不超过2mg。
注意:青光眼患者禁用。

5. 去痛片
作用及用途:本品为解热镇痛的复方片剂。用于发热、头痛、牙痛、关节痛及痛经。
用法及用量:口服每次一片,每日3次。

6. 颠茄片
作用及用途:本品主要成份为莨菪碱,并含有东莨菪碱、颠茄碱及去水阿托品等,为M胆碱受体阻断剂。临床主要用于内脏平滑肌痉挛,如胆、肾、肠绞痛及胃和十二指肠溃疡等,也可用于止咳平喘。
用法及用量:口服,每次10mg~20mg,每日3次。
规格:每片含颠茄浸膏10mg。

7. 黄连素
作用及用途:本品对大肠杆菌、链球菌、弯曲菌、阿米巴原虫等有抑制作用。由于口服吸收差,故仅适用于肠道感染,如急性细菌性痢疾、肠炎等。
用法及用量:口服,每次0.1g~0.4g,每日3次。
规格:每片0.1g。

8. 皮肤消毒剂
常用的皮肤消毒剂有以下几种。
(1) 碘酊(碘酒)。
作用及用途:碘具有很强的消毒防腐作用。用于皮肤消毒及治疗感染、甲癣等。
用法及用量:一般皮肤消毒,用2%碘酊涂擦皮肤。
(2) 过氧化氢(双氧水)。
作用及用途:本品具有消毒、防腐、除臭及清洁等作用,局部涂抹冲洗后能产生气泡,有利于清除脓块、血块及坏死组织。主要用于清洁创面、溃疡、脓窦、耳内脓液等。
用法及用量:伤口的清洁和消毒,用3%溶液。

(3) 乙醇（酒精）。

作用及用途：为最常用的消毒防腐药，本品毒性小，使用广泛，主要用于皮肤及器械消毒。对高热病人可涂擦皮肤，降低体温；对长期卧床患者涂擦皮肤可防止褥疮发生。

用法及用量：皮肤及器械消毒用70%或75%乙醇；高热病人降温用20%～30%乙醇涂擦皮肤；防止褥疮用40%～50%乙醇涂擦皮肤。

思考与讨论

机上急救箱内的药物应怎样正确使用？

第四节　旅客中常见伤病的急救处理

学习提示：了解旅客中常见病的主要表现、处理原则。

一、脑出血

脑出血又称脑溢血，是指脑内小动脉及毛细血管破裂等原因引起的脑实质内出血。因与高血压病有直接关系，又称高血压性脑出血。

1. 主要症状表现

本病多见于高血压、动脉硬化患者。多发生在40岁以上的中老年人。发病前可有头痛、眩晕、手脚麻木、无力等前驱症状。常在用力或情绪激动的情况下突然发病。发病时患者常感剧烈头痛、呕吐，随即意识丧失。颜面潮红、打鼾、呼吸困难、血压上升、脉搏慢而有力，常有尿失禁，可有一侧的面肌和舌肌瘫痪及偏瘫，也有双侧瘫痪的。意识逐渐模糊以致昏迷不醒，大多病情严重，预后差，死亡率高。

2. 急救处理原则

让患者保持安静，避免搬动，取头高足低卧位，头转向一侧，以防口腔内的分泌物及舌根后坠堵塞呼吸道而引起窒息。必要时可给予吸氧，可给降压药和止血药等。广播请乘客中的医师参加抢救并向地面报告做好急救准备。

如果是空勤人员发生，应立即让其离开工作位置。落地后送医院诊治和做健康鉴定。

二、晕厥

晕厥又称昏厥，是大脑一时性缺血、缺氧引起的短暂的意识丧失。多数是在久立不动、站立排尿、过度疲劳、剧痛、受惊、恐惧、过度悲伤、出血或血糖过低等情况下发生。

1. 主要症状表现

晕厥前患者意识尚清楚，可有头昏、眼花、黑视、恶心、呕吐、出汗、面色苍白、四肢无力、脉搏增快和血压下降等症状。低血糖者可伴有饥饿感。若病情进一步发展，可进入晕厥期，患者以意识丧失为主要表现。

2. 急救处理原则

令患者立即平卧，头略放低，垫高下肢，松开衣服，可针刺人中、十宣、百会穴，或用手指掐按人中穴。可给患者喝温热的糖水，必要时可给患者吸氧或做人工呼吸。经过上述处理,在一般情况下患者可慢慢恢复正常。

如飞行人员中发生晕厥,机组人员应重新安排工作,视情况与地面联系。归队后立即向航医汇报,送医院进行全面检查,查明原因,做出健康鉴定结论。

三、休克

休克是指不同原因引起的以微循环障碍为特征的临床综合症。多半是由于出血过多、创伤、严重失水、严重心律失常、感染及过敏引起。

1. 主要症状表现

初期,神志尚清,指端和面部苍白、恶心呕吐、出冷汗、脉搏细而快、脉压差小。若不及时治疗,可很快转入中期,即表现神志淡漠或恍惚,皮肤四肢湿冷,口唇、四肢轻度发绀,呼吸深而快,血压下降。若再继续发展可转为晚期,即昏迷状态,呼吸急促表浅,脉搏细弱或不能触及,血压降低或测不出等。

2. 急救处理原则

安静平卧,头部放低,垫高下肢(但头部损伤时,头不要低于下肢),立即吸氧,针刺内关、涌泉、足三里穴,需强刺激。广播请乘客中的医师参加抢救。密切观察脉搏、呼吸、血压的变化。立即报告地面,做好急救准备。

四、癫痫

癫痫,俗称羊角疯,是一种短期反复发作的脑功能异常。

1. 主要症状表现

典型的大发作表现是突然意识丧失,尖叫一声倒地,全身抽搐、口吐白沫、翻白眼,有时可咬破唇舌、尿失禁、瞳孔散大,发作后可有疼痛。

另外,还有不同原因引起的癫痫小发作,表现形式各异,易被忽视,在空勤人员中应特别引起注意和重视。对怀疑有此病者,应做全面检查,严防空中突然失能的发生。

2. 急救处理原则

针刺或拇指掐人中穴,在口中塞入手绢或纱布,以免咬伤舌、唇,防止其他外伤,必要时可给以镇静、止痛药。

五、低血糖症

低血糖症是一组因多种原因引起的血糖过低所致的症候群,一般血糖在55%以下。其中最常见为功能性原因不明的低血糖症,约占70%。

1. 主要症状表现

一般在饥饿时发病,其表现有心跳、眼花、出冷汗、面色苍白、四肢震颤、呼吸短促、心跳加快等。

2. 急救处理原则

发现这种病人后应立即让其平卧,安静休息,给以糖水、巧克力等食品,即可缓解恢复。

若发生在空勤人员中,归队后应向航医汇报,做出进一步检查分析,排除其他病理性疾病。

六、急性胃肠炎

本病多发生在夏秋季节,因进食刺激性食物、暴饮暴食、腹部受凉或进食腐烂变质的食物等引起。

1. 主要症状表现

腹痛、腹泻、恶心、呕吐,重者可有发热、脱水、酸中毒,甚至于休克。

2. 急救处理原则

平卧,安静休息,可饮开水或淡盐水;服黄连素片0.2g~0.3g,日服3次,东莨菪碱片一次0.2mg~0.3mg,日服3次;针刺足三里、上脘、中脘、曲池等穴位。落地后向航医报告,做进一步诊治处理。

七、胃及十二指肠溃疡

本病是常见的消化道疾病,其形成与酸性胃液的消化作用有密切关系,故又称消化性溃疡。其病因迄今尚未完全明确,但可能和下列因素有关。

(1) 精神神经因素:如精神紧张、情绪忧虑和过度疲劳等。

(2) 饮食因素:如经常进食辛辣、过冷、过热或过酸的刺激性食物,或进食不规律,特别是暴饮暴食或饱腹飞行等。酗酒也是重要因素之一。

(3) 药物因素:如较长时间服用水杨酸类、激素类、消炎痛、利血平等药物。

1. 主要症状表现

慢性反复发作的上腹部疼痛,伴有灼热感;有时有嗳气、反酸、恶心呕吐和消化不良等症状。疼痛有规律性,如十二指肠溃疡,多在进食3h~4h发作,即在饥饿时疼痛,进食后可缓解。如胃溃疡,多在进食0.5h~1h开始疼痛,服药或进食后缓解。

2. 急救处理原则

可服胃舒平一次2片,日服3次,东莨菪碱片一次0.2mg~0.3mg,日服3次;黄连素一次0.2g~0.3g,日服3次。若患十二指肠溃疡,可少量进食、喝温水,但不能喝酸性饮料。针刺足三里、中脘、内关等穴位。

八、急性胃出血

急性胃出血是消化性溃疡的常见并发症。

1. 主要症状表现

出血前多数患者先有溃疡病症状加重,药物失灵。急性大出血时,可表现为呕血及黑便,常有面色苍白、昏厥、脉快、血压下降、出冷汗等症状。出血后疼痛多数减轻或消失。

2. 急救处理原则

平卧,安静休息,禁食;可广播请乘客中的医师参加抢救,可注射止血药,如仙鹤草素等。注意观察脉搏和血压变化,并与地面联系,做好抢救准备工作。

九、急性胃穿孔

急性胃穿孔是消化性溃疡的并发症。常在过分饱食、饥饿、剧烈运动或腹部外伤之后发生。

1. 主要症状表现

穿孔后突然剧烈上腹疼痛,难以忍受伴有恶心呕吐、烦躁不安及休克等症状。检查时可见上腹部呈板样强直、伴有明显压痛与反跳痛等,这也是胃穿孔的主要特征。

2. 急救处理原则

绝对禁食,与急性胃出血的处理原则基本相同,在就近机场降落后抢救,送医院手术。

十、急性阑尾炎

急性阑尾炎多数是由于急性感染或梗阻引起的急性炎症。严重者可化脓或穿孔。

1. 主要症状表现

常为突然发生,疼痛多起于剧烈上腹或脐周围,数小时后转至右下腹疼痛,疼痛可分为持续性或阵发性。阑尾区即右下腹有局限性压痛及反跳痛,这是急性阑尾炎的主要特征。常伴有恶心、呕吐,体温正常或略有升高。

2. 急救处理原则

安静休息,取半卧位,勿急于服止痛药,以免掩盖病情,延误诊断和抢救。可针刺足三里、曲池、阳陵泉等穴位。与地面联系,做好急救准备工作。

十一、急性胰腺炎

急性胰腺炎是由于胰腺受胰酶的自身消化而引起的急性炎症。患者经常有胆石病或胆道蛔虫症发作。

1. 主要症状表现

多在饱餐或饮酒后突然发生,为持续性刀割样疼痛,阵发性加重,疼痛多位于上腹正中或左上腹,并向左腰部及肩胛下区放射。多伴有恶心呕吐、发热等,一般止痛剂不能缓解。

2. 急救处理原则

禁食,可给予阿托品或杜冷丁止痛;针刺内关、上脘、足三里等穴位。需请飞机乘客中的医师进行诊治,并在附近机场降落,一般需送医院。

十二、胆石病

胆石病和胆道系统感染二者常同时存在,互为因果,是常见的急腹症。

1. 主要症状表现

右上腹绞痛,可向右肩背放射,常伴有恶心、呕吐,有时可发热或黄疸等,严重者可出现休克。

2. 急救处理原则

镇静止痛,可服东莨菪碱或阿托品;针刺或按摩肝俞、胆俞、日月等穴位,止痛效果较好。

对于空勤人员应特别注意隐形胆结石,平时虽无症状,但也有在空中突然发作的可能,如有此病,应及早检查治疗,以免危及飞行安全。飞行员患结石(含胆结石和泌尿结石)不管有无症状均应治愈后才可飞行;凡有症状者,一切空勤人员在停飞治愈后才能飞行。

十三、泌尿系结石

泌尿系结石多发生于运动后使结石下移,从而引起肾绞痛或输尿管绞痛。

1. 主要症状表现

疼痛向下腹、会阴或大腿内侧放射,同侧肾区也有压痛或叩击痛,最常见的为血尿。有时尿中可排出小结石,排出后症状可缓解。

2. 急救处理原则

让患者安静,可服镇静止痛药;针刺或按摩肾俞、膀胱俞、京门、照海等穴位;若疼痛靠近下腹部时,也可采取在大量饮水后进行原地跳跃运动,使结石进入膀胱,以缓解症状。

十四、烧烫伤

因热力对人体组织造成的损伤称为烧烫伤,如灼热的液体、固体和气体、火焰、电流、化学物质、放射线、热辐射等所引起的机体损伤,都属于烧烫伤。

1. 主要症状表现

烧烫伤的严重程度主要根据烧烫伤的部位、面积大小和烧烫伤的深浅度来判断。烧烫伤在头面部,或虽不在头面部,但烧烫伤面积大、深度深的,都属于严重者。

烧烫伤按伤及深度可分为三度:Ⅰ度烧烫伤只伤及表皮层,受伤的皮肤发红、肿胀,觉得火辣辣地痛,但无水泡出现;Ⅱ度烧烫伤伤及真皮层,局部红肿、发热,疼痛难忍,有明显水泡;Ⅲ度烧烫伤全层皮肤包括皮肤下面的脂肪、骨和肌肉都受到伤害,皮肤焦黑、坏死,这时反而疼痛不剧烈,因为许多神经也都一起被损坏了。

2. 急救处理原则

Ⅰ度烧烫伤。

(1)用凉水冲或冰敷伤部以减轻损伤和止痛。

(2)拭干患部后,敷上烧伤药或敷料后包扎(脸上不包)。

(3)如需要,轻轻地绑上绷带。

Ⅱ度烧烫伤。

(1)未破的水泡:轻轻泼上冷水直至疼痛消失,用湿的绷带轻轻绑扎。

(2)已破的水泡:不要在破的水泡上加水(会增加休克和感染的危险),用干的消毒绷带包扎,将烧伤肢体轻轻抬起,为防止脱水要经常小量给口服含盐水、水或饮料。

Ⅲ度烧烫伤。

(1)不可用水冲或任何冷敷,不要试图去除伤部的粘染物(将衣服留在烧伤的皮肤上,不要强行去除烧伤部位的物质)。

(2)用干的消毒敷布敷在伤部并进行包扎。

(3)为休克病人提供急救。

化学烧伤的处理。

(1)尽快用大量清水彻底冲洗。

(2)轻轻地仔细去掉烧伤处所有污染了的衣物。

思考与讨论

旅客中常见伤病的急救处理中应注意哪些？应采取什么措施？

第五节 外伤急救技术

学习提示：掌握各类外伤的种类及处理方法。

在飞行期间，难免会遇到各种外伤，尤其在发生飞行意外的情况下。空勤人员应该认真学习和掌握一点外伤急救知识，以便在需要时能够对乘客进行救护。空勤人员也可进行自救和互救。

外伤急救主要包括止血、包扎、固定和搬运四大技术。

一、出血与止血

急性出血是外伤后早期致死的主要原因。成人的血液约占自身体重的8%。当外伤失血量到达全身血量的20%以上时，就可出现明显的休克症状。失血量达到全身血量的40%时，就有生命危险。因此，现场急救时要沉着冷静、分秒必争，采取紧急止血措施。

（一）出血的种类

1. 内出血

内出血是深部组织或内脏损伤，血液由破裂的血管流入组织或脏器、体腔内，从体表看不见血，如肝破裂、脾破裂、颅腔内出血等。由于内出血不易察觉，因此危险性较高。

2. 外出血

由皮肤损伤处向体外流出血液，能够看见出血的情况。

外出血按损伤血管种类可分为以下。

（1）动脉出血：血色鲜红，血液自伤口近心端呈间歇性、喷射状流出，出血速度快，出血量多，危险性大。

（2）静脉出血：血色暗红，血液自伤口的远心端呈持续性、缓慢地向外流出，危险性小于动脉出血。

（3）毛细血管出血：血色介于动脉血和静脉血之间，或呈鲜红色，血液在创面上呈点状渗出并逐渐融合成片，最后渗满整个伤口，常常能自行凝固，一般没有危险性。

另外，还有一些严重的挤压伤、坠落伤，可内外出血同时存在。

在飞机上和日常生活中，能够处理的主要是外出血。故本节主要介绍外出血的止血方法。

（二）止血的方法

1. 指压止血法

有直接压迫止血和间接压迫止血两种。前者是用干净敷料盖在伤口上按压或紧急时直接用手按压；后者用手指、手掌或拳头压迫伤口近心端的动脉，将动脉压向深部的骨上，阻断血液流通，达到临时止血的目的。但止住血后，需立即换用其他止血方法。

（1）颞动脉止血。用拇指或食指在耳屏前稍上方正对下颌关节的颞动脉用力压在颞骨上，如图7-6所示。用于头顶及颞部的出血。

（2）颌外动脉止血。用拇指或食指在下颌角前约半寸处，将颌外动脉用力压在下颌骨上，如图7-7所示。用于腮部、颜面部出血。

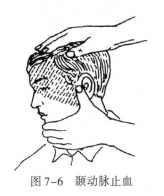

图7-6　颞动脉止血

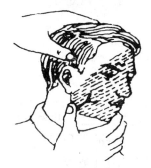

图7-7　颌外动脉止血

（3）颈总动脉止血。把拇指或其余四指放在气管外侧与胸锁乳突肌前缘之间的沟内可触到颈总动脉，将伤侧颈总动脉向颈后压迫止血，用于头、颈部大出血。此法非紧急时不能用，禁止同时压迫两侧颈总动脉，防止脑缺血而昏迷死亡。

（4）锁骨下动脉止血。拇指在锁骨上凹摸到动脉搏动处，其余四指放在受伤者颈后，用拇指向凹处下压，将动脉血管压向深处的第一肋骨上止血。用于腋窝、肩部及上肢出血。

（5）肱动脉止血。将上肢外展外旋，曲肘抬高上肢，用拇指或四指在上臂肱二头肌内侧沟处，施以压力将肱动脉压于肱骨上即可止血，如图7-8所示。用于手、前臂及上臂下部出血。

（6）尺、桡动脉止血将伤者手臂抬高，用双手拇指分别压迫于手腕横纹上方内、外侧搏动点（尺桡动脉）止血，如图7-9所示。用于手部出血。

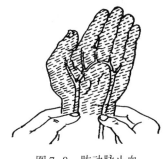

图7-8　肱动脉止血

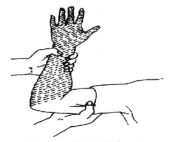

图7-9　尺、桡动脉止血

（7）股动脉止血在腹股沟中点稍下方、大腿根处可触摸到一个强大的搏动点（股动脉），用两手的拇指重叠施以重力压迫止血，如图7-10所示。用于大腿、小腿、脚部动脉出血。

（8）足背动脉、胫后动脉止血。用两手食指或拇指分别压迫足背中间近脚腕处（足背动脉）和足跟内侧与内踝之间（胫后动脉）止血，如图7-11所示。用于足部出血。

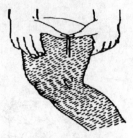
图 7-10 股动脉止血

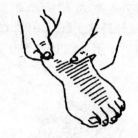
图 7-11 足背动脉、胫后动脉止血

（9）指动脉止血。将伤指抬高，可自行用健侧的拇指、食指分别压迫伤指指根的两侧，如图 7-12 所示。用于手指出血自救。

2. 加压包扎止血法

伤口覆盖无菌敷料后，再用纱布、棉花、毛巾、衣服等折叠成相应大小的垫，置于无菌敷料上面，然后再用绷带、三角巾等紧紧包扎，以停止出血为准，如图 7-13 所示。伤口内有碎骨片时，禁用此法，以免加重损伤。通常用于小动脉以及静脉或毛细血管的出血。

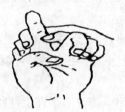
图 7-12 指动脉止血

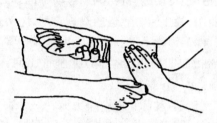
图 7-13 加压包扎止血

3. 止血带止血法

用于四肢大动脉的出血。用其他方法不能止血或伤肢损伤无法再复原时，才可用止血带。因止血带易造成肢体残疾，故使用时要特别小心。止血带分类有橡皮制的和布制的两种。如果没有止血带时亦可用宽绷带、三角巾或其他布条等代替以备急需。

（1）橡皮止血带止血。先在缠止血带的部位（伤口的上部）用纱布、毛巾或受伤者的衣服垫好，然后以左手拇指、食指、中指拿止血带头端，另一手拉紧止血带绕肢体缠两圈，并将止血带末端放入左手食指、中指之间拉回固定，如图 7-14 所示。

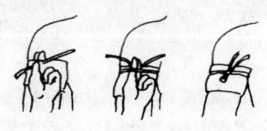
图 7-14 橡皮止血带止血

（2）就便材料绞紧止血。在没有止血带的情况下，可用手边现成的材料，如三角巾、绷带、手绢、布条等，折叠成条带状缠绕在伤口的上方（近心端），缠绕部位用衬垫垫好，用力勒紧然后打结。在结内或结下穿一短棒,旋转此棒使带绞紧,至不流血为止,将棒固定在肢体上,如图 7-15 所示。

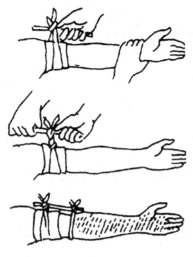

图 7-15 布制止血带止血

（3）使用止血带止血法注意事项。止血带止血法是损伤时救命的重要手段,但使用不当,也可出现严重的并发症,如肢体缺血坏死、急性肾衰竭等,因此,必须注意以下几点。

① 止血带不能直接缠在皮肤上,必须用三角巾、毛巾、衣服等做成平整的垫子垫上。

② 上臂避免扎在中间 1/3 处,因为此处易伤及神经而引起肢体麻痹。上肢应扎在其上 1/3 处,下肢应扎在大腿中部。

③ 为防止远端肢体缺血坏死,在一般情况下,上止血带的时间不超过 2h～3h,每隔 40min～50min 松解一次,以暂时恢复血液循环,松开止血带之前应用手指压迫止血,将止血带松开 1min～3min 后再在另一稍高平面绑扎,松解时,仍有大出血者,不再在运送途中松放止血带,以免加重休克。

④ 如肢体伤重已不能保留,应在伤口上方(近心端)绑止血带,不必放松,直到手术截肢。

⑤ 上好止血带后,在伤者明显部位加上标记,注明上止血带的时间,尽快送往医院处理。

⑥ 严禁用电线、铁丝或绳索代替止血带。

4. 加垫屈肢止血法

（1）前臂或小腿出血,可在肘窝或腘窝放纱布垫、棉花团、毛巾或衣服等物,屈曲关节,用三角巾或绷带将屈曲的肢体紧紧绑起来,如图 7-16 所示。

（2）上臂出血,在腋窝加垫,使前臂屈曲于胸前,用三角巾或绷带把上臂紧紧固定在胸前。

（3）大腿出血,在大腿根部加垫,屈曲髋关节和膝关节,用三角巾或长带子将腿紧紧固定在躯干上。

注意事项:有骨折和怀疑骨折或关节损伤的肢体不能用加垫屈肢止血,以免引起骨折端错位和剧痛。使用时要经常注意肢体远端的血液循环,如血液循环完全被阻断,要每隔

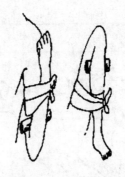

图 7-16 前臂、小腿出血加垫屈肢止血

一小时左右慢慢松开一次,观察 3min～5min,防止肢体坏死。

5. 填塞止血法

用急救包、棉垫或消毒的纱布填塞在伤口内,再用加压包扎止血法包扎,如图 7-17 所示。用于大腿根、腋窝、肩部、口、鼻、宫腔等部位的出血。

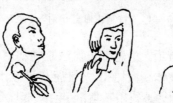

图 7-17 填塞止血

二、包扎

包扎可起到压迫止血、保护伤口、固定骨折和敷料的作用。根据机上的条件,可使用绷带、三角巾或就地取材(如衣服、毛巾、帽子等)进行包扎。

包扎时的要求。

(1) 包扎伤口时,先简单清创并盖上消毒纱布,然后再用绷带包扎。

(2) 选择宽度适宜的绷带和大小适当的三角巾。

(3) 操作时动作要轻,松紧度适宜,以免过紧影响局部血运,或使敷料松动、脱落。

(4) 保持病人舒适体位,皮肤皱褶处用棉垫、纱布保护,肢体需抬高时应给适当的托扶物,并保持肢体功能位。

(5) 包扎方向为自下而上、自左向右,从远心端向近心端,以助静脉血回流,打结应在肢体外侧,忌在伤口上和骨隆突处或易于受压的部位打结。

(6) 解除绷带时,先解开固定结或取下胶布,然后两手互相传递松解。

(一) 绷带包扎

1. 环形包扎法

包扎时把绷带头斜放,用手压住将绷带卷绕肢体一圈后,再将带头的一个小角反折过来,然后继续绕圈包扎,后一圈压前一圈,包扎 3 圈～4 圈即可,如图 7-18 所示。用于头额部、手腕和小腿下部等粗细均匀的部位。

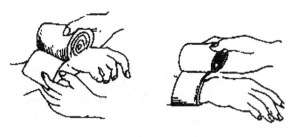

图 7-18 环形包扎法

2. 螺旋形包扎法

包扎时以环形包扎法开始,然后将绷带向上斜形缠绕,后一圈压前一圈的 1/2～1/3,如图 7-19 所示。用于肢体粗细相差不多部位,如上臂、手指、大腿下段等。

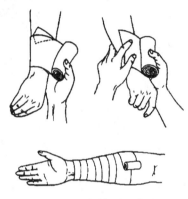

图 7-19 螺旋形包扎法

3. 螺旋反折包扎法

包扎时以环形包扎法开始,然后用一个拇指压住绷带,将其上缘反折,后一圈压前一圈的 1/2～1/3,每圈的转折线应相互平行,如图 7-20 所示。用于前臂、大腿和小腿粗细相差较大的部位。

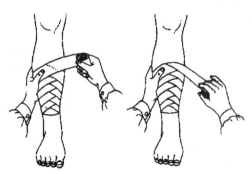

图 7-20 螺旋反折包扎法

4. "8"字型包扎法

包扎时从关节下方开始,先做环形包扎,后在关节弯曲处由下而上、由上而下地来回做"8"字型缠绕,逐渐靠近关节,最后以环形包扎法结束。用于包扎肘、膝、腕、踝、肩、髋等关节处。

（二）三角巾包扎方法

1. 头面部包扎法

（1）风帽式包扎法。将三角巾顶角和底边中央各打一个结。包扎时将顶角结放于额前，底边结放在头后下方，包住头部，两角往面部拉紧向外反折包绕两下颌，然后拉到枕后打结即成，如图7-21所示。用于头顶部外伤。

（2）头顶帽式包扎法。将底边折叠两指宽，放于前额和眼眉高处，顶角提向脑后，三角巾的两端经两耳上方拉向后头部交叉，再绕回前额结扎，顶角拉紧掖入头后部，如图7-22所示。用于头顶部外伤。

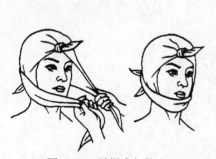

图7-21 风帽式包扎法

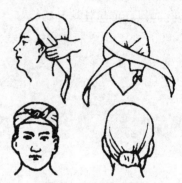

图7-22 头顶帽式包扎法

（3）面具式包扎法。先在三角巾顶角打一结，置于下颌罩住头面部底边拉向脑后，绕至前额打结，可在口、鼻、眼处剪小洞，如图7-23所示。用于颜面部外伤。

（4）双眼包扎法。将三角巾折叠成三指宽带状，中段放在头后枕骨上，两旁分别从耳上拉向眼前，在双眼之间交叉，再持两端分别从耳下拉向头后枕下部打结固定，如图7-24所示。用于双眼外伤。

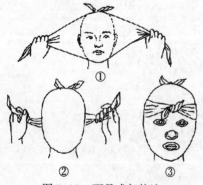

图7-23 面具式包扎法

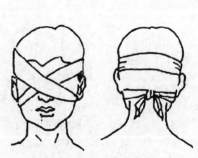

图7-24 双眼包扎法

2. 肩、背、胸、腹部包扎法

（1）单肩包扎法。将三角巾折叠成燕尾式，夹角放于肩上正对准颈部，燕尾底边两角包绕上臂上1/3处并打结，再拉紧两燕尾角，分别经胸背在对侧腋下打结，如图7-25所示。适用于一侧肩部外伤。

（2）侧胸包扎法。将三角巾的顶角放于伤侧的肩上，使三角巾的底边正中位于伤部下侧，将底边两端绕下胸部至背后打结，然后将巾顶角的系带穿过三角底边与其固定打结，如图7-26所示。适用于一侧胸部外伤。

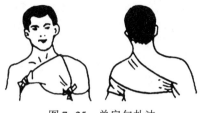

图7-25　单肩包扎法

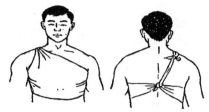

图7-26　侧胸包扎法

（3）胸（背）部包扎法。将三角巾折成燕尾，将其中央放在胸前，夹角对准胸骨上凹，两燕尾角过肩于背后，再将燕尾角系带，围胸在背后相遇时打结。包扎背部时，把燕尾中调换到背部即可，如图7-27所示。适用于胸（背）部外伤。

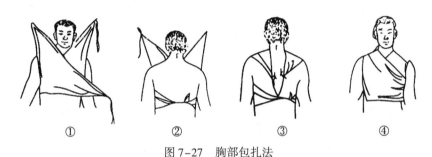

图7-27　胸部包扎法

（4）腹部包扎法。将三角巾底边向上横放于腹部，顶角向下，围腰后打结，顶角由两腿间拉向后面和另两端打结，发现腹部有内脏脱出时，不要马上送回以免引起腹腔感染。可先用大块敷料保护，然后用饭碗等扣住，再用三角巾包扎腹部，如图7-28所示。

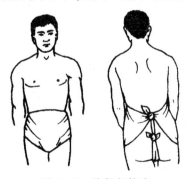

图7-28　腹部包扎法

3. 手、足部包扎法

手指或脚趾对向三角巾顶角，将手掌或手（或足）背放于三角巾的中部，底边横位于腕或踝部，将顶角覆盖手背（或足背），两底角在手背或手掌（或足背）交叉，在绕腕部（或踝部），于掌侧或背侧打结，如图7-29、图7-30所示。适用于手、足外伤。

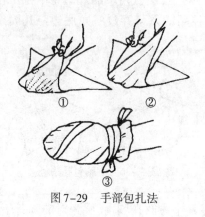
图 7-29 手部包扎法

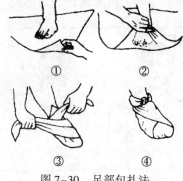
图 7-30 足部包扎法

三、骨折固定法

骨骼在人体中起着支架和保护内脏器官的作用,其周围常常伴有血管和神经。一旦出现骨折,如果不加以固定,在送往医院途中,骨折的断端容易伤及其周围的血管、神经和内脏器官,而且还会加重病人的痛苦。所以,一般说来,骨折后都要首先进行临时固定,然后再送往医院。

(一) 骨折的判断

骨折是指骨骼的完整性遭到破坏或骨骼的连续性被中断。对于开放性骨折,由于其骨骼断端与外界相通,容易判断。而对于骨骼断端不与外界相通的闭合性骨折来说,其最明显的特征是:①局部剧烈的疼痛和压痛;②肢体活动受到限制或完全不能活动;③骨折部位有明显的肿胀或出现成角、旋转、肢体缩短等状况。

(二) 骨折急救原则及注意事项

(1) 如有伤口和出血,应先止血、包扎,再固定骨折部位。

(2) 在处理开放性骨折时不可将刺出的骨端送回伤口,以免造成感染。

(3) 夹板的宽度和长度应与肢体相适宜,固定范围应超过上、下关节。

(4) 夹板不可与皮肤直接接触,应垫以衬垫,防止受压。

(5) 固定应松紧度适宜,以免影响血液循环,以固定结上、下活动 1cm 为宜,并将肢体末端暴露,以观察末梢循环功能。

(6) 固定中避免不必要的搬动,不可强制伤员进行各种活动。

(三) 骨折常用的固定方法

1. 锁骨骨折固定

用三条三角巾分别折成宽带,两条做成环套于双肩,另一条在背部将两环拉紧打结,腋下放置棉垫等松软物以防腋下组织受压,如图 7-31 所示。

2. 上臂骨折固定

如有夹板时,用两条三角巾和一块夹板将伤肢固定,然后用一块燕尾式三角巾中间悬吊前臂,使两底角向上绕颈部后打结,最后用一条带状三角巾分别经胸背于健侧腋下打结。若无夹板时,将一条三角巾做成宽带将伤肢固定于胸部,宽带中央要正对骨折处,绕过胸部,在对侧腋下做结,再用三角巾将前臂悬吊起来,如图 7-32 所示。

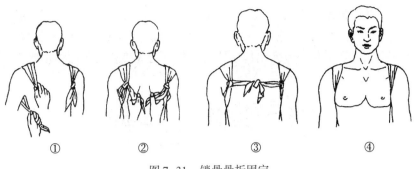

图 7-31 锁骨骨折固定

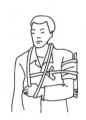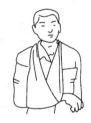

图 7-32 上臂骨折固定

3. 前臂骨折固定

用两块有垫夹板分别放在前臂掌侧和背侧,板长从肘到掌,前臂处于中立位,屈肘90°,拇指朝上。用 3 条~4 条宽带缚扎夹板,最后用三角巾将前臂悬吊起来。若无夹板可使用书本或杂志代替,如图7-33所示。

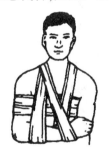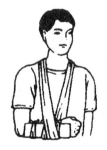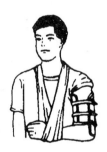

图 7-33 前臂骨折固定

4. 手腕部骨折固定

用一块有垫夹板放在前臂和手的掌侧,患手握绷带卷,再用绷带缠绕固定,然后再用三角巾把伤臂挂于胸前,如图7-34 所示。

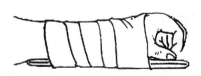

图 7-34 手腕部骨折固定

5. 大腿骨骨折固定

用一块长夹板(长度为伤员的腋下至足跟)放在伤肢侧,另用一块短夹板(长度为会阴至足跟)放在伤肢内侧,至少用4条带状三角巾,分别在腋下、腰部、大腿根部及膝部分环绕伤肢包扎固定,注意在关节突出部位要放软垫。若无夹板时,可以用带状三角巾或绷带把伤肢固定在健侧肢体上,如图7-35所示。

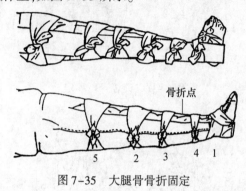

图7-35 大腿骨骨折固定

6. 小腿骨骨折固定

用两块有垫夹板放在小腿的内、外侧,两块夹板上自大腿中部,下至足部。用4条~5条宽带分别在膝上、膝下及踝部缚扎固定。

7. 颈椎骨折固定

伤者仰卧,在头枕部垫一薄枕,使头部成正中位,头部不要前屈或后仰,再在头的两侧各垫枕头服卷,最后用一条带子通过伤员额部固定头部,限制头部前后左右晃动,如图7-36所示。

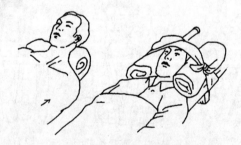

图7-36 颈椎骨折固定

8. 胸、腰椎骨折固定

使伤者平直仰卧在硬质木板或其他板上,在伤处垫一薄枕,使脊柱稍向上突,然后用几条带子把伤员固定,使伤员不能左右转动,如图7-37所示。

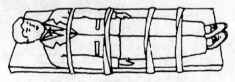

图7-37 胸、腰椎骨折固定

四、伤员的搬运

正确的搬运伤员是意外伤害发生后,更安全和更便于伤员得到救护的重要环节。伤员搬运的基本原则是及时、迅速、安全地将伤员搬至安全地带,防止再损伤。

(一)搬运伤员的注意事项

(1)搬运时应严密观察病人意识、呼吸、心跳的变化,随时准备紧急救护。

(2)外伤出血休克的病人,应卧位搬运,头部略低,保证大脑血液和氧气供应。

(3)昏迷病人除脊柱骨折外,应采用恢复体位或头部侧位搬运,取出假牙,防止因舌根后坠或呕吐物造成窒息。

(4)禁止给需手术的伤病员饮水或进食,麻醉时可能因呕吐造成窒息或吸入性肺炎。

(5)间断抽搐的病员,要用纱布、手绢包裹木棍垫在上、下牙之间,防止咬伤。

(6)根据季节采取保暖、防暑措施。

(二)搬运伤员的方法

1. 单人徒手搬运

(1)扶持法。在伤员一侧,使他靠近的一臂搂着自己的头颈,然后再用自己外侧的手牵其手腕,另一手从其背面抱其腰,使他的重量略加于自己,扶起行走,如图7-38所示。适用于伤势轻、神志清醒而又能自己站立行走的伤员。

(2)抱持法。急救者一手托住伤员的背,另一手托其大腿将之抱起,如图7-39所示。适用于伤势轻、神志清醒但较虚弱的伤员。

(3)背负法。急救者让伤者两手抱着自己的头颈,双手向后抱住伤者的臀部或向前抱其腿弯处,如图7-40所示。适用于伤势轻、神志清醒但较虚弱的伤员。

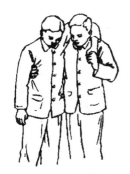
图7-38 扶持法

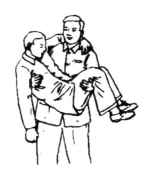
图7-39 抱持法

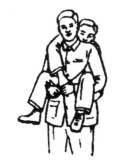
图7-40 背负法

2. 双人徒手搬运

(1)托椅式。两名急救者相对而立,各以一手互握对方的前臂,另一手互搭对方的肩上。伤员坐在急救者互握的手上,背部支持于急救者的另一臂上,两手分别搭于急救者肩上,如图7-41所示。适用于神志清醒、足部损伤而行走困难的伤员。

(2)拉车式。两个急救者一个站在伤病员身后,两手从腋下将其抱在胸前,另一个人在伤员两腿中间,用双手抓住其两膝关节,慢慢将伤员抬起,如图7-42所示。适用于神志清醒、足部损伤而行走困难的伤员。

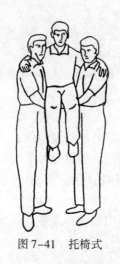
图7-41 托椅式

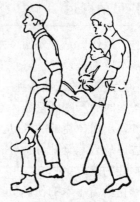
图7-42 拉车式

3. 三人或四人徒手搬运

救护者站在伤员的健侧,分别抱住伤员的头、颈、肩、后背、膝部及踝部,同时抬起伤员,齐步前进,以保持伤员躯干不被扭转或弯曲,如图7-43所示。适用于脊柱骨折的伤员。

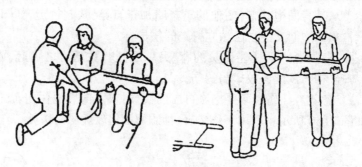
图7-43 三名救护员搬运法

4. 担架搬运

搬运时伤员的脚在前,头在后,以便观察,先抬头,后抬脚,上下台阶时,要使病人保持平衡。先放脚,后放头,注意伤员的病情变化。适用于病情较重,不宜徒手搬运的伤员。

5. 特殊伤员的搬运

(1)脊柱骨折伤员搬运。搬运时必须3人~4人分别托住伤员的头、肩、臀和下肢,动作一致,平稳地将伤员放在平板担架(床板或门板)上,防止脊柱弯曲或扭转,如图7-44所示。

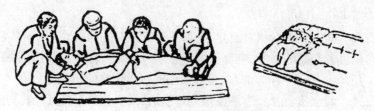
图7-44 脊柱骨折伤员搬运

（2）颈椎骨折伤员搬运。对于颈椎骨折的伤员，如果搬运不当，不但有发生四肢和躯干高位截瘫的可能性，还会有引起延髓呼吸中枢压迫，出现呼吸停止而死亡的危险。因此，搬运时首先要有专人固定头部，颈部两侧用沙袋或颈托固定。然后同脊柱骨折伤员搬运法将伤员抬放在平板担架上，使头与身体呈直线位置，如图7-45所示。

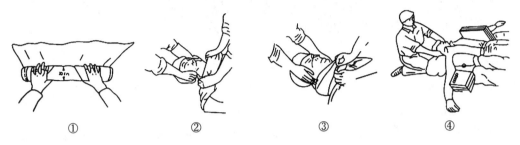

图7-45　颈椎骨折伤员搬运

（3）胸、腰椎骨折伤员搬运。先将一块硬板（木板、铁板均可）平放在伤员一侧，然后由3人~4人托起伤员的头、肩、臀和下肢，动作一致，把伤员抬到或翻到硬板上，然后用布带或三角巾把伤员固定在硬板上，以免运送途中滑动。

（4）骨盆骨折伤员搬运。让伤员仰卧，膝关节屈曲，膝下垫好软物，两大腿略外展，用三角巾托住臀部和骨盆，在下腹部打结，固定膝关节后，再由三人平托伤员放在木板上，如图7-46所示。

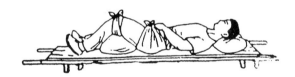

图7-46　骨盆骨折伤员搬运

五、伤口的处理

在飞机发生飞行意外时，多少会遇到乘客或者空勤人员损伤的情况，其中最常见的是软组织损伤。软组织一般包括肌肉、肌腱、腱鞘、筋膜、韧带、神经、血管、关节囊、软骨等。软组织损伤按伤后皮肤、黏膜是否完整分为开放性软组织损伤和闭合性软组织损伤两种。前者伤后皮肤或黏膜破裂，伤口与外界相通，如擦伤、切割伤、刺伤和撕裂伤。后者伤后皮肤或黏膜完整，无裂口与外界相通，如挫伤、肌肉肌腱拉伤、关节韧带扭伤、滑囊炎、肌腱腱鞘炎等。下面就介绍一下开放性软组织损伤和闭合性软组织损伤的处理方法。

（一）开放性软组织损伤

1. 擦伤

擦伤是皮肤受到外力摩擦所致，皮肤组织被擦破出血或有组织液渗出。

处理方法。

创面浅、面积小的擦伤，可用生理盐水洗净创口，创口周围用75%的酒精消毒，局部擦以红汞或紫药水，一般无需包扎，让其暴露在空气中待干后即可。关节附近的擦伤一般经消毒处理后,多采用消炎软膏或多种抗菌软膏搽抹,并用无菌敷料覆盖包扎。创伤中若有异物(如煤渣、细沙、泥土等),要用生理盐水冲洗干净,创口可用双氧水、创口周围用75%酒精消毒,然后用凡士林纱条覆盖创口并包扎。面部擦伤不宜使用紫药水。创面较深、污染严重时,应注射破伤风抗毒血清(T.A.T),并给以抗生素治疗。

2. 撕裂伤

多见于头面部皮肤撕裂,如眉弓的眉际处皮肤撕裂。

处理方法。

撕裂伤口较小时,经消毒处理后,用黏膏或创可贴粘合即可。伤口较大,则需止血、缝合创口。若伤情和污染较重或较深时,应注射破伤风抗毒血清,并给以抗生素治疗。

3. 刺伤和切割伤

刺伤是指由锐利器械偶然刺伤皮肤造成的事件。皮肉被尖锐的金属刀器或玻璃划破受到伤害时,称为切割伤。

处理方法。

基本与撕裂伤相同。

(二)闭合性软组织损伤

各种闭合性软组织损伤的处理方法基本上相同。按其病理过程可分为急性和慢性。在飞行意外中常见的是急性损伤。下面介绍一下急性闭合性软组织损伤的处理方法。

1. 早期(24h～48h内)

此期病理变化特点是局部组织血肿、水肿和炎症反应。临床表现为伤部红、肿、热、痛及功能障碍。处理原则是制动、止血、防肿、镇痛和减轻炎症。

治疗方法。

(1)冷敷、加压包扎(24h后解除)和抬高患肢。此法有止血、止痛、防肿和制动的作用。

(2)外敷新伤药,可消炎、止痛、减轻炎症。

(3)伤后疼痛剧烈者,可服止痛药,如云南白药、苯巴比妥、杜冷丁、吗啡等;肿胀明显者,可服跌打丸、七厘散、三七粉等。

2. 中期(48h后)

此期病理变化特点是肉芽组织形成,凝块正在被吸收,坏死组织逐渐被清除,组织正在修复。临床表现为急性炎症逐渐消退,但仍有瘀血和肿胀。处理原则是改善伤部的血液和淋巴循环,促进瘀血、渗出液的吸收和坏死组织的清除,加速组织的修复,防止粘连的形成。

治疗方法。

有理疗、按摩、针刺、拔罐和药物疗法或外敷活血化瘀的中药,并进行功能锻炼。

3. 晚期

此期病理变化特点是损伤基本修复,炎症基本消除,但可能有瘢痕和粘连形成,功能尚未恢复。临床表现为肿胀、压痛消失,但锻炼时仍感微痛、酸胀和无力,个别出现伤部僵硬或运动功能受限。处理原则是恢复和增强肌肉、关节的功能,消除瘢痕和粘连。

治疗方法。

有按摩、理疗、中药熏洗和功能锻炼。

思考与讨论

在外伤急救中止血、包扎、固定、搬运中应注意哪些？应采取哪些措施？

第六节 对猝死旅客的急救——心肺复苏术(CPR)

学习提示：熟练掌握心肺复苏术的指征、操作方法和注意事项。

猝死是指一个看来健康或病情恢复稳定的人，突然发生意料不到的非外因引起的死亡，从发病到死亡在1h～6h以内。

在飞机上这种特殊环境下，乘务员通过心肺复苏的训练和一定的操作实践，使她们遇到机上乘客猝死的紧急情况下知道应该怎么做，是非常重要的。目前，乘务员在飞机上所能采用的复苏措施主要是心肺复苏术。

尽管这部分内容是从飞机座舱环境角度来描述的，但它们对地面人员的急救同样适用。

一、心肺复苏的重要性及其局限性

持续不断的呼吸和心跳是维持人的生命的基础，但在某些外伤或疾病状态下，常常会发生呼吸、心跳的停止，这就是我们常常所说的"临床死亡"。在人体所有的组织细胞中，大脑细胞对缺血、缺氧最为敏感。在临床死亡后的很短时间内（一般认为是4min左右），大脑细胞还没有发生不可逆的损伤，如果抢救及时，仍然可以复活，但如果超过这一时间限度，大脑细胞就会因为缺血、缺氧而发生不可逆的损伤，这时即使经过各种抢救也不可能复活，我们称其为"生物死亡"（或"脑死亡"）。因此，呼吸、心跳停止的抢救必须是争分夺秒的。

心肺复苏是以延续生命或为进一步抢救争取时间为目的的，是对各种原因引起的心跳和呼吸突然停止并伴有意识丧失这一急症（猝死）所采取的包括人工呼吸和胸外按压在内的一系列急救措施。心肺复苏尤其能够挽救那些没有心室颤动的心律失常所引起心脏停搏病人的生命。

但是，心肺复苏也并不像人们想象的那样管用。研究表明，85%～90%的心脏停搏病人是由于心室的纤维颤动所引起的，心肺复苏不能使其复活，即不能使已经停搏的心脏再次工作，它只能短暂维持那些心、肺不再工作的病人基本血液循环。如果要使心脏恢复到维持生命的搏动，还必须使用除颤器对心脏进行除颤。一般来说，即使是采用了最好的心肺复苏术，心室纤维性颤动的心脏仍将不可避免地继续恶化，甚至在几分钟内就会停搏，最多也不会超过10min～15min，因此，这些病人仅有的复活机会是在10min～15min内及早使用除颤器进行除颤。

尽管心肺复苏术挽救生命成功的机会有限，仅为8%左右，但它仍是必要的，其重要意义在于能为进一步的抢救争取宝贵的时间。这些进一步的抢救主要包括除颤、气管插管和静脉用药，即所谓"高级的心脏生命保障"。所以心肺复苏后的病人还需要立即送往医院做进一步的救治。

二、心肺复苏术的实施

（一）心肺复苏的指征

空中乘务员一旦发现机上乘客有以下情况出现，应立即做心肺复苏术。

1. 意识丧失

高空缺氧、肺泡氧张力减低等都有可能引起意识丧失。如果饮用大量的酒精或服用了大量的镇静催眠药所产生的意识丧失，则会对大声呼喊或用力摇晃等强烈刺激产生反应，且大量饮酒后其呼出的气体中会有强烈的酒味。

2. 呼吸停止

呼吸停止是指病人没有正常的呼吸。实践中，应将病人的头后仰、下颌抬起使其呼吸道通畅后，再通过"看、听和感觉"来判断。此时，抢救人员将头置于这样一个位置：使耳朵贴近患者的嘴部，用耳朵去听或感觉其呼吸；脸朝着患者胸部，用眼睛去观察其胸部有无呼吸运动。尽管患者在大脑停止供血后受到刺激时仍会产生异常的喘息或呼吸，但已不足以维持其生命，仍应判断为呼吸停止。

3. 脉搏消失

救护人员迅速检查病人离自己最近一侧颈动脉有无搏动，检查应持续 5s～10s，以避免忽略了那些既慢且不规则、或弱而快的脉搏。

（二）心肺复苏术步骤

1. 正确安放病人

让病人仰卧在表面坚硬之处十分重要，比如机上的厨房区或过道上。千万不要将病人置于一排座位上，也不要让病人躺在松软容易变形的地方。

2. 选择恰当的抢救位置

如果只有一位抢救人员，最恰当的位置是跪在与患者肩部平行的位置，以便在膝盖不动的情况下对病人嘴部和胸部进行操作；如果有两位抢救人员在场，则一位应在病人的头旁，另一位应该在病人另一侧的胸旁，这样两位救护人员就有足够的活动空间，不致相互影响。

3. 保持呼吸道通畅

首先将病人的嘴打开，检查上呼吸道有无异物、呕吐物和血块，如果有的话，可用纱布或手绢等缠在手指上将它清除，或者将病人翻向一侧将它清除。其次，将病人的头后仰。救护人员将一只手放在患者的前额上，并用手掌向后压，许多情况下，这样做足以抬起舌后部，便于清理呼吸道。第三，将病人的下颌抬起。救护人员将另一只手放在患者的下颌颏部，向上抬起下颌，使上、下牙齿不接触，嘴不完全闭合。对于假牙，如果佩戴合适且位置正确，则不管它，但如果过于松动，容易引起呼吸道的阻塞，则应将其取下。

4. 进行口对口人工呼吸

口对口人工呼吸的目的是使氧气进入肺内。救护人员用放在病人额部的那只手的拇指与食指轻轻捏住病人的鼻子，使鼻腔关闭，先深吸一口气，再将嘴张开紧贴并包住病人的嘴，使之不漏气，然后用力将气吹入病人的口中，随即放松鼻孔，让气体从口、鼻排出。吹入的气量要相当于正常气量的两倍，如果空气很容易就吹入患者体内，应再做第二次。这两次深呼吸应尽快完成，同时，救护人员还必须做以下两项重要的观察：第一次吹出的气体是否进入了患者的体内，患者的胸部是否升起。如果没有，应该重新清理呼吸道。口对口人工呼吸的频率为成人 10 次/min～12 次/min，婴儿及 1 岁～8 岁儿童为 10 次/min～20 次/min，每次吹气量分别为 500mL～600mL、150mL～200mL 和 30mL～50mL，直到病人出现自主呼吸为止。因为如果口对口人工呼吸不起作用，则下一步的胸外心脏按压就会失去意义。

5. 胸外心脏按压

胸外心脏按压的目的是驱动已经停止的血液循环，使大脑等重要器官和组织恢复血液和氧气的供应。此时，应迅速将病人的外衣脱去，只留内衣，胸部应裸露。对于成人救护人员用一只手掌根置于病人胸骨下 1/3 处，另一只手掌根压在该手的手背上，双肘关节伸直，手臂垂直于胸壁，用上半身的力量垂直向下压迫胸骨，使之下陷约 4cm～5cm，然后放松，如图 7-47、图 7-48 所示。如此反复，100 次/min。1 岁～8 岁儿童用两只手掌根重叠或一只手掌根按压。婴儿则在乳头连线下一横处，将一只手的中指和无名指并拢进行按压。按压时勿用力过猛，以免引起肋骨骨折、气胸、心包积血等。操作中，救护人员的手应始终不离开患者的胸部。

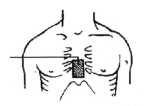

图 7-47 胸外心脏按压正确部位

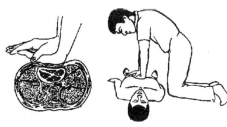

图 7-48 胸外心脏按压的手法与姿势

6. 胸外心脏按压与口对口人工呼吸交替进行

心肺复苏是由胸外按压与口对口人工呼吸交替进行的，如图 7-49、图 7-50 所示。《国际心肺复苏指南 2005》标准为成人开放气道后，缓慢吹气 2 次，再进行胸外按压 30 次，完成 5 个 30∶2 的按压/通气周期。婴儿及 1 岁～8 岁儿童，如一人操作也应完成 5 个 30∶2 的按压/通气周期，如两人同时操作则完成 5 个 15∶2 的按压/通气周期。进行 5 个按压/通气周期后，再检查循环体征，如仍无循环体征，继续进行心肺复苏，直至复苏或病人确定为死亡为止。

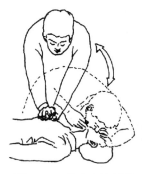

图 7-49 单人心肺复苏

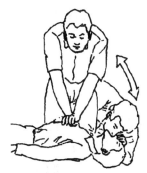

图 7-50 双人心肺复苏

（三）心肺复苏术有效的指标

经现场心肺复苏后,可根据以下几条指标考虑是否有效。

(1) 瞳孔:若瞳孔由大变小,复苏有效;反之,瞳孔由小变大、固定、角膜混浊,说明复苏失败。

(2) 面色:由发绀转为红润,复苏有效;变为灰白或陶土色,说明复苏无效。

(3) 颈动脉搏动:按压有效时,每次按压可摸到1次搏动;如停止按压,脉搏仍跳动,说明心跳恢复;若停止按压,搏动消失,应继续进行胸外心脏按压。

(4) 意识:复苏有效,可见患者有眼球活动,并出现睫毛反射和对光反射,少数患者开始出现手脚活动。

(5) 自主呼吸:出现自主呼吸,复苏有效,但呼吸仍微弱者应继续口对口人工呼吸。

（四）进行机上心肺复苏注意事项

(1) 向机长报告有一心脏停搏的病人正在进行心肺复苏,机长综合考虑后决定飞机是改变航向着陆还是继续飞行。

(2) 取来氧气瓶并与氧气面罩相连,如果患者恢复呼吸,就用它来供氧。另外,氧气管也可放入进行人工呼吸的嘴内(不是患者),使吹出的气体含氧量较高。

(3) 取出飞机上的医疗箱。

(4) 请求飞机上任何医生的帮助。

(5) 宣布机上有乘客发生了意外需要抢救,要求所有乘客留在各自的座位上。

(6) 如果抢救无效,心肺复苏术至少应该持续30min。

(7) 机上乘务员不能宣布某某乘客已经死亡,因为这是医务人员的职责。

(8) 机上医生可以承担宣布停止做心肺复苏的责任。

(9) 在着陆过程中的心肺复苏,应遵守"急救人员绝对不应使其自身处于不利地位"的普遍准则,即进行心肺复苏的急救人员在飞机着陆时应注意自身的安全,此时可以停做一会儿,但时间应该尽量短。

三、自动体外除颤器(AED)介绍

自1960年开展心肺复苏(CPR)技术以来,治疗心室颤动(VF)是提高急救存活率最大的进步之一,及时电除颤又是救治心脏骤停最重要的决定因素。据报道,实施公众除颤(PDA)计划后,患者的存活率可达到49%,这是以往最有效急救医疗服务(EMS)系统救治存活率的两倍。如果把自动体外除颤(AED)也作为一项基本声明支持技术(BLS),那么BLS就包括生存链前3个环节:早期到达现场、早期开展心肺复苏、早期电除颤。

AED全称自动体外除颤器,是一种便携式、易于操作、稍加培训即能熟练使用、专为现场急救设计的急救设备。从某种意义上讲,AED又不仅是种急救设备,更是一种急救新观念,一种由现场目击者最早进行有效急救的观念。

AED有别于传统除颤器可以经内置电脑分析和确定发病者是否需要予以电除颤。除颤过程中,AED的语音提示和屏幕显示使操作更为简便易行。根据美国心脏协会

(AHA)调查,在美国,每年有35万人左右,即平均每天有1000人左右因为突发性心脏骤停得不到及时救护而死亡。他们当中75%是发生在医院外的,而且20%的人没有任何先兆。对于突发性心脏骤停的病人,如果在数分钟之内(一般认为是4min左右)得不到及时的救助,那么生存的希望就会越来越小,每延迟1min,抢救成功的可能性就会下降10%。此时,如果在公共场所有一种急救工具,这种急救工具的使用就像灭火器那样的简单,不需要特殊训练,那么病人的第一目击者在拨通电话、急救医生到来之前,就可以进行有效的抢救,从而为进一步的救护争取到宝贵的时间。作为急救医学的新进展,AED就这样诞生了,而且已得到越来越广泛的应用。

目前在美国有的公司、飞机上,甚至家庭,已配备了自动体外除颤器。1998年初,在美国飞往墨西哥的班机上,一位来自北卡罗来纳州的乘客突然出现心脏骤停,这位乘客在不幸中又幸运地成为了世界上第一例在飞机上抢救成功的心脏骤停病人,因为该航班上配备的AED发挥了关键的作用。据悉,我国上海浦东国际机场和北京首都机场新航站楼都已拥有了AED用于机场的急救工作。相信不久以后,AED也会在国内公共场所得到普遍使用。

思考与讨论

心肺复苏有哪些指征?应采取哪些步骤?在心肺复苏过程中应注意些什么?

第七节 对窒息旅客的急救

学习提示:掌握梗阻窒息的表现及急救方法。

窒息是指人体的呼吸过程由于某种原因受阻或异常,所产生的全身各器官组织缺氧,二氧化碳潴留而引起的组织细胞代谢障碍、功能紊乱和形态结构损伤的病理状态。

一、梗阻窒息的原因

气管和食道都开口于咽喉部,通常由于会厌的保护作用,吞咽食物时不会误入气管。但是如果在进食时大笑、哭闹或讲话,常常因伴有大量吸气,食物就很容易被呛入气管。此外,意识障碍的人亦容易将假牙或呕吐物等吸入气管。

二、梗阻窒息的表现

(1)有刺激性呛咳的症状。
(2)在清醒的状态下,病人不能说话与呼吸(与心脏病发作相区别)。
(3)有面色发青等明显的缺氧状态。

三、梗阻窒息的急救

如果病人意识清醒,可采取自救。其方法是:自己一只手握紧拳头,将其放在腹部,然后用另一只手将拳头握住,用力向上按压,如此反复,直至将异物排出;也可将上腹部对着椅背或桌缘,然后使劲往上压,如此反复,直至将异物排出(如图7-51所示);如果病人意识障碍,就只能采取互救了。其方法是:使病人平躺,救治者双膝分开,跪在病人下腹部位置,双手交叉按在病人的上腹部,反复冲击挤压,使腹部产生向上冲击力,将梗塞异物排出(如图7-52所示)。如果仍然不能将异物排出,则不必考虑消毒问题,应当立即使用身边的任何刀具将病人甲状软骨下方的气道割破,使其解除窒息,然后送医院五官科救治。

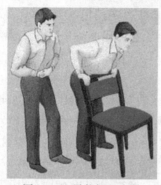
图7-51 异物梗阻自救

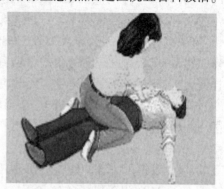
图7-52 无意识异物梗阻互救

思考与讨论

发生梗阻窒息时有哪些表现?应采取怎样的急救措施?

第八节 分娩急救

学习提示:熟练掌握机上流产、分娩的表现和处理方法。

一、机上流产

流产俗称小产,最容易发生在怀孕前3个月。在胎儿脱离母体之前的任何时候也都有可能发生流产。

1. 症状和体征

腰部和腹部间歇性地疼痛,并伴有阴道出血。出血量可大可小,如果大量出血,还会导致休克。清除胎儿、胎盘及胎膜(小胞衣),即流产结束后,流血即停止。

2. 机上流产的处置

让病人在铺有塑料布的垫子上躺好,并准备大量热水和经过消毒的、吸水性好的垫布或脱脂棉及卫生纸。

(1)检查脉搏及呼吸,以确定是否有休克体征。

(2)可使用一些止痛药,如两片扑热息痛。

(3)用垫子将脚垫高以防止休克。

(4)胎儿及其他妊娠物必须收集并保存于塑料袋容器里,以备医生或助产士检查,防止部分妊娠物未及时排出而出现大出血。

(5)报告机长,因不完全性流产会大量出血,可能发生休克,从而威胁病人生命,此时需送医院进行抢救。

二、机上分娩

1. 有关分娩的几个概念

(1) 分娩:妊娠满28周和以后的胎儿及其附属物,从临产发动至从母体全部娩出的过程,称分娩。

(2) 早产:妊娠满28周至不满37足周间分娩称早产。

(3) 足月产:妊娠满37周至不满42足周间分娩称足月产。

(4) 过期产:妊娠满42周及其后分娩称过期产。

2. 分娩预兆

(1) 阵痛,出现较规则的间歇性子宫收缩及阵痛现象。

(2) 见红,阴道出现渗杂少量血液的黏液状白带。

(3) 破水,包裹胎儿的胎膜破裂,有液体由阴道流出,俗称破水。

3. 分娩前的准备工作

(1) 接生用具(品)的准备。

① 多准备些热水和数个干净的盆。

② 大量的棉棒或棉花和吸水性好的卫生纸。

③ 装废弃物的污物桶。

④ 剪刀一把(必备)。

⑤ 25cm左右长的绳子3根。

⑥ 塑料床单1条。

⑦ 将剪刀和绳子放在水中煮沸消毒约10min。

(2) 婴儿用品的准备。

① 毛毯1条,用来包裹婴儿。

② 消毒纱布1块,用来敷包打结剪断的脐带残端。

(3) 空乘人员自己的准备。

① 确定参加助产的乘务员。凡是有感冒或手与其他部位感染者均不得参加助产。

② 剪去过长的指甲,并用肥皂彻底清洗手和前臂。

③ 将洗干净的手在空气中晾干(如有消毒手套就把它戴上)。双手洗干净后,不要再触摸未经消毒的东西,以便接触产道和婴儿。

4. 分娩的处置

分娩通常包括以下3个阶段。

(1) 第一阶段:子宫颈开全。

对于第一胎产妇来说,第一阶段可能需要12h以上,但也有较短的;对于非第一胎产妇来说,第一阶段可能只需要1h~2h或更短的时间。

主要表现。

① 腰部和腹部有规律地疼痛,这预示着分娩的开始。

② 腹部痉挛似疼痛,频率逐渐加快,强度逐渐增强。

③ 阴道出血,有时可能仅仅只有几滴,说明胎膜已破。

处置。

① 选择一个合适的地方,以便能用帘子与其他乘客隔开。

② 在地板上放上便盆,让产妇小便。

③ 让产妇平躺,下垫一张塑料床单。让产妇头肩靠在枕头上,双膝抬起,脱光下身。

④ 将软布垫在产妇臀下,并给她上半身盖上毛毯保暖。

⑤ 保持舱内的安静,并安慰产妇。

(2) 第二阶段:胎儿出生阶段。

胎儿此阶段经过骨盆从阴道产出。对于第一胎产妇来说,此阶段可能需要 1h～2h,而对于非第一胎产妇来说,需要的时间短得多,一般不到 1h。

主要表现。

① 腹痛频率加快,每隔 2min～3min 就要疼痛 1 次。

② 腹痛程度加重,每次疼痛时间延长,并伴有一种越来越强的胎儿要生下的感觉。

③ 会阴开始肿胀,在每次收缩时,都可以看到阴道内胎儿的头皮,预示即将分娩。

处置。

① 当胎儿的头部出现在阴道口时,要将它托住,并且在以后产妇每次收缩时都要将它托住,因为只有通过反复的收缩才能将胎儿挤出产道,其间它还要缩回去的,为了避免将胎儿头弄脏,可用干净纱布将产妇的肛门盖住,并且在头部缩回去之前,将肛门上的脏物擦干净。

② 在两次收缩之间,告诉产妇停止向下使劲,并张开嘴做深呼吸。等下次收缩来临时再继续用劲。当胎儿的头出来时,要稳住它,不要让它出来得太快。

③ 当胎儿的头将转向一侧时,还应继续拖住它,并把头放低,直到胎儿肩膀最上部出现在产道口时,再抬高头,使下肩出来。

④ 当婴儿躯体出来时,将其托出产道。

⑤ 将新生儿放在产妇的两腿之间,用卫生纸将新生儿口腔清理干净,等待第一声哭啼。如果新生儿没有哭啼或没有呼吸,则应立即做呼吸循环的复苏。

⑥ 用毯子将新生儿包好,放在一边。

(3) 第三阶段:胎盘和脐带排出阶段。

主要表现。

① 胎盘从子宫壁分离。

② 分娩后 10min～30min,产妇仍有轻微的收缩感和腹痛。

胎盘的处置。

① 产妇继续躺着,两腿像分娩那样分开,一旦她感觉胎盘将要出来时,令其使劲。此时,不能用拉拽脐带的方法来帮助胎盘的剥离。

② 将胎盘和胎膜装入塑料袋,以备医生和助产士检查。

③ 将产妇身体擦干净,垫上干净的卫生巾,嘱其休息。

脐带的处置。

① 胎盘与新生儿通过脐带连在一起,分娩后约 10min,脐带停止搏动。这时,用两条准备好的线绳在离婴儿腹部 15cm、20cm 两处紧紧扎住。

② 用消毒剪在结扎脐带中间剪断,注意不要太靠近结头。

③ 用消毒纱布敷包脐带残端。

④ 10min后观察脐带残端是否出血,并用剩下的线绳将离婴儿腹部10cm处的脐带残端结扎。

⑤ 如有消毒纱布,将脐带用其敷包好;否则,脐带就会暴露在空气中,进而增加感染的机会。

5. 产后护理

① 产后给予产妇软、热、多汤饮食,安静休息。

② 婴儿要注意保暖,防止吹风受凉。

③ 通知到达站,做好交接工作。

思考与讨论

1. 客人在机上发生流产时应采取哪些措施?
2. 遇到有分娩时应怎样处理?

第九节　机上常见症状的处理方法

学习提示:掌握机上常见症状的表现和处理方法。

一、发热

各种原因导致体温升高,超过正常范围称为发热。一般而言,腋下温度在37℃以上,口腔温度在37.3℃以上,或直肠温度在37.6℃以上,一昼夜间波动在1.2℃以上时,即为发热。体温可在剧烈运动、劳动或进餐后暂时升高。妇女在月经前和妊娠体温常稍高于正常。在高温作业时体温也可稍高。另方面,老年人代谢率较低,其体温相对低于青壮年。

(一) 发病原因

1. 感染性发热

各种病原体,如病毒、肺炎支原体、立克次体、细菌、螺旋体、真菌、寄生虫等所引起的感染,不论是急性、亚急性或慢性,局部性或全身性,均可出现发热。

2. 非感染性发热

主要由于下列几类原因。

(1) 无菌性坏死物质吸收:①机械性、物理性或化学性损害,如大手术后组织损伤、内出血、大血肿、大面积烧伤等;②因血管栓塞或血栓形成而引起的心肌、肺、脾等内脏梗塞或肢体坏死;③组织坏死与细胞破坏如癌、肉瘤、白血病、淋巴瘤、溶血反应等。

(2) 抗原—抗体反应:如风湿热、血清病、药物热、结缔组织病等。

(3) 内分泌与代谢障碍:可引起产热过多或散热过少而导致发热。前者如甲状腺功能亢进,后者如重度失水等。

(4) 皮肤散热减少:如广泛性皮炎、鱼鳞癣等。慢性心功能不全时由于心输出量降低、皮肤血流量减少,以及水肿的隔热作用,致散热减少而引起发热,一般为低热。

(5) 体温调节中枢功能失常：①物理性，如中暑；②化学性，如重度安眠药中毒；③机械性，如脑出血、硬膜下出血、脑震荡、颅骨骨折等。

(6) 植物神经功能紊乱

发热由于植物神经功能紊乱，影响正常的体温调节所致，属功能性发热范畴，临床上常表现为低热。

按照发热的高低（以口温为标准），可区分为下列几种临床分度：低热 37.4℃～38℃；中等度热 38.1℃～39℃；高热 39.1℃～41℃；超高热 41℃以上。

（二）发热与常见疾病

发热伴随下列症状，有提示诊断的意义。

(1) 伴寒战，常见于大叶性肺炎、败血症、急性胆囊炎、急性肾盂肾炎、流行性脑脊髓膜炎、钩端螺旋体病、疟疾及急性溶血性疾患等。

(2) 伴结膜充血，常见于麻疹、眼结膜热、流行性出血热、斑疹伤寒、恙虫病、钩端螺旋体病等，类似兔眼的表现。

(3) 伴单纯疱疹，可见于大叶性肺炎、流行性脑脊髓膜炎、间日疟等多种急性发热疾病。

(4) 伴出血现象，常见于重症感染与血液病。前者如重症麻疹、流行性出血热、登革热、病毒性肝炎、斑疹伤寒、恙虫病、败血症、感染性心内膜炎、钩端螺旋体病等。后者如急性白血病、急性再生障碍性贫血、恶性组织细胞病等。

(5) 伴淋巴结肿大，可见于传染性单核细胞增多症、风疹、恙虫病、淋巴结核、局灶性化脓性感染、丝虫病、白血病、淋巴瘤、转移癌等。

(6) 伴肝、脾肿大，可见于传染性单核细胞增多症、病毒性肝炎、肝及胆道感染、布鲁菌病、疟疾、黑热病、急性血吸虫病、结缔组织病、白血病、淋巴瘤等。

(7) 伴关节肿痛，可见于败血症、猩红热、布鲁菌病、结核病、风湿热、结缔组织病、痛风等。

（三）机上急救处理

(1) 让病人安静休息，鼓励其多吃水果或饮汤水，适当时水中加少量食盐，以补充体内水分。

(2) 可选用阿斯匹林、APC、扑热息痛及消炎痛口服，幼儿可酌用 10%～15% 安乃近滴鼻。

(3) 物理降温可采用 75% 酒精或温水擦拭四肢、胸、背及颈等处，也可以用冰水或凉水浸湿毛巾冷敷，一般于前额或颈旁、腹股沟、腋下及腘窝等处，每隔 5min 左右更换一次。

(4) 若病因明确，可采取相应的治疗措施。

二、头痛

头痛是指以头部疼痛为主要症状的一种痛症，是临床较常见症状之一。

（一）头痛原因

头痛常常由于过度劳累、紧张、受凉、睡眠少等原因引起。经过休息、充足的睡眠即会消失，不大引起人们的重视。但某些疾病引起的头痛，是一种信号，经过休息也不能恢复，应该引起重视。头痛产生的原因十分复杂，有颅内的、颅外的；有头颅局部的，也有全身性的;也有许多至今仍找不到病因的头痛。

目前以头痛为主症者,多见于感染性发热性疾病、高血压、鼻炎、三叉神经痛、颅内疾患、神经官能症、脑震荡和偏头痛等病中皆可见到头痛的症状。

(二) 头痛与常见疾病

以下是几种引起头痛的常见疾病。

(1) 剧烈头痛伴呕吐,说明颅内压升高,常见于脑出血、脑肿瘤、脑膜炎。

(2) 阵发性偏头痛,每次发作数分钟,面部电击样剧痛,说话、饮食或洗脸可诱发,见于三叉神经痛。

(3) 头痛表现为后枕部痛、跳动感,多见于高血压病,当血压正常时头痛消失。

(4) 剧烈头痛,伴眼眶痛,视力锐减,呕吐,多为急性青光眼。

(5) 头痛伴鼻塞流脓涕,上午轻下午重,可能为鼻窦炎。

(6) 头痛伴眩晕,可能为颈椎病、小脑出血、椎基底动脉供血不足。

(三) 机上急救处理

(1) 让病人安静休息,必要时应用小量镇静安眠药。

(2) 突然出现剧烈头痛伴呕吐,血压高者,应尽快按脑出血等疾病急救。

(3) 可服用少量止痛药,如去痛片、颅通定、安痛定等药进行临时止痛。

(4) 急性青光眼引起的头痛,不要盲目服止痛药止痛,否则很快会引起失明。

(5) 病因治疗。如高血压引起的头痛,可服用降压药;屈光不正引起的头痛可佩戴合适的眼镜;脑血管痉挛导致脑供血不足引起的头痛,可用扩张血管的办法进行止痛。

三、急性腹泻

病人排便次数增加、粪便稀薄不成形或带脓血样者都称为腹泻。腹泻是由多种疾病引起的,多发生于夏季,常因食物不洁、食物腐败变质所致,并伴有腹泻、腹痛等症状。

(一) 发病原因

(1) 细菌或病毒感染,多见于细菌性痢疾和肠炎、伤寒、急性胃肠炎、流行性感冒及消化不良等。

(2) 寄生虫病,如阿米巴痢疾、血吸虫病等。

(3) 中毒性腹泻,如误服砷、汞、毒蕈等有毒物质等。

(二) 机上急救处理

(1) 让病人安静休息,进食易消化的稀软食物,避免给予刺激性食物,补给充足水分,最好在温热开水中加少量的食盐饮用,也可饮用各种果汁饮料,不可饮用牛奶或汽水等。

(2) 非感染性腹泻,可用复方苯乙哌啶、黄连素、痢特灵等;感染性腹泻应服用抗生素治疗。

(3) 腹泻若伴有呕吐或腹泻严重者,应报告机长,并与地面联系,做好抢救准备工作。

四、咯血与呕血

咯血是指喉以下的呼吸道出血,经咳嗽动作从口腔排出,又称为咳血。呕血是指病人将食管、胃、十二指肠、胰腺、胆道等消化器官因病变而导致的出血自口腔中吐出。未被呕出的血液可随大便排出,呈现柏油样便。

(一)咯血与呕血区别(见表7-5所列)

表7-5 咯血与呕血区别

区别	咯血	呕血
病史	可患有肺结核、支气管扩张、肺癌、心脏病等	可患有消耗性溃疡、肝硬化等
出血前症状	喉部不适、胸闷、咳嗽	上腹部不适、恶心、呕吐等
出血方式	咳出	呕出,可呈喷射状
血的颜色	鲜红	棕黑色或暗红色,有时呈鲜红色
血的混有物	泡沫、痰	食物残渣、胃液
柏油样便	无(如咽下出血时可有)	有,可在呕血停止后仍持续几天
出血后的痰症状	痰中带血	无痰

(二)咯血与呕血常见疾病

1. 咯血

(1)咯血伴有发热,可能患有肺结核、支气管癌、流行性出血热、支气管扩张伴发感染、大叶性肺炎、肺脓肿等疾病。

(2)咯血伴有胸痛,可能患有大叶性肺炎、肺结核、支气管肺癌等疾病。

(3)咯血伴有呛咳,可能患有支气管肺癌、肺炎等疾病。

(4)咯血伴有皮肤黏膜出血,可能患有流行性出血热、血液病等。

(5)咯血伴有黄疸,可能患有钩端螺旋体病、大叶性肺炎、肺梗塞等。

(6)咯血伴有进行性消瘦,可能患有肺结核、支气管肺癌。

2. 呕血

(1)呕血伴有节律性上腹疼痛,可能是消化性溃疡。

(2)呕血伴无节律性上腹疼痛,且出血后上腹痛仍不缓解,可能是胃癌。

(3)呕血伴有黄疸,可能患有肝硬化、出血性肝管炎、钩端螺旋体病、重症肝炎、壶腹癌等。

(4)呕血伴有皮肤黏膜出血,可能是血液病、重症肝炎等。

(5)呕血伴有发冷、发热,右上腹绞痛者,提示为胆道出血。

(6)呕血伴有消瘦、食欲减退者,可能患了胃癌。

(三)机上急救处理

1. 咯血的急救

(1)突然咯血时,让病人安静休息,垫高枕头,解开病人的衣领,保持呼吸道的通畅。

(2)让病人保持情绪安定,喉部痒有血或有痰时,应缓慢而轻轻地咳出,不要屏气或将血液吞咽下肚。

(3)少量咯血、呕血可让病人静卧,安静下来后,可以使咯血停止。

(4)大量咯血,并出现气急、胸闷、烦躁不安、面色青紫、大汗淋漓和神志不清时,可使病人处于头低脚高位,撬开病人紧闭的牙关(有假牙者要取下),尽量用手指抠出病人口内的积血,还可以用手指压迫其舌根部,刺激咽喉,促使咳嗽排血或轻轻拍击病人的背部,使肺部和气管内的血块吐出来。

(5) 对烦躁不安的病人可以适当应用镇静剂。

(6) 注意观察病情变化,准确记录咯血量及生命体征的变化等。

2. 呕血的急救

(1) 让病人侧卧,取头低足高位,保持环境安静,并注意保暖。

(2) 鼓励病人将呕吐出的血轻轻吐出,以防血凝堵住呼吸道而引起窒息。

(3) 严重休克或剧烈呕吐者不能进食,其他可给予流质食物。

(4) 出现大呕血,且呕血不止或出现休克时应及时抢救。

五、鼻出血

鼻出血亦称鼻衄,是临床常见症状之一,常由全身或局部病变或外伤引起,也可因气候变化、鼻炎、高血压或因月经期间代偿性出血引起。也可能因为某些疾病或用指抠鼻不良习惯引起鼻出血,如鼻的外伤、炎症、挖鼻、鼻中隔弯曲、鼻咽癌、高血压、肝硬化、维生素K和维生素C缺乏等。

(一) 症状表现

少量血呈点滴状,大量时可堵住鼻孔,血常经咽入胃。反复出血大于500mL时,可出现头痛、头晕、眼花、乏力、出汗。出血1500mL以上则出现休克征象。患者恐惧易引起血压升高,加大出血量。

(二) 判断

(1) 判断是一侧还是两侧出血:一侧出血多由于局部原因引起;两侧出血多见于儿童、青年、由外伤、鼻炎、维生素缺乏引起;鼻后部出血多见于老年人,高血压动脉硬化者。

(2) 出血部位:鼻中隔前下方出血为毛细血管破裂;下鼻道后方出血为静脉丛破裂;鼻中隔底部出血者可压上唇时血止,放松又出;中鼻甲上方出血为蝶腭动脉破裂。

(三) 机上急救处理

(1) 让病人保持镇静,并让其坐在座位上头后仰,用拇、食两指紧捏鼻翼10min~15min,同时张口呼吸。

(2) 用冷水冲洗鼻腔或把浸湿的毛巾、冰块(用手巾包住)敷于前额和鼻部,每隔5min~10min更换一次。

(3) 出血量大者用纱布、脱脂棉或普通棉花在清水浸湿,用镊子轻轻填入鼻腔,稍紧一些,以便压迫出血点。持续3h~5h可止血。

(4) 如有云南白药可撒在棉球上塞入鼻腔。

(5) 让病人安静休息。

思考与讨论

1. 发热、头痛及急性腹泻时分别应怎样处理?
2. 咳血与呕血有什么区别,机上应怎样急救处理?

第十节 不适合乘机的伤病

学习提示：了解各类不适合乘机的伤病表现。

航空旅行为现代人提供了快速而简捷的运输方式，也提供现代人旅游的便利性。正是因为航空旅行的这些种种优点，使体弱者、身体有缺陷者和病人等为了公务、度假、康复或寻求特殊治疗而乘坐飞机。此外，长达10h以上的洲际长途飞行也正越来越司空见惯。所有这些因素都使飞行中出现医学问题的概率增高。

尽管我们的空中乘务员都要经过定期的医疗救护培训，飞行员也懂得一些医疗救护方面的知识，但毕竟我们的空勤机组不是医务人员，飞机不是医院，机上所配备的医疗设备也十分简陋；而且，机上环境与地面环境还存在较大的差别。为了减少机上突发的医学事件对旅客本人身体健康和生命安全的威胁、对其他旅客旅行带来的不便以及因此而给航空公司造成的经济损失，对旅客空中旅行的适合性判断是必要的。

目前，民航有关当局并没有明确规定哪些旅客不能乘坐飞机，各个航空公司也基本上是很笼统地做了类似于"患重病的旅客购买机票时要出具有关医疗机构适合空中旅行的证明"的规定。因此，在实际工作中，如果某位旅客存在某种医学问题，在他征求飞行员或是空中乘务员，甚至是地方医院的医生的意见时，往往都难以得到一个满意的答复。

一般来讲，在判断旅客是否适合空中旅行时，主要需要考虑的因素是飞机座舱内大气压力的降低和随之而出现的缺氧，因为，即使现代客机都有增压座舱，其压力也不能经常保持在海平面的水平，大致相当于1.5km～2km高度的压力；另外，客舱内靠近发动机的噪声常常超过85dB，以及飞机遇气流时的颠簸和振动等也会对存在某些医学问题的乘客产生不良的影响。综合以上因素，总结出下列情况不适合空中旅行。

（一）传染性疾病患者

如传染性肝炎、活动期肺结核、伤寒等传染病患者，在国家规定的隔离期内，不能乘坐飞机。其中水痘病人在损害部位未痊愈，不能乘飞机。

（二）精神病患者

如癫痫及各种精神病人（尤其是有明显的攻击行为者），这类病人容易因航空气氛而诱发疾病急性发作，故不宜乘飞机。

（三）心血管疾病患者

因空中轻度缺氧，可能使心血管病人旧病复发或加重病情，心功能不全、心肌缺氧、心梗及严重高血压病人，通常认为不宜乘飞机。如心肌炎、心肌梗塞病患者至少在病后一个月内不能乘飞机，恶性高血压病患者则应控制好血压才可以登机。

（四）脑血管病人

如脑栓塞、脑出血、脑肿瘤这类病人，由于飞机起降的轰鸣、振动及缺氧等，可使病情加重，禁止乘飞机。

（五）呼吸系统疾病患者

如严重肺结核空洞、严重哮喘、肺炎、支气管扩张、肺气肿、肺心病、气胸、先天性肺囊肿等患者乘机，因高空中环境的改变，可能会引起呼吸困难，故不宜乘飞机。

（六）做过胃肠手术的病人

一般在手术 10 天内不能乘坐飞机。消化道出血病人要在出血停止三周后才能乘飞机。

（七）严重贫血的病人

血红蛋白量水平在 60g/L 以下者（或红细胞低于 $2.50\times10^{12}/L$），不宜乘飞机。重症贫血者由于缺血，身体的一些功能明显低于常人，不适宜坐飞机。

八、耳鼻疾病患者

耳鼻有急性渗出性炎症，及近期做过中耳手术的病人，不宜空中旅行，如急性鼻窦炎、中耳炎。因鼻道和耳道都比较敏感，高空飞行时，气压大，容易加重鼻窦炎的炎症，造成中耳道鼓膜穿孔，中耳炎患者也容易晕机，所以也不适宜乘飞机。

（九）7 天内的婴儿及临近产期的孕妇

由于空中氧气缺少、气压变化以及飞行过程中的振动，对孕妇及胎儿都有影响，可致胎儿提早分娩，尤其是妊娠 35 周后的孕妇；而新生婴儿则可能在飞机上发生呼吸系统不适应的情况，也不适宜乘坐飞机。

（十）其他

濒死状态，未受控制的重症糖尿病，某些需要进行紧急医疗的疾病，在乘机前无医师许可证明和医护人员护理者都不可乘机。

思考与讨论

哪些旅客不适合空中旅行？

第十一节　旅客死亡的处理

学习提示：了解死亡旅客的处理方法。

死亡，是指生命活动的终了，标志着新陈代谢的停止。人可因生理衰老而发生生理死亡或自然死亡；因各种疾病造成病理死亡；因机械的、化学的或其他因素而造成的意外死亡。死亡过程可分为 3 个阶段，即濒死期、临床死亡期和生物学死亡期。虽然乘务员并没有权利判断一个人是否死亡，但还是有必要了解对死亡的诊断和对死亡旅客的处理。

一、死亡过程

1. 濒死期

又称临终期，是临床死亡期前主要生命器官功能极度衰竭并逐渐趋向停止的时期。病人表现为意识障碍、呼吸障碍、循环障碍、代谢障碍。

2. 临床死亡期

临床死亡期是呼吸、心跳停止但尚未出现脑细胞性死亡的时期。病人表现为意识丧失、呼吸心跳停止、瞳孔散大、对光反射消失。如果及时给予紧急心、肺、脑复苏，还有恢复的可能。

3. 生物学死亡期

由临床死亡期发展而来,是死亡过程的最后阶段。病人表现为呼吸、心跳停止,各脏器功能消失。经积极救治,脑细胞功能不可能再恢复,以及心脏处于无电活动状态,可以终止心肺复苏。

二、死亡旅客的处理

（1）起飞前若发现旅客死亡时,应立即报告责任机长,停止起飞。

（2）在空中发现旅客死亡时,经医生确认后,要记录死者的姓名、性别、年龄、国籍、职业、身份、抢救经过、死亡时间及死亡前后的情况等,并收集、登记和保管死者的遗物。

（3）将死者仰卧,头和四肢放正,用湿毛巾擦净脸部。若眼睛未闭合,可按摩眼睑使之闭合。若口未闭,可托下颌使之闭合。有活动假牙者应安上。用棉花填塞鼻、口、耳,如为上消化道出血或肺部疾病者,应塞至咽喉部,以免液体外溢,棉花不要外露,并帮其梳理头发。有创口者应更换敷料。用棉花填塞肛门、阴道。

（4）用另一大单盖好尸体,并把死亡鉴定牌固定在死者胸前大单上。

（5）若条件允许,应将死者与其他旅客隔离。

（6）落地后,向有关部门如实报告死者情况,通知机场卫生部门对客舱进行消毒。

思考与讨论

对死亡旅客应怎样处理？

第八章 实　验

实验一　观察长骨的构造

人体的骨除了有运动功能外,还有支持、保护、储钙、造血等功能。通过观察长骨构造的实验,了解骨的结构特征,进而理解骨的支持、保护、造血等功能。与骨的化学成分实验相联系,理解骨的储钙功能。

一、实验准备

(一) 材料

猪或羊的新鲜长骨(如股骨)。

(二) 用具

钳子、锯子、手术刀、剪刀、镊子、布巾等。

二、方法步骤

(一) 操作过程和应注意的问题

取猪的新鲜长骨,用剪刀和镊子清除附着在骨上的结缔组织和肌肉,在水中冲洗干净,擦干后,仔细观察。

1. 骨膜

长骨呈管状,中间稍细的部分称骨干,两端膨大的部分称骨髓。骨髓光滑的关节面上覆盖关节软骨。在骨干的最外层覆有由致密结缔组织所构成的骨膜。骨膜很坚韧,对骨起营养作用。用刀轻轻将骨膜从骨上刮下或剥离,并迎着光亮透视,可以观察到骨膜上纵横密布的血管和神经。骨膜内层的细胞能进行分裂,以后分化为成骨细胞,可使骨增粗。

2. 骨质

用钳子将长骨夹住,把骨锯成纵切面和横剖面,可以观察到骨质。骨质分骨密质和骨松质两种。

① 骨密质:在骨干横断面的外层,结构致密坚硬,形成一空管状结构,轻而坚实,有弹性,适于支持作用。

② 骨松质:在骨两端骨髓的纵断面上,可以观察到呈蜂窝状的骨松质,其中众多细小骨质的排列,可以使承受的压力分散,因此,骨能经受较大的压力。

3. 骨髓

在长骨的纵剖面,可以观察到长骨的中央是骨髓腔,腔里充满骨髓。骨髓是由多种细胞和网状结缔组织构成,并有丰富的血管分布。人在幼年时,全部骨髓为红骨髓,有造血功能。随着年龄的增长,红骨髓逐渐变为黄骨髓,失去造血功能。骨松质的网眼里,充满着红骨髓,有造血功能。

骨髓腔和骨松质减轻了骨的重量。长骨的管状结构使长骨更为坚固、轻便、耐压,具有有利于运动、保护和支撑身体的功能,是符合结构经济原则的。

(二) 实验成功的关键
(1) 要选取新鲜和骨膜完整的长骨作为实验材料。
(2) 剥离肌肉时,小心不要损伤骨膜。

三、教学建议

(一) 组织教学
(1) 本实验可作为课堂演示实验,教师要注意选取当天新鲜的猪或羊的长骨作为实验的材料,由教师边操作边演示边讲解。
(2) 本实验也可作为学生的课堂实验。

(二) 实验作业
(1) 骨髓光滑的____面上覆盖____,骨膜能使骨____。
(2) 长骨的骨干部分,主要由____组成,中央是____,里面充满____。长骨的这种管状结构,使长骨更为____。
(3) 骨松质的网眼里,充满____,它能造____。

实验二　分辨两点触觉刺激的测试

触觉刺激作用于人体之后,由感觉传入纤维将刺激信号传送至中枢神经系统及其高级部位进行分析和综合,然后产生感觉,并做出判断。能够分辨最小距离的两点刺激称为两点辨别阈,辨别的阈值即以此距离数值表示。中枢高级部位的这种分析和判断是一个很复杂的过程。例如,两个同时作用于体表的触觉刺激在保持较远距离时,受试者很容易分清这是两个刺激。如果不断缩短两个刺激之间的距离,则受试者逐渐会感到难以判别,而误认为只有一个刺激,也就是说,无法分辨同时存在、相距很短的两个刺激。失去这种分辨能力的主要原因有多种,但主要是与外周感受器分布的密度大小、分布的方式以及信息在中枢部位的聚合有关。证据之一便是人体不同部位对两点触觉刺激的分辨能力不同。凡是对触觉刺激敏感的部位,如指尖、唇周等部位,由于触觉感受器分布密集,分辨刺激的能力也就愈强。反之,如腰、背及手腕内侧等处则差。

这一实验的目的是使学生懂得,人体表面感受器密集分布有利于分辨刺激的存在、数量、大小和性质。实验由教师主持,测试一位自愿接受实验的同学。

一、实验准备

普通圆规一只(将圆规另一只脚也换成铁钉),直尺或三角板一块。

二、方法步骤

(一) 操作过程
(1) 请一位同学裸露并伸出右臂,将头转向左侧,勿使他窥视测试过程。

(2) 测试由教师主持。将圆规之两尖端分开 2cm,然后以两端同时轻触(愈轻愈好)同学的手背,并询问受试者:"你感到有几点受到刺激?"若回答"两点",则可缩短两个针尖间的距离,直至受试者分不清是否是两点刺激为止。记下最后感到是"两点"刺激时的针尖距离,此即为手背处两点辨别阈值。为了使实验结果准确无误,可以重复 3 次~4 次测试,并在测试过程中有时只使用圆规的一只尖端进行轻触,以测定和防止受试者误报或是其他因素的干扰。

(3) 用相同方法测定前臂外侧、手心、手腕内侧、手指及唇边等处。记录并比较不同体表部位所得的结果。

(二) 实验成功的关键

(1) 勿使受视者目睹测试,并告诉他应该如实地报告接受刺激时的感觉。

(2) 以圆规两脚垂直地轻触测试部位的皮肤,只需受试者感受到刺激即可,不可太重。

(3) 初试时,使圆规两脚尖端之间保持 2cm 距离,然后逐步缩短。

(4) 在测试过程中也可将圆规两脚间的距离突然增大,或突然缩小,或仅用单脚刺激,以验证受试人口述的正确性,防止主观因素的参与或误报。

三、教学建议

(一) 组织教学

此实验虽然简便,但要求细心操作,多次重复测试,并需要受试人良好的配合才能得出满意的结果。为了防止测试时刺伤测试部位,最好由教师主持实验,以保安全。

(二) 实验作业

实验结束后,教师可提出如下问题。

(1) 什么是触觉的两点辨别阈?

(2) 测定结果说明,人体的哪些部位分辨刺激能力强?哪些部位比较弱?为什么?

实验三　出血与止血方法

本实验使学生了解人体内的毛细血管、动脉和静脉出血的特征与急救止血方法。

一、实验准备

(一) 材料

止血带、干净毛巾、纱布、棉花。

(二) 用具

线绳、三角巾(取一块正方形的白布,将其由对角线处剪开,就可得到两块三角巾)。

二、方法步骤

(一) 各类血管的出血特征与处理原则

1. 毛细血管出血

出血缓慢,出血量少。如擦破伤,一般会由于血液凝固而自然止血。处理时可先用清水洗去伤口上的泥土,如无泥土可直接涂上红汞水(红药水),再用消毒纱布包扎,或暴露干燥,形成痂痂自愈。

2. 动脉出血

特别是较大的动脉,血流猛急,呈喷射状,一般在外伤时多见。急救方法是就地止血,一般在受伤动脉的近心端,采用指压止血法或止血带止血法进行止血。止血时应行动快,止血彻底,防止失血过多。

3. 静脉出血

一般是将受伤静脉的远心端压住而止血。动脉出血或静脉出血经过止血处理后,都应尽快送医院进行治疗。

(二) 指压止血法

指压止血法是动脉出血最迅速的一种临时止血法,是用手指或手掌在伤部上端用力将动脉压迫于骨骼上,阻断血液通过,以便立即止住出血,但仅限于身体较表浅的部位、易于压迫的动脉。

1. 肱动脉压迫止血法

此法适用于手、前臂和上臂下部的出血。止血方法是用拇指或其余四指在上臂内侧动脉搏动处,将动脉压向肱骨,达到止血的目的。

2. 股动脉压迫止血法

此法适用于下肢出血。止血方法是在腹股沟(大腿根部)中点偏内,动脉跳动处,用两手拇指重叠压迫股动脉于股骨上,制止出血。

3. 头部压迫止血法

压迫耳前的颞浅动脉,适用于头顶前部出血。面部出血时,压迫下颌骨角前下凹内的颌动脉。头面部较大量的出血时,压迫颈部气管两侧的颈动脉,但不能同时压迫两侧。

4. 手部压迫止血法

如手掌出血时,压迫桡动脉和尺动脉。手指出血时,压迫出血手指的两侧指动脉。

5. 足部压迫止血法

足部出血时,压迫胫前动脉和胫后动脉。

(三) 加垫屈肢止血法

加垫屈肢止血法是适用于四肢非骨折性创伤的动脉出血的临时止血措施。当前臂或小腿出血时,可于肘窝或腘窝内放纱布、棉花、毛巾作垫,屈曲关节,用绷带将肢体紧紧地缚于屈曲的位置。

(四) 止血带止血法

止血带止血法,主要是用橡皮管或胶管止血带将血管压瘪而达到止血的目的。这种止血方法较牢固、可靠,但只能用于四肢动脉大出血。

1. 止血带结扎法

橡皮止血带使用方法:左手拿橡皮带,后头约16cm长度要留下;右手拉紧环体结扎,前头交左手,中食两指挟,顺着肢体往下拉,前头环中插,保证不松垮。如遇到四肢大出血,需要止血带止血,而现场又无橡胶止血带时,可在现场就地取材,如布止血带、线绳或麻绳等。用布止血带止血时,放平入环,拉紧固定。用线绳或麻绳止血时,可绞紧固定。

2. 使用止血带时应注意的问题

(1)止血带应放在伤口的近心端。上臂和大腿都应绷在上1/3处的部位。上臂的中

1/3 处禁止上止血带,以免压迫神经而引起上肢麻痹。

（2）上止血带前,先要用毛巾或其他布片、棉絮作垫,止血带不要直接扎在皮肤上;紧急时,可将裤脚或袖口卷起,止血带扎在其上。

（3）要扎得松紧合适,过紧易损伤神经,过松则不能达到止血的目的。一般以不能摸到远端动脉搏动或出血停止为止。

（4）结扎时间过久,可引起肢体缺血坏死。因此要每隔1h（上肢或下肢）放松2min～3min;放松期间,应用指压法暂时止血。寒冷季节时应每隔30min放松一次。结扎部位超过2h者,应更换比原来较高位置结扎。

（5）要有上止血带的标志,注明上止血带的时间和部位。用止血带止血的伤员应尽快送医院处置,防止出血处远端的肢体因缺血而导致坏死。

（五）应注意的问题

（1）本实验让学生掌握平时或战时外伤出血的一些止血急救措施,因而在练习过程中要严肃认真,才能学会止血方法。

（2）本实验应在夏秋两季进行,如做上、下肢止血方法时,室温要适当,以防止着凉。

（六）实验成功的关键

本实验的止血方法易于掌握,关键在于教师组织好教学,要严肃认真。学生在练习止血时,要分组进行。只有人人都练习,才能使大家都学会止血的方法。止血带止血的练习时间不能过长,以免造成皮下淤血。

三、教学建议

（一）组织教学

（1）出血与止血方法的实验,应在讲课中结合示范教学或课外活动来学习止血方法。

（2）有条件的学校也可在军事训练中,安排学生学习战地救护与止血方法,这样效果较好,学生也能较有兴趣地学习。

（二）实验作业

（1）说明3种出血（动脉、静脉和毛细血管）的特征,并说明各自的止血方法。

（2）指压止血法适用于哪些部位,并说明止血方法。

（3）说明止血带止血法适用的部位、方法及其应该注意的问题。

实验四　胸围差的测定

通过胸围差的测定,使学生掌握测定胸围差的方法,并理解胸围差的大小与肺活量大小的关系,以及通过体育锻炼可促进胸廓的发育、加大胸围差的道理。

一、实验准备

（一）材料

5cm宽、150cm长的白寸带（白盘带）,废135胶片。

（二）用具

钢卷尺、布卷尺、墨笔。

二、方法步骤

(一)胸围差测定标准

胸前皮尺下缘与乳头上缘平齐,背侧皮尺上缘与肩胛骨下缘平齐。

(二)胸围差的测定方法(如实验图4-1所示)。

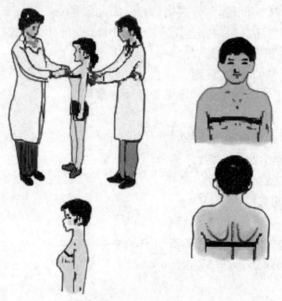

实验图4-1 测定方法

胸围差是尽力深吸气时的胸围长度与尽力深呼气时的胸围长度之差。受试者自然站立,两足分开与肩同宽,上体保持放松,平静呼吸。测试人员立于受试者面前,将带尺的上缘经背部肩胛下角下缘围向胸前乳头上缘,松紧应合适,以不对皮肤产生明显压迫为度。并在受试者呼气末结束时读数,带尺上与0点相交的数值即为胸围值。

(三)简易卷尺的制作

如果找不到钢卷尺或布卷尺时,可让学生自制布卷尺或胶片卷尺,其制作方法比较简单。

(1)布卷尺制法:把宽1.5cm、长150cm的白寸带平铺在桌面上,用米尺测量。每1cm划一道横线(用墨笔),并注明1,2,3…,10或100cm~150cm。如有条件时,可将白寸带上一次淀粉浆,待干后再划上刻度。也可以划完刻度后涂以胶水,则布卷尺较韧,以免测量时伸拉松紧不一,影响精确度。

(2)胶片卷尺制法:让学生找一些用过的135胶卷(底片)或废电影胶片均可。在其镀膜面划上刻度,也较为理想,经济适用。

(四)应注意的问题

(1)本实验如在男、女生合班中进行时,最好找两个房间,让男生与女生分开测定,这样比较容易组织教学。

(2)测定胸围差时,受测者要脱去内衣,女生仅穿背心。因此,室内要保持温暖,防止着凉、感冒。

(3）患有皮肤病的学生不应使用布卷尺测定。他们在测定时应使用钢卷尺，并且在使用后必须用含体积分数为70%～75%的酒精的棉球对卷尺擦拭消毒，防止互相感染。

（五）实验成功的关键

（1）本实验较易进行，关键在于组织好教学，严格按实验要求进行测量，测量数据要准确。

（2）如全班测量时，可发动学生自带钢卷尺或布卷尺，也可发动学生自己动手做简易布卷尺或胶片卷尺，其中以胶片卷尺最为经济，可以代用。

三、教学建议

（一）组织教学

（1）本实验可在实验课内进行，也可以安排在课外活动中进行。测量之前教师要向学生讲解清楚胸围差测量的标准、方法及注意事项，然后学生可互相进行测定。

（2）测定结果填入自己设计的表格中。由教师总结，找出年龄、性别、肺活量与胸围差之间的关系。

（二）实验作业

（1）请简述测定胸围差的标准及其方法。

（2）简述胸围差与肺活量之间的关系，以及胸围差的大小说明了什么问题。

实验五　人体动脉血压的测定

通过人体动脉血压测定的实验，使学生掌握动脉血压测定的原理与方法。

一、实验准备

（一）用具

听诊器。

（二）仪器

血压计（台式血压计或表式血压计，可向医务室借用）。

二、方法步骤

（一）人体血压计的测量值

用血压计测得的测量值，即血压的数值。

（二）人体动脉血压测定的原理

用血压计的压脉带在上臂给肱动脉加压，当外加压力超过肱动脉的收缩压时，血流被完全阻断，此时在肱动脉处用听诊器听不到任何声音。如外加压力低于动脉内的收缩压而高于舒张压时，则心脏收缩时动脉内血液可断续地通过受压血管狭窄处，形成涡流而发出声音。如外加压力等于或小于舒张压时，则血管内的血流通畅地通过，使音调突变以致声音消失。当完全阻断血流时所必需的最小管外压力（即发生第一次声音时），相当于收缩压。在心舒张时也有少许血流通过的最大管外压力（即音调突变时），相当于舒张压。

(三) 人体动脉血压的测量方法

取台式血压计,放在桌上。首先熟悉血压计各个部分,如检压计、压脉带(橡皮臂带)和打气球。压脉带是一长方形橡皮囊,外面有丝带包裹,以限制橡皮囊在充气时过度扩张,减低对血管外的压力。橡皮囊的一端连接两根橡皮管,一根和检压计相连,另一根和打气球相连。在打气球和橡皮管的接头上装有金属的螺旋开关,控制着出气孔。

被测量者坐下,安静片刻,把前臂放在桌上,手掌向上。然后用压脉带(橡皮臂带)平均地缠绕在被测量者的上臂上,离肘窝大约2.5cm左右,不能缠得过松或过紧。取听诊器的胸端的听筒(感音胶质薄膜)平放在肘窝肱动脉搏动处,轻轻地压住动脉,使检测者可听到脉搏声音。打开表下水银柱阀门。旋转关闭打气球上的螺旋开关,连续地挤捏打气球,向压脉带内送气,使压脉带内的压力迅速升至28kPa(210mmHg)左右,直到脉搏声音消失时为止。这时,压脉带的压力超过动脉内的收缩压,血流被完全阻断。然后扭开螺旋开关,缓慢放气,使压脉带内的压力渐渐下降。此时要一面仔细地观察检压计汞柱的下降,一面留心听肱动脉的声音。当听到"通、通"声的动脉音时,汞柱上的数值(高度)即相当于最高血压的值,也就是收缩压。继续放气,使压力继续下降,可以听到原来的动脉音逐渐增强,并变得清晰,不久又突然减弱或消失。动脉音减弱或消失的一瞬间,检压计汞柱上的数值相当于最低血压的值,也就是舒张压。

(四) 应注意的问题

(1) 测定血压时,要保持室内安静,否则听不到脉搏的声音。压脉带缠绕松紧要合适,并与心脏处于同一水平上。

(2) 戴听诊器时,要使耳具的弯曲方向与外耳道一致,即接耳端的弯曲向前。

(3) 当整个测压实验完毕后,要将表下面水银柱阀门关闭,以免水银外溢,仪器遭损。

(五) 实验成功的关键

(1) 动脉血压的测定,要准确、迅速地在 1min~2min 内完成,否则易使被测量者有不舒服的感觉。

(2) 如需重复测定时,需将压脉带内的空气放尽,使压力降至零(水银柱到零),而后再加压测定。

三、教学建议

(一) 组织教学

本实验可在实验课上让学生轮流测定,也可以在课外活动小组中进行,但必须在教师指导下来完成。最后,对全班男、女学生的血压测定数值进行统计,供学校对学生进行健康教育时参考。

(二) 实验作业

(1) 简述人体动脉血压的收缩压和舒张压的正常值。

(2) 试述动脉血压的测定原理、方法和应注意的问题。

实验六 皮肤表面的触觉感受器分布的测定

在人体皮肤的表层,分布着无数的温度、触觉、压觉和痛觉的感受器(感觉神经末梢)。这些感受器在接受周围环境的刺激之后,通过感觉神经,将信息传入中枢神经系统,使我们察觉环境发生的变化,感知刺激的性质,并相应地做出恰当的反应。通过下述简易的实验,可使学生了解触觉感受器广泛地分布在皮肤上,在不同体表部位分布的数量和密度也有差异。感受器数量分布最多和密度最大的部位,对触觉刺激也最敏感。

一、实验准备

(一) 材料

3cm 长的细猪毛若干根(如果猪毛难得,也可从一般衣刷上拔取)、火柴棒或牙签一盒、强力胶或万能胶一支。

(二) 制作

将猪毛用肥皂水洗净,晾干,用万能胶将猪毛粘固在火柴棒上,末端留约 2cm 长度,此即为触觉刺激棒。待胶水干了并固定后,即可使用。若无万能胶,亦可以用丝线将猪毛之一端缠绕在火柴棒上。

二、方法步骤

(一) 操作过程和应注意的问题

让学生以右手持触觉刺激棒,垂直地用毛的尖端轻触左手手指尖端(指纹处)、手心、手背及手腕的内外侧。请学生体验一下,在以相同力量接触皮肤时,不同部位的感觉是否不同?指尖是否更敏感一点?掌心的胼胝(俗称老茧)和手心的感觉是否不同?

也可将同学分为每二人一组,彼此用刺激棒轻触对方唇部周围、面颊及前额等处,观察感觉的敏感程度是否不同!

(二) 实验成功的关键

(1) 制作触觉刺激棒要用较细的猪毛,尤其不可使用粗硬的猪鬃。

(2) 刺激皮肤时,只可轻触,才能察觉触觉感受器的敏感程度。刺激的强度以不使猪毛发生弯曲为宜。

(3) 为使每次轻触时引起的仅是单个或极少数感受器的兴奋,应将刺激棒与皮肤表面保持垂直状态,不可倾斜。

三、教学建议

(一) 组织教学

(1) 教师应该在前一堂课时就将已做好的触觉刺激棒出示给学生看,并动员学生课后自己动手制作触觉刺激棒,以备下次上课时使用。

(2) 为了使实验井然有序,最好将实验放在课末进行。

(3) 刺激面部的实验,最好事先选择两位同学示范,一边测试,一边由老师提问,并做讲解。

(4) 要求学生注意安全,尤其是测定面部触觉时。

(二) 实验作业

实验结束后,教师可提问。

(1) 哪些部位的触觉最敏感?为什么?

(2) 盲人为什么可以用手触摸读字？

实验七　人体的静脉瓣观察

人体全身各处的毛细血管汇合成静脉，最后汇合成上、下腔静脉和冠状静脉而入右心房。全身除内脏、脑和头颈部的大多数器官的静脉无静脉瓣膜外，其余各部的静脉都具有防止血液逆流的瓣膜，称为静脉瓣。四肢静脉的瓣膜较多，尤其下肢更发达，其功能是在人直立时可以防止血液倒流。胸腹部的血管大多没有静脉瓣膜。静脉瓣在静脉内，呈两个半月形袋状，彼此相对，是由内膜向管腔内突出而形成的。浅静脉位于皮下，由于表浅易见，是静脉注射或输液的部位。本实验通过对全身上、下肢浅静脉瓣的观察，证明静脉瓣有防止血液倒流的作用。

一、实验准备

（一）材料
橡胶止血带、白色寸带（50 cm 长）、脱脂棉。

（二）药品
体积分数为 70%～75% 的酒精。

二、方法步骤

（一）上肢静脉瓣观察

1. 上肢浅静脉瓣观察部位

头静脉在肘关节前面吻合成肘正中静脉。手背的静脉网比较表浅，易于观察，它向上汇合上肢内侧重要静脉。肘正中静脉常是静脉采血的部位，而手背及上肢腹面浅静脉常是静脉注射部位。

2. 上肢浅静脉瓣观察方法

一个学生用手紧握另一个较瘦的学生的左上臂或用橡胶止血带缠紧左上臂时，可以看到静脉，呈苍青色。不久左臂的静脉扩张涨大，并在静脉上显出结状突起，这是静脉瓣的出现。静脉瓣在前臂和手背部最容易观察。观察手背的静脉瓣时，可用右手在左手的手腕部紧握压住前臂的浅静脉，这时手背静脉涨起，显现出高低不平的起伏，那就是静脉瓣的部位。

（二）下肢静脉瓣观察

1. 下肢静脉瓣观察部位

下肢浅静脉主要是下肢内侧的大隐静脉和起自足外侧的小隐静脉。

2. 下肢静脉瓣观察方法

可用止血带在膝盖上部用力缠紧，使该学生站立。不久就可以在小腿内侧看到大隐静脉的出现，呈现苍青色。用手抚摸并由下往上推压，可见起伏的静脉瓣。

如果在小腿踝上部用止血带缠紧时，可见足背静脉网，有时在婴幼儿静脉输液时，这里是常用的注射部位。

（三）静脉瓣的生理作用

当压住静脉时，上流通路被阻断，静脉瓣阻挡血液往下逆流，静脉瓣积存血液量增加，向外膨胀呈结节状突起。如果用手指沿着结节状突起由上往下推动,这时静脉血量增多,静脉瓣显得更大一些。由此可见静脉瓣能阻止血液向下倒流,再加上骨骼肌的收缩与舒张以及其他组织的挤压作用,促使静脉血管中的血液流回心脏。

(四) 应注意的问题

(1) 本实验可作为课堂演示实验或课外活动小组的实验。应选择瘦的男生或年龄较大、下肢静脉较明显的校内职工为观察的对象。

(2) 如果学生之间互相观察,应在室温较高的条件下进行,防止感冒。另外止血带不要使用时间过长。

(五) 实验成功的关键

(1) 本实验在向学生讲清楚实验以及观察的方法后较易进行,学生也感兴趣,易于成功。

(2) 如在课外进行时,可把学生分成几组,教师指导。使用止血带时间不能过长,否则会造成皮下淤血。

三、教学建议

(一) 组织教学

本实验应在室温较高的条件下进行,可作为课堂演示实验或课外活动小组的实验。特别是在结合讲解静脉与静脉瓣的作用时,给学生做演示实验,可增加学生的感性知识。学生自己做实验时应告诉学生缠紧静脉的时间不能超过 2min～3min,否则会引起被压部位皮下出血。橡胶止血带每用一个同学后,应用酒精棉擦拭胶管,以防皮肤感染。

(二) 实验作业

(1) 在静脉瓣的观察实验中,为什么在肢体上端缠紧或压迫静脉时就会出现静脉瓣?

(2) 静脉瓣的生理作用是什么?怎样预防下肢静脉曲张?

附 录 一

民用航空招收飞行学生体格检查鉴定管理办法

第一条 为规范民用航空招收飞行学生体格检查鉴定(以下简称招飞体检鉴定)工作,依据《中华人民共和国高等教育法》、教育部、卫生部、中国残疾人联合会《普通高等学校招生体检工作指导意见》、教育部《2006年普通高等学校招生工作规定》、《民用航空飞行标准委任代表和委任单位代表管理规定》(CCAR-183FS),制定本办法。

第二条 本办法适用于民用航空招收和管理以培养航线运输驾驶员、飞机和旋翼机商用驾驶员为目标的飞行学生的体检鉴定工作。

第三条 招飞体检鉴定包括招收飞行学生初检、复检和录入飞行专业教育院校后的复查。

第四条 民航总局飞行标准司负责起草招飞体检鉴定的规章、标准、程序等;受理有关招飞体检鉴定的申诉。民航地区管理局及其派出机构负责所辖地区招飞体检鉴定的监察工作。民航总局航空医学中心负责对航空人员体检委任单位代表和认可体检机构(以下统称体检机构)和航空人员体检委任代表或认可体检医师(以下统称体检医师)的招飞体检鉴定进行业务培训、指导和技术检查。

第五条 依据CCAR-183FS,获得民航总局飞行标准司委任或认可、具有招收飞行学生体检鉴定资格的体检机构负责承担招飞体检鉴定。获得民航总局飞行标准司委任或认可的体检医师实施招飞体检鉴定具体工作。

经民航总局飞行标准司批准的飞行专业教育院校的体检机构或指定的体检机构实施招收飞行学生的入学复查。

第六条 体检机构和体检医师应按照《民用航空招收飞行学生体格检查鉴定规范》(MH/T7013-2006)规定的体格检查项目、方法、辅助检查项目、体检鉴定原则具体实施招飞体检鉴定工作。

体检医师进行招飞体检时,应按照MH/T7013-2006规定的体检鉴定中各科健康标准和要求进行招飞体检鉴定,规范填写《民用航空招收飞行学生体格检查本》(附件1);如航空运输企事业单位有特殊要求的,体检医师应按照该航空运输企事业单位制定的、并经局方核准的招飞体检标准和要求进行招飞体检鉴定;招飞体检鉴定执行单科淘汰制,各科体检医师做出淘汰(不合格结论)决定后应报主检医师审核同意后执行;主检医师应对各科体检医师的体检鉴定结论(包括合格和不合格结论)进行审核后签署体检总结论。

体检机构进行招飞体检鉴定时,应做好体检相关资料文书的管理工作和鉴定结论的统计工作,填写"招收飞行学生体检鉴定情况表"(附表1)和"招收飞行学生体检淘汰原因统计表"(附表2)。在招飞体检鉴定工作结束后,对《民用航空招收飞行学生体格检查本》进行整理登记,全部(包括淘汰人员和合格人员)交由相关航空运输企事业单位招收飞行学生管理部门存档保管,保管期限按照有关规定执行。

第七条 民用航空运输企事业单位在《招飞体检规范》规定各项标准的基础上,可以根据具体情况确定本企事业单位招收飞行学生的体检鉴定标准和要求。民用航空运输企事业单位制定的招收飞行学生体检标准不应低于《招飞体检规范》规定的各项要求。

第八条 民用航空运输企事业单位确定的招收飞行学生体检鉴定标准和要求,应书面上报所在地区管理局民用航空卫生行政部门,并填写《民用航空运输企事业单位招收飞行学生体检鉴定标准和要求核准申请书》(附件2),经核准同意后方可实施。地区管理局民用航空卫生行政部门按照以下核准原则进行审核,并在核准申请书上签署核准意见,于接到报告后20日内书面通知申报单位。

核准原则。

1. 制定体检鉴定标准和要求不得低于《招飞体检规范》规定的各项要求。
2. 制定体检鉴定项目、辅助检查项目不得少于《招飞体检规范》规定的项目。
3. 制定体检鉴定原则不得违反《招飞体检规范》规定的要求。
4. 核准结果应书面批复相关的民用航空运输企事业单位。

第九条 民用航空运输企事业单位应在招收飞行学生体检鉴定工作前30日,填写《招收飞行学生体检鉴定计划表》(附表3),将招飞体检鉴定计划报所在地区管理局航空卫生行政部门备案。

跨地区进行招飞体检鉴定时,招收飞行学生企事业单位所在地区管理局航空卫生行政部门应在接到招飞体检计划后10日内,将招飞体检计划及经核准的体检鉴定标准和要求通知拟招飞体检地点所在地区管理局航空卫生行政部门。

各地区管理局航空卫生行政部门按照报告和通知的招飞体检计划,制定监察计划和程序,并实施监察。

第十条 体检机构应在体检鉴定工作结束后7日内,将体检鉴定结论反馈民用航空运输企事业单位,同时上报所在地区管理局航空卫生行政部门。上报内容应包括"招飞体检鉴定情况表"和"招飞体检淘汰原因统计表"。

第十一条 民用航空运输企事业单位不得招收未获得民航总局飞行标准司委任或认可、不具备招收飞行学生体检鉴定资格的体检机构进行体检鉴定的飞行学生;不得招收未经体检机构体检鉴定或体检鉴定结论不合格的飞行学生。

第十二条 经批准的飞行专业教育院校的体检机构或民航总局指定体检机构在进行入学复查时,发现飞行学生健康状况不符合《招飞体检规范》有关规定的,应首先通知招收该飞行学生体检鉴定的体检机构,原招飞体检机构对复检结论确实存在异议的,由入学复检体检机构填写《招收飞行学生入学复查核准申报单》(附表4),上报民航总局飞行标准司,经核准后做出体检鉴定结论。必要时,由民航总局飞行标准司指定第三方体检机构重新进行体检鉴定。

入学复查体检机构在复查工作结束后10日内,填写《招收飞行学生入学复查情况表》(附表5),上报民航总局飞行标准司。

第十三条 民用航空运输企事业单位按照本办法组织开展招飞体检鉴定工作。

第十四条 受检学生参加体检鉴定,不得冒名顶替、弄虚作假、隐瞒病史、病情或者擅自涂改、伪造体检文书及医学资料。

第十五条 体检机构招收飞行学生体检鉴定和入学复查原则上按照所完成的体格检查和辅助检查项目收费;收费标准应依照物价部门批准的项目收费标准执行。

第十六条 违反本办法第八条,未经地区管理局民用航空卫生行政部门核准的民用航空运输企事业单位的招飞体检鉴定标准和要求不得作为招飞体检鉴定的依据。

第十七条 违反本办法第十四条,受检学生在体检鉴定中,有冒名顶替、弄虚作假、隐瞒病史、病情或者擅自涂改、伪造体检文书及医学资料的,发现单位和人员应立即报告招收飞行学生的体检机构、民用航空运输企事业单位或飞行专业教育院校,同时报告招飞体检机构所在地区管理局的航空卫生行政部门。按照《2006年普通高等学校招生工作规定》第六十五条规定,取消其当年录取资格或入学资格,情况严重的,一至三年内不予体检鉴定。

第十八条 体检机构和体检医师在进行招飞体检鉴定工作中,违反民用航空规章和标准,弄虚作假、徇私舞弊的,依据CCAR-183FS有关规定,由民用航空卫生行政部门予以警告、暂停或者收回其相关的委任或认可证书。

第十九条 本办法包括五个附表和二个附件。

第二十条 本办法自发布之日施行。

附表1:招收飞行学生体检鉴定情况表
附表2:招收飞行学生体检淘汰原因统计表
附表3:招收飞行学生体检鉴定计划表
附表4:招收飞行学生入学复查核准申报单
附表5:招收飞行学生入学复查情况表
附件1:民用航空招收飞行学生体格检查本
附件2:民用航空运输企事业单位招收飞行学生体检鉴定标准和要求核准申请书

附表1 招收飞行学生体检鉴定情况表

序号	体检时间	姓名	出生年月	学校名称	体检鉴定结论			淘汰科别					淘汰原因	第一轮	第二轮	第三轮	辅助检查项目情况									备注
					合格	不合格	待结论	外科	眼科	五官	内科	神经科					血常规	尿常规	B超	胸透	肝功	乙肝表抗	心电图	心理评定	其他	

招收飞行学生单位名称：　　　体检机构名称：　　　填表人：　　　填表日期：

附表 E.1 招收飞行学生体检淘汰原因统计表

外科淘汰原因																耳鼻咽喉科淘汰原因													
合格率	淘汰人数	检查人数	发育不良	身腿长不足	体重不达标	脊柱弯曲超标	骨盆倾斜	O、X型腿	各种畸形	骨关节疾病	各种疝	精索静脉曲张	下肢静脉曲张	外生殖器疾病	肛门疾病	皮肤病	外伤后遗症	其他	检查人数	淘汰人数	听力不足	鼓膜病变	中耳炎	咽鼓管功能不良	前庭功能超标	鼻息肉	肥厚性鼻炎	萎缩性鼻炎	过敏性鼻炎	中隔弯曲超标	副鼻窦炎	嗅觉丧失	咽喉部疾病	口腔疾病	牙齿疾病	其他

眼科淘汰原因												内科淘汰原因													神经精神科淘汰原因				
淘汰人数	检查人数	视力不良	色盲色弱	沙眼	其他外眼疾病	角膜疾病	深径觉超标	隐斜超标	晶体疾病	玻璃体疾病	眼底疾病	屈光超标	检查人数	淘汰人数	心率超标	血压超标	心杂音超标	心脏疾病	呼吸系统疾病	消化系统疾病	肾脏疾病及病史	肝炎病史	肝脾大超标	血液系统疾病	肝功能异常	乙肝表面抗原阳性	心电图异常	尿常规超标	其他	检查人数	淘汰人数	病史	中枢神经系统疾病	周围神经系统疾病	颜面不对称	植物神经不稳	反射异常	心理学测试

体检机构名称： 填表人： 填表日期：

立名称：

248

附表3 招收飞行学生体检鉴定计划表

招收单位:		
经办部门:	经办人:	
联系电话:	传真:	
通讯地址:		邮编:
拟招收飞行学生范围: 应届高中毕业生 □　在校大学生 □　社会公开招收 □　其他人员 □＿＿＿＿＿		
拟招收飞行学生人数: 飞行学生＿＿＿＿＿人		
计划招收时间:	计划招收地点:	
拟申请体检鉴定机构:		
体检鉴定具体要求: （招收单位盖章） 　年　月　日		

注:此表一式二份,一份交体检鉴定机构;一份交地区管理局航空卫生处备案。

附表4 招收飞行学生入学复查核准申报单(　　年度)

飞行学生姓名:	
招收该学生民用航空企事业单位名称:	
入学复查体检机构:	原招飞体检机构:
复查时间:　　年　月　日	招飞体检时间:　　年　月　日
复查不合格项目基本情况: 1. 体检鉴定结论:＿＿＿＿＿＿; 2. 鉴定结论依据:＿＿＿＿科, 　　诊断:＿＿＿＿＿＿＿＿＿＿; 3. 症状和体征:＿＿＿＿＿＿＿＿ 　　＿＿＿＿＿＿＿＿＿＿＿＿＿ 　　＿＿＿＿＿＿＿＿＿＿＿＿。 4. 辅助检查项目和结果:＿＿＿＿ 　　＿＿＿＿＿＿＿＿＿＿＿＿＿ 　　＿＿＿＿＿＿＿＿＿＿＿＿。 5.《招飞体检规范》相关规定:＿＿＿ 　　＿＿＿＿＿＿＿＿＿＿＿＿＿ 　　＿＿＿＿＿＿＿＿＿＿＿＿。 6. 该科体检医师:＿＿＿＿＿＿ 　　＿＿＿＿＿＿＿＿＿＿＿＿＿ 7. 主检医师:＿＿＿＿＿＿＿＿ 　　＿＿＿＿＿＿＿＿＿＿＿＿＿	招飞体检该项目基本情况: 1. 体检鉴定结论:＿＿＿＿＿＿＿＿＿; 2. 鉴定结论依据:＿＿＿＿＿＿＿＿科, 　　诊断:＿＿＿＿＿＿＿＿＿＿＿＿; 3. 症状和体征:＿＿＿＿＿＿＿＿＿＿ 　　＿＿＿＿＿＿＿＿＿＿＿＿＿＿ 　　＿＿＿＿＿＿＿＿＿＿＿＿＿。 4. 辅助检查项目和结果:＿＿＿＿＿＿ 　　＿＿＿＿＿＿＿＿＿＿＿＿＿＿ 　　＿＿＿＿＿＿＿＿＿＿＿＿＿。 5. 该科体检医师:＿＿＿＿＿＿＿＿ 6. 主检医师:＿＿＿＿＿＿＿＿＿＿
提供体检文书和医学资料目录:(原件或副本作为附件)	
入学复查体检机构意见:	招飞体检机构意见:
第三方体检机构体检鉴定结论:(必要时) 　　　　　　　　　　　　　　　　　　　　　　　(印　章) 　　　　　　　　　　　　　　　　　　　　　　　年　月　日	
飞行标准司核准意见: 　　　　　　　　　　　　　　　　　　　　　　　(印　章) 　　　　　　　　　　　　　　　　　　　　　　　年　月　日	
填报时间:　年　月　日	填报人签字:　　　　复查体检机构负责人签字:

注:入学复查结论存在异议的每名飞行学生均填写本申报单一式三份,其中一份报飞行标准司,一份送交原招飞体检机构,一份复查体检机构留存。

附表 5　招收飞行学生入学复查情况表(　　年度)

入学复查体检机构名称：			
地址：	联系电话：		负责人：
入学复查时间：　　年　月　日至　年　月　日			
入学复查人数：　　人	合格人数：　　人		合格率：　　%
	不合格人数：　　人		不合格率：　　%
复查不合格基本情况： 　1. 外科：___人，___% ; 2. 眼科：___人，___% ; 3. 耳鼻咽喉科：___人，___% ; 　4. 内科：___人，___% ; 5. 神经/精神科：___人，___%。			

复查不合格具体情况					
序号	姓名	不合格原因	辅助检查结果	原招飞体检机构/体检医师	备注

填表人：　　　　　填表日期：　　　　　　　　(印　章)

注:复查不合格具体情况填写可另附页,加盖体检机构印章有效。

附件1 民用航空招收飞行学生体格检查本

编号_____

民用航空招收飞行学生
体 格 检 查 本

照片粘贴处

姓　　名_____
身份证号_____
专　　业_____
招飞单位_____
毕业院校_____

中国民用航空总局飞行标准司

说　明

1. 本体格检查本适用于民用航空招收飞行学生的首次体检。
2. 申请者请逐项真实填写体检记录本第1页~2页。
3. 被淘汰人员体格检查本保存期限为1年；合格录取人员体格检查本存入个人体检档案。

姓　名			性　别	
出生日期		年　月　日	民　族	
学　历			婚　姻	
国　籍			籍　贯	
身份证号				
联系电话				
录用单位				
毕业学校				
毕业时间		年　月		
填写日期		年　月　日		

请逐项如实回答以下问题,以"√"的形式选择"有"或"无"

	有	无		有	无
(1)精神或意识障碍			(15)胆道结石或胆系疾病		
(2)癫痫或抽搐			(16)泌尿系结石或血尿		
(3)晕厥或眩晕			(17)良恶性肿瘤及治愈后		
(4)经常或严重的头痛			(18)各种手术或外伤史		
(5)头颅外伤			(19)腰背四肢关节痛		
(6)睡眠不良			(20)妇产科疾病		
(7)物质依赖或滥用			(21)听力下降或耳鸣		
(8)心前区不适或心脏病			(22)视觉障碍或眼部疾病		
(9)高血压或低血压			(23)目前使用药物		
(10)哮喘或肺部疾病			(24)家族史:心血管疾病		
(11)胃肠疾病			糖尿病		
(12)糖尿病			癫痫		
(13)过敏性疾病			精神病		
(14)气胸			(25)其他		

声明:上述情况系本人如实填写,如有不实后果由本人负责。

申请人(签名):
年 月 日

外科检查　　　　　　　　　　　　　　　　　　　　　　　　　　　年　月　日

主诉及既往病史：							
身高		cm	体重	kg	腿长	cm	BMI
腰围		cm	臀围	cm	腰臀比		
发育营养：□良好 □一般 □较差 □差 皮肤及附属器： 头颈、胸廓、躯干： 脊柱、四肢： 泌尿生殖、直肠肛门： 其他： □Ⅰ° 下蹲功能不全　□Ⅱ° 下蹲功能不全　□Ⅲ° 下蹲功能不全 □左侧精索静脉曲张(□轻度 □中度 □重度)							
诊　断：							
结　论：							
医　师：							

眼科检查　　　　　　　　　　　　　　　　　　　　　　　　　　　年　月　日

主诉及既往史：							
远视力		裸眼	矫正	矫正镜屈光度	双眼	近视力	右
	右						左
	左						
散瞳验光屈光度	右：		左：	散瞳药物及次数			
色觉：			隐斜：		主视眼：		
眼表： 眼外肌： 瞳孔及虹膜睫状体： 屈光间质： 眼底： 其他：							
诊　断：							
结　论：							
医　师：							

255

耳鼻咽喉口腔科检查　　　　　　　　　　　　　　　　　　　　　　　　年　月　日

主诉及既往史：					
耳					
鼻		（右）		（左）	
			耳　语		
咽喉			耳气压		
			嗅　觉		
口腔			鼻通气		
前庭功能					
其他					

纯音测听		250	500	1000	2000	3000	4000	6000	8000	
	右									
	左									

补充检查：
诊　断：
结　论：
医　师：

内科检查　　　　　　　　　　　　　　　　　　　　　　　　　　　　　年　月　日

主诉及病史：				
血压(mmHg)				
心率(次/分)				
一般状况：				
头部及颈部：				
胸部及心、肺：				
腹　部：				
其他相关检查：				
诊　断：				
结　论：				
医　师：				

精神神经科检查

年　月　日

主诉及病史：
精神神经系统检查：
其他相关检查：
诊　断：
结　论：
医　师：

辅助检查结果

血常规	白细胞　　　×10^9/L　　　红细胞　　　×10^{12}/L 血红蛋白　　　g/L　　　血小板　　　×10^9/L 嗜中性细胞　　　%　　　淋巴　　　%　　　单核　　　%
尿常规	血：　　白细胞：　　尿蛋白：　　尿糖： 镜检：红细胞　　　/HP　　　白细胞　　　/HP　　　管型
乙型肝炎表面抗原：	
肝功(谷丙转氨酶)：u/L	
胸部X线透视：	
胸部X线照片(正位)：	
腹部B型超声(肝、胆、胰、脾、双肾)：	
静息心电图：	
脑电图(睁闭眼、过渡换气)：	
快速血浆反应素环状卡片试验(RPR)：	
艾滋病病毒(HIV)抗体：	
尿人绒毛膜促性腺激素试验(HCG)(女性)：	
尿液毒品(试剂)胶体金法检测：	
妇科B型超声(子宫、双侧附件)(女性)：	
其他：	

体检鉴定总结论	
体检诊断：	
鉴定结论：	
体检机构名称：	
主检医师：	年 月 日
入校前复查	
体检诊断：	
鉴定结论：	
体检机构名称：	
主检医师：	年 月 日

检查顺序表

项目 \ 轮次 \ 科目	第一轮	第二轮	第三轮
外 科	身长、腿长 体重、粗查	细 查 肛门镜检	
眼 科	视力 眼表 色觉	隐斜	散瞳验光 眼底 屈光间质
耳鼻咽喉科	耳、鼻、 咽、口腔	嗅觉、复查鼻、 咽、喉部	纯音测听 前庭功能检查
内 科	全部项目	肝功、HBsAg、血常规、尿常规；胸透、B超、静息心电图	HIV、RPR、尿毒品检测、脑电图
神经精神科	全部项目	心理学选拔	
总结论	合格　　　　　不合格		
说明	合格者打"√",不合格者打"×"。		

附件2 民用航空运输企事业单位招收飞行学生

体检鉴定标准和要求核准申请书

申请核准单位填写项			
1. 申请核准单位名称：			
2. 申请核准文件(体检标准和要求)名称：(具体内容《民用航空招收飞行学生体格检查鉴定标准》)			
3. 提交申请时间：		4. 申请单位盖章：	
5 本单位自定(增补或修改)标准与《民用航空招收飞行学生体格检查鉴定规范》差异条款说明(不够可附页)：			
条款号	原条款内容	自定内容	理由或备注
局方核准意见			

1. 是否符合《民用航空招收飞行学生体格检查鉴定规范》： 　　　是□　　否□	4. 核准日期：
2. 核准意见： 　　　同 意□ 　　　不同意□	5. 核准人姓名：
3. 建议：	6. 核准机构(盖章)：

注：《航空运输企事业单位制定招收飞行学生体检鉴定标准和要求》作为本申请书附件一并上报。

附 录 二

民用航空招收飞行学生体格检查鉴定标准

1. 主要内容和适用范围

本标准规定了招收民用航空飞行学生的体格检查鉴定标准。

本标准适用于招收以培养航线运输驾驶员、飞机和旋翼机商用驾驶员为目标的民用航空飞行学生。

2. 体格检查鉴定结论

体格检查鉴定结论分为：

a. 合格；

b. 不合格。

3. 一般条件

3.1 应具有正常的生理功能、良好的心理品质和社会适应能力。

不应有下列影响正常功能的疾病或功能障碍：

a. 心理品质不良；

b. 先天性或后天获得性异常；

c. 活动性、隐匿性、急性或慢性疾病；

d. 畸形、创伤、损伤或手术后遗症；

e. 物质依赖或物质滥用。

3.2 身高低于165cm不合格。

腿长不足74cm不合格。

体质指数(BMI)大于等于24或小于18.5个别评定。

3.3 恶性肿瘤、可能影响功能的良性肿瘤不合格。

3.4 传染性疾病不合格。

4. 精神、神经系统

4.1 精神障碍及其病史和家族史不合格。

4.2 人格障碍不合格。

4.3 癔症、神经症不合格。

4.4 睡眠障碍不合格。

4.5 物质依赖、物质滥用不合格。

4.6 言语和语言发育障碍不合格。

4.7 癫痫及其病史和家族史不合格。

4.8 原因不明的、难以预防的意识障碍及其病史不合格。

4.9 中枢神经系统疾病、颅脑损伤及其病史不合格。

4.10 经常性头痛不合格。

4.11 周围神经系统疾病不合格。

4.12 植物神经系统疾病不合格。

4.13 肌肉疾病不合格。

5. 心理

心理评定结果不符合飞行职业要求不合格。

6. 呼吸系统

6.1 呼吸系统慢性疾病及功能障碍不合格。

6.2 肺结核不合格。

6.3 气胸、自发性气胸病史不合格。

6.4 胸腔脏器手术史不合格。

7. 循环系统

7.1 心血管系统疾病不合格。

7.2 血压：收缩压持续低于 90mmHg 或高于等于 140mmHg；舒张压持续低于 60mmHg 或高于等于 90mmHg 不合格。

收缩压低于 90mmHg 或舒张压低于 60mmHg，排除病理性低血压可合格。

7.3 脉搏低于 60 次/min 或高于 100 次/min 个别评定。

7.4 心电图异常个别评定。

7.5 周围血管疾病不合格。

7.5.1 轻度下肢静脉曲张合格。

7.5.2 左侧轻、中度精索静脉曲张合格。

8. 消化系统

8.1 消化系统疾病、功能障碍或手术后遗症不合格。

8.2 病毒性肝炎、肝功能异常、乙型肝炎表面抗原阳性不合格。

二年前患过病毒性肝炎治愈后无复发合格。

8.3 胆道系统结石不合格。

8.4 胆囊息肉样变不合格。

直径小于等于 5mm、不伴有胆囊壁增厚、非胆囊颈部的胆囊息肉样变合格。

8.5 直肠、肛门疾病及各种疝不合格。

单纯的内、外痔,肛裂合格。

9. 泌尿生殖系统

9.1 泌尿系统疾病及其病史不合格。

单纯性肾囊肿直径小于 2cm 合格。

9.2 泌尿系统结石不合格。

9.3 生殖系统疾病不合格。

9.3.1 精索鞘膜积液、精索囊肿、精索或阴囊内小结节,排除结核和丝虫病合格。

9.4 严重的月经失调不合格。

9.5 妊娠不合格。

10. 血液系统

10.1 血液系统疾病及其病史不合格。

非病理性脾脏轻度肿大合格。

11. 代谢、免疫、内分泌系统

代谢、免疫、内分泌系统疾病及其病史不合格。

12. 骨骼、肌肉系统

影响功能的骨骼、关节、肌肉或肌腱疾病、畸形、损伤、手术后遗症及功能障碍不合格。

13. 皮肤及其附属器

13.1 传染性、难以治愈或影响功能的皮肤及其附属器疾病不合格。

13.1.1 轻度足癣合格。

13.1.2 局限性神经性皮炎合格。

13.1.3 轻度腋臭合格。

14. 眼及其附属器

14.1 任何一眼裸眼远视力达到0.7或以上合格。

如任何一眼裸眼远视力低于0.7，则必须同时满足下列条件方可合格。

（1）裸眼远视力不低于0.3。

（2）矫正视力不低于1.0。

（3）屈光度不超过±3.00D(球镜当量)或散光两轴相差不超过2.00D。

14.2 屈光参差超过2.50D(球镜当量)不合格。

14.3 任何一眼裸眼近视力低于1.0不合格。

14.4 视野异常不合格。

14.5 色盲、色弱不合格。

14.6 夜盲不合格。

14.7 双眼视功能异常不合格。

14.8 内隐斜视超过10△、外隐斜视超过5△、上隐斜视超过1.5△不合格。

14.9 难以治愈或影响眼功能的眼睑、结膜、泪器疾病不合格。

14.10 角膜疾病、角膜屈光手术后或影响视功能的角膜瘢痕不合格。

14.11 巩膜疾病不合格。

14.12 虹膜睫状体疾病及其病史不合格。

14.13 瞳孔变形、运动障碍不合格。

14.14 晶状体疾病不合格。

晶状体散在先天性混浊小点合格。

14.15 玻璃体疾病不合格。

细丝状、点状玻璃体混浊数量少，活动度小，无自觉症状合格。

14.16 青光眼、高眼压症不合格。

14.17 视网膜、脉络膜、视神经疾病不合格。

14.17.1 黄斑区散在非病理性斑点合格。

14.17.2 黄斑区外不影响视功能的、孤立的、无复发趋势的视网膜、脉络膜陈旧性病灶合格。

15. 耳鼻咽喉及口腔

15.1 任何一耳纯音听力图空气传导听力曲线在 500Hz、1000Hz、2000Hz 任一频率听力损失超过 20dB；250Hz、3000Hz 任一频率听力损失超过 25dB；4000Hz、6000Hz、8000Hz 三个频率双耳听力损失总值超过 210 dB 不合格。

250Hz、500Hz、1000Hz、2000Hz、3000Hz 五个频率上有一个频率或二个频率超过上述标准5dB 可合格。

15.2 耳气压功能不良不合格。

15.3 前庭功能障碍不合格。

15.4 难以治愈或影响功能的外耳疾病和畸形不合格。

15.5 鼓膜穿孔、鼓膜重度病变不合格。

15.6 中耳疾病不合格。

15.7 内耳疾病及其病史不合格。

15.8 眩晕史不合格。

15.9 影响功能的鼻及鼻窦慢性疾病不合格。

15.10 嗅觉丧失不合格。

15.11 难以治愈或影响功能的咽、喉部疾病不合格。

15.12 影响功能的口腔疾病和畸形不合格。

附件：附件 A 体格检查项目、方法和鉴定原则
　　　附件 B 辅助检查项目

附 件

附件 A
（规范性附件）
体格检查项目、方法和鉴定原则

本附录包括各科常规检查项目和一些病症的鉴定原则。凡与临床检查方法要求一致的项目，体检时按临床检查方法进行。必要时可进行其他项目检查。

A1 精神、神经科
A1.1 常规检查项目
A1.1.1 病史搜集。
A1.1.2 精神检查。
A1.1.3 脑神经检查。
A1.1.4 运动检查。
A1.1.5 反射检查。
A1.1.6 感觉检查。
A1.1.7 植物神经检查。
A1.1.8 脑电图检查。
A1.1.9 心理学评定。
A1.2 常规检查项目重点内容
A1.2.1 病史搜集。
病史搜集包括病史询问和病史调查，询问重点内容如下。
a. 生长发育史。
b. 学习、生活史。
c. 既往病史：癔症、神经症、睡眠障碍、意识障碍、癫痫、抽搐史、头痛史、脑外伤史、中枢神经疾病史、肌肉疾病史等。
d. 遗传和遗传倾向疾病家族史：精神障碍、癫痫等。
A1.2.2 精神检查。
A1.2.2.1 一般表现。
A1.2.2.2 情感。
A1.2.2.3 思维。
A1.2.2.4 定向。
A1.2.2.5 记忆。
A1.2.2.6 计算能力。

A1.2.2.7 意志等。

A1.2.3 脑神经检查。

A1.2.4 运动检查。

A1.2.4.1 不自主运动。

A1.2.4.2 肌体积。

A1.2.4.3 随意运动。

A1.2.4.4 共济运动:包括指鼻试验、指指试验、快复轮替试验、跟膝胫试验和昂白氏试验。

A1.2.5 感觉检查。

A1.2.5.1 浅感觉:痛觉和触觉,必要时查温觉。

A1.2.5.2 深感觉:震动觉。

A1.2.6 反射检查。

A1.2.6.1 浅反射:腹壁反射、提睾反射、跖反射。

A1.2.6.2 深反射:肱二头肌反射、肱三头肌反射、膝反射、跟腱反射。

A1.2.6.3 病理反射:巴彬斯基氏征、查多克氏征、奥本海姆氏征、戈登氏征、霍夫曼氏征。

A1.2.7 植物神经检查。

A1.2.7.1 一般检查:观察皮肤色泽有无发红、发白、发绀或大理石纹;手足是否多汗等。

A1.2.7.2 弯腰试验检查:嘱受检者弯腰低头,双手尽量触地,维持3秒~5秒后直立。正常人面部可有暂时轻度充血,但无头昏、眼花和身体倾斜现象。

A1.2.7.3 植物神经辅助检查(必要时)。

a. 眼心反射。

b. 立卧试验。

c. 卧立试验。

A1.2.8 脑电图检查

A1.2.9 心理学评定:智能执笔测验、心理运动能力测验和心理会谈(检测方法和评定原则另行规定)。

A1.3 神经精神科主要疾病及鉴定原则

A1.3.1 精神障碍及其病史和家族史不合格。精神障碍包括:器质性精神障碍、精神活性物质或非成瘾物质所致精神障碍、精神分裂症(分裂症)和其他精神病性障碍、心境障碍(情感性精神障碍)等。

A1.3.2 人格障碍不合格。人格障碍:指人格特征明显偏离正常,使病人形成了一贯的反映个人生活风格和人际关系的异常行为模式。这种模式显著偏离特定的文化背景和一般认知方式(尤其在待人接物方面),明显影响其社会功能与职业功能,造成对社会环境的适应不良,病人为此感到痛苦,并已具有临床意义。

A1.3.3 如有自闭症、暴力、自杀未遂等行为异常者均应评定为不合格。

A1.3.4 癔症不合格。癔症:指一种以解离症状(部分或完全丧失对自我身份识别和对过去的记忆)和转换症状(在遭遇无法解决的问题和冲突时产生的不快心情,以转化成躯体症状的方式出现)为主的精神障碍。

A1.3.4　神经症不合格。神经症:神经症是一组主要表现为焦虑、抑郁、恐惧、强迫、疑病症状,或神经衰弱症状的精神障碍。本障碍有一定人格基础,起病常受心理社会(环境)因素影响。症状没有可证实的器质性病变做基础,与病人的现实处境不相称,但病人对存在的症状感到痛苦和无能为力,自知力完整或基本完整,病程多迁延。

A1.3.5　睡眠障碍不合格。睡眠障碍:含器质性睡眠障碍和非器质性。非器质性睡眠障碍:指各种心理社会因素引起的非器质性睡眠与觉醒障碍。包括:失眠症、嗜睡症和某些发作性睡眠异常情况(如睡行症、夜惊、梦魇)等。

A1.3.6　言语和语言发育障碍不合格。言语和语言发育障碍:是指在发育早期就有正常语言获得方式的紊乱,表现为发音、语言理解,或语言表达能力发育的延迟和异常,这种异常影响学习、职业和社交功能。这些情况并非因神经或言语机制的异常、感觉缺损、精神发育迟滞或周围环境因素所致。

A1.3.7　原因不明的、难以预防的意识障碍及其病史不合格。意识障碍:是指昏迷和晕厥。

A1.3.7.1　类似手术麻醉所致的昏迷合格。

A1.3.7.2　因一氧化碳中毒所致的短暂昏迷治愈后无后遗症合格。

A1.3.7.3　病理性晕厥和无法预防的晕厥不合格。

A1.3.8　植物神经功能不稳定:指大脑皮层对植物神经调节机能减弱或植物神经本身的功能失调而言。主要表现为:人工荨麻疹、手足发绀、皮肤大理石纹、手足多汗,指、睑震颤等。但仅有上述一、二项轻微体征,多属正常现象,不能诊断为植物神经功能不稳定。有上述四项~五项体征为轻度植物神经功能不稳定,五项体征以上为植物神经功能异常。

如有上述三项体征又表现明显,血压、脉搏不稳定或眼心反射阳性不合格。

A1.3.9　物质依赖、物质滥用不合格。物质依赖或滥用:物质包括酒精、镇静剂、抗焦虑剂、可卡因;致幻剂、安非他明及其衍生的中枢神经系统兴奋剂;苯环已哌啶或作用类似的芳香环已胺;大麻、吸入剂及影响精神活动的药物或其他制剂。

物质依赖:是指对依赖物质使用的一种病态。具有以下表现之一,应诊断为物质依赖:①耐受性增强;②出现戒断症状;③使用某种物质的控制力减弱;④不顾身体健康或损害社会、个人及职业能力而继续使用该物质。

物质滥用:是指对上述物质的使用而导致以下任何一种情况。①以前有过使用某种物质并致身体受到损害,在近两年内仍使用该物质;②上述物质检查结果呈阳性;③经病史搜集和体检鉴定确认或怀疑其滥用某种物质。

A1.3.10　明显遗传倾向疾病家族史:指三级亲属(1级:父母、同胞、子女;2级:姑、叔、姨、舅、(外)祖父母;3级:堂、表兄弟姐妹)中有精神神经系统遗传性疾病及病史不合格。

A1.3.11　脑电图检查结果的鉴定原则。

脑电图中、重度或局灶性异常不合格。

A2　外科

A2.1　常规检查项目

A2.1.1　人体测量。

A2.1.2 病史搜集。

A2.1.3 营养发育。

A2.1.4 皮肤检查。

A2.1.5 淋巴结检查。

A2.1.6 头颅检查。

A2.1.7 颈部检查。

A2.1.8 胸部检查。

A2.1.9 腹部检查。

A2.1.10 脊柱检查。

A2.1.11 四肢检查。

A2.1.12 外生殖器检查。

A2.1.13 肛门检查。

A2.2 人体测量

男性在裸体情况下进行测量。女性着胸罩、短裤进行测量。

测量单位:身高为米(m),体重为千克(kg),腿长为厘米(cm)。

A2.2.1 身高。

测量方法:受检者立正姿势,枕部、臀部、足跟三点紧靠标尺。头要正,双目平视,水平尺贴于头顶部正中所测得数值为身高。

A2.2.2 腿长。

受检者坐在45cm高的方凳上,使枕部、臀部紧靠标尺。不过度挺胸,不缩腰。使不等边直角三角板的短边与受检者头顶正中皮肤刚刚接触为宜,使标有起点为45cm～95cm刻度的长边与身高标尺平行紧贴。在三角板长边上对准受检者身高长度的刻度对应数值,即为腿长。

A2.2.3 体质指数。

体质指数(BMI)=体重(kg)/身高(m)^2。

BMI:18.5～24为正常,小于18.5为体重不足,大于等于24为超重,大于等于28为肥胖。(身高、体重、体质指数的对应见附件A表1。)

附件A表1 招收飞行学生身高、体重、体质指数对应表

体重/kg 身高/m	体质指数/BMI		
	BMI=18.5	BMI=24	BMI=28
1.65	50.4	65.3	76.2
1.66	51.0	66.1	77.1
1.67	51.6	66.9	78.1
1.68	52.2	67.7	79.0
1.69	52.8	68.5	80.0
1.70	53.5	69.4	80.9

(续)

身高/m \ 体重/kg \ 体质指数	体质指数/BMI		
	BMI=18.5	BMI=24	BMI=28
1.71	54.1	70.2	81.9
1.72	54.7	71.0	82.8
1.73	55.4	71.8	83.8
1.74	56.0	72.7	84.8
1.75	56.7	73.5	85.8
1.76	57.3	74.3	86.7
1.77	58.0	75.2	87.7
1.78	58.6	76.0	88.7
1.79	59.3	76.9	89.7
1.80	59.9	77.8	90.7
1.81	60.6	78.6	91.7

A2.2.4 腹围(仅在体质指数大于等于24时测量,单位为cm)。

受检者面向检查者自然直立,用皮尺经脐上缘平行绕腹部一周,测得数值即为腹围。

A2.2.5 臀围(仅在体质指数大于等于24时测量,单位为cm)。

受检者面向检查者自然直立,用皮尺测量其臀部的最大周径,即为臀围。

A2.2.6 腰臀比(WHR):腰围和臀围的比值,即用腰围数除以臀围数所得的值。

A2.3 病史搜集

重点询问有无外伤史、手术史、气胸史、结石史、腰、腿关节疼痛史、便血、血尿史。女性还应询问月经史等。

A2.4 各关节功能检查

由上到下依次进行各个关节功能检查。

A2.4.1 颈部:做前屈、后仰、侧弯及左右旋转动作,注意有无功能障碍、斜颈、甲状腺肿大、甲状腺结节等。

A2.4.2 手指各关节:连续做握拳和手指伸屈,各指的外展、内收,拇指对掌运动,注意各指功能,有无缺、残、挛缩。

A2.4.3 腕关节:做掌屈,背伸及内、外旋转活动。

A2.4.4 肘关节:做伸、屈、内旋、外旋、屈肘,并注意左右肘关节是否对称。

A2.4.5 肩关节:做外展、上举;以肩关节为中心的前、后旋转运动,上肢联合运动用拳叩打同侧肩部。两臂内旋手指触摸对侧肩胛骨下角。

A2.4.6 脊柱(腰部):两臂上举,做腰部躯体前屈、后伸、左右侧弯及腰左、右旋转运动。做两上肢前平举、侧平举、上举及向前弯腰动作注意脊柱形态有无异常且能否矫正。

A2.4.7 髋关节:两手平举做左腿右腿向前踢腿动作、侧踢腿动作,外展、内收、外旋动作,注意两侧股骨粗隆是否对称。

A2.4.8 膝关节:两足分开与肩同宽,两上肢前平举做连续下蹲运动;注意有无弹响、运动是否协调,人体重心是否偏移。若有上述体征应做麦氏征试验及其他功能检查并观察有无肌肉萎缩、压痛。

A2.4.9 踝关节:两手叉腰,交替抬腿屈膝做跖屈、背伸、内旋、外旋及足趾伸屈运动。注意有无趾残缺、畸形。

A2.4.10 联合运动:俯卧撑、仰卧起坐、走鸭步、纵跳使双足跟尽量叩打臀部,行走,注意动作是否协调,步态是否正常。

A2.4.11 关节活动记录方法:要求从中位(即"0"度)开始,因为中位是两个相反方向的运动终点。

A2.5 头、胸、腹检查

A2.5.1 头部:有无畸形、疤痕、颅骨凹陷或缺损、发癣等。

A2.5.2 胸部:胸廓形态,有无外伤、疤痕、隆起、肋骨缺损,腋窝部淋巴结大小,有无腋臭等。

A2.5.3 腹部:有无疤痕、外疝、腹壁静脉曲张、皮肤病及腹股沟部淋巴结大小。

A2.5.4 男性生殖器:检查阴茎和阴囊有无结节、肿块、畸形、皮肤病,睾丸位置、大小,精索静脉是否正常。

A2.5.5 肛门:膝胸位或弯腰位,观察肛门有无血迹、肛裂、瘘管、痔核,并需做肛门指诊。

A2.6 外科病症鉴定

A2.6.1 下肢静脉曲张程度的鉴定。

下肢静脉曲张分为二度。

轻度:下肢静脉呈局限性、圆柱状扩张或轻度迂曲或全部静脉干均匀膨胀,但静脉壁没有变薄,皮肤色泽正常,局部无并发症。

重度:下肢静脉呈结节或囊袋状膨胀,迂曲成团,范围广泛,伴有静脉壁变薄或局部有营养不良性溃疡、湿疹、水肿、皮肤色素沉着以及有急性炎症等并发症。

A2.6.2 精索静脉曲张程度的判定。

精索静脉曲张分三度。

轻度:阴囊外观正常,拉紧阴囊壁可见有少部分静脉变粗,加腹压时静脉无明显增粗,触诊静脉壁柔软。

中度:不拉紧阴囊壁即可见静脉迂曲,加腹压稍有增粗,触诊静脉壁柔软,稍膨胀。弯腰后触诊静脉迂曲膨胀消退。

重度:不拉紧阴囊壁即见阴囊壁内静脉呈团状迂曲、怒张,触诊静脉壁粗硬、肥厚或睾丸萎缩。弯腰后触诊迂曲怒张的静脉团无变化或变化不大。

A2.6.3 腋臭程度的判定。

腋臭分为二度。

轻度:在裸露状态下,距受检者1m内方可闻及臭味。

重度:在裸露状态下,距受检者1m外可闻及臭味。

A2.6.4 下蹲功能不全程度判别。

下蹲功能不全分三度。

Ⅰ度:双足并拢不能完全下蹲,或勉强下蹲不稳定,其双足分开与肩同宽时才能完全下蹲。

Ⅱ度：双足分开超过肩宽10cm才能完全蹲下。

Ⅲ度：双足分开超过肩宽10cm仍不能完全蹲下或需双足跟离地后才能蹲下。

A2.6.5 体质指数的评定。

A2.6.5.1 体质指数小于18.5，骨骼发育良好可合格。

A2.6.5.2 体质指数大于24，腰围小于85cm，腰臀比小于0.90，体型匀称，肌肉发达，胸、腹、腰等部位无脂肪堆积现象合格。

A2.6.7 月经失调的评定。

痛经、功能失调性子宫出血、多囊卵巢综合征、闭经和经前期综合征不合格。

A3 内科

A3.1 常规检查项目

A3.1.1 病史搜集。

A3.1.2 脉搏、血压检查。

A3.1.3 营养状态检查。

A3.1.4 头颈部检查。

A3.1.5 胸腹部检查。

A3.2 血压测量

A3.2.1 血压测量。

一律用袖带宽12cm汞柱式血压计测量。

A3.2.2 规定测量右臂肱动脉血压，以坐位为准。手臂与心脏同一水平位置。

A3.2.3 袖带需绑扎在距肘窝上2cm～3cm，听诊器头不能压得过紧，更不能压在袖带下面。

A3.2.4 收缩压取初听到搏动音的数值，即第一音为准。舒张压取搏动音突然消失时的数值即第五音为准。若搏动音持久不消失时，可取搏动音突然由清晰转为低沉（变调）时的数值即第四音为准。

A3.2.5 血压一时性增高，应嘱受检者充分休息后再复查，复查两次结果均正常者，方可视为血压正常。因体温升高所致血压增高，应在体温正常后进行复查。每次测量的血压均应进行记录并注明时间。

A3.2.6 因精神紧张因素所致的血压一时性增高，可采用消除情绪性血压升高的方法进行检查。

A3.3 脉搏计数

A3.3.1 因精神紧张、过度体力活动、疲劳、睡眠不足所致脉搏一时性增快，应嘱受检者充分休息后复查，复查两次均正常者，方可视为脉搏正常。因体温升高所致脉搏增快，应在体温正常后复查。每次计数脉搏均应记录，并注明时间。

A3.4 心脏听诊

A3.4.1 心脏收缩期杂音按临床分级法分为六级。

A3.4.2 心脏生理性收缩期杂音，一般指心尖区或肺动脉瓣区不超过2级，主动脉瓣区不超过1级，且柔和、吹风样、不传导。心电图及X线检查无异常发现。

A3.4.3 体检发现心脏生理性收缩期杂音可合格。如有疑问则进行超声心动图检查。

A3.4.4 超声心动图如提示有心脏瓣膜的轻度关闭不全(除主动脉瓣关闭不全外)排除病理性可合格。

A3.5 肝脏触诊

A3.5.1 受检者取仰卧位,屈膝,腹肌放松,用腹式呼吸。检查者站于受检者右侧,用右手指掌紧贴腹壁,沿腹直肌右侧缘,由下向上随受检者腹式呼吸接近肋弓。触诊宜轻用力,防止将肝脏推向后方。

A3.5.2 肝脏大小以 cm 计算。触及肝脏时,嘱受检者吸气,使腹壁与肋弓相平时的大小为准。测量右叶时,取右锁骨中线与肋弓的交叉点为其始点,与肋弓成直角量至肝下缘为止。局限型肝大者应测肋缘下肝脏最大距离。测肝左叶时,取剑突下缘为测量起点,垂直量至肝下缘。

A3.5.3 判定肝脏大小时应注意:肝脏边缘厚薄硬度;触压痛,肝脏表面是否光滑及上界位置,需与腹直肌鞘、右肾、胆囊鉴别。同时应考虑到饭前饭后、运动前后、呼吸深浅、体型等。

A3.6 脾脏触诊

A3.6.1 受检者取仰卧位,屈膝,用腹式呼吸,腹肌放松,检查者站于受检者右侧,用左手掌置于受检者第七至第十肋骨处,右手平放腹部与左肋缘下成直角方向,手指末端稍弯曲,逐渐由下向上接近肋缘,轻压腹壁,受检者深吸气时进行触诊。轻度肿大的脾脏仰卧位常不易触及,可令其右侧卧位用双手触诊法检查。

A3.6.2 脾脏大小以 cm 计算。受检者取仰卧位吸气至腹壁与肋弓相平,此时触及的脾脏最远点与肋缘垂直距离为脾脏大小。触诊后再做叩诊。判断脾脏大小时应注意:脾脏边缘厚薄、硬度、压痛或叩痛,表面是否光滑,并应与腹部肿块相鉴别。

A3.6.3 超声显像对脾脏肿大程度的确定:脾脏的厚度超过4cm,或脾脏长度超过12cm,应考虑有脾肿大可能。正常脾脏在肋缘下不能探及,当在肋缘下显示脾脏声像图时,除脾下垂外,应提示脾肿大。脾脏前缘超出腋前线,亦应提示脾肿大。

A3.6.3.1 脾脏轻度肿大:在仰卧位平吸气时,肋缘下刚可探及脾脏,深吸气时,脾下缘约在肋下缘2cm~3cm。

A3.6.3.2 脾脏中度肿大:在仰卧位平吸气或呼气时肋缘下均可探及脾脏,深吸气时脾下缘在肋下缘超过3cm,直至平脐。

A3.6.3.3 脾脏重度肿大:脾下缘超过脐孔水平,有的甚至可达盆腔。

A3.7 肾脏触诊

一般受检者采取卧位,必要时可为坐、立位触诊。其大小以 cm 计算。肾脏要注意大小、形状、硬度、表面状态、敏感度及移动度,并应与腹部肿块相鉴别。

A3.8 辅助检查鉴定原则

A3.8.1 血常规:红细胞高于等于3.5×10^{12}/L,血红蛋白高于等于110g/L 合格;白细胞高于等于3.8×10^9/L,血小板$(90\sim350)\times10^9$/L 合格。

A3.8.2 尿常规:尿沉渣检查。白细胞男性不超过3/HP,女性不超过5/HP;红细胞0~偶见/HP 合格。

A3.8.3 人类免疫缺陷病毒(HIV)抗体阳性不合格。

A3.8.4 快速血浆反应素环状卡片试验(RPR)阳性不合格。

A3.8.5 心电图异常鉴定原则。

A3.8.5.1 P-R间期<120ms,不伴有δ波及阵发性室上性心动过速史,可评定为合格。

A3.8.5.2 P-R间期在≤300ms的Ⅰ度房室传导阻滞合格;QRS间期小于120 ms的室内传导阻滞,可合格。

A3.8.5.3 右束支传导阻滞,可合格。双束支传导阻滞,不合格。

A3.8.5.4 心电轴左偏≥-45°或心电轴右偏≥+110°,如心脏结构与心功能无异常,可合格。

A3.8.5.5 游走性心律,排除器质性心脏病合格。

A3.8.5.6 偶发性早搏合格。

A3.8.6 胸部X线检查:一侧肋膈角稍钝伴轻度幕状粘连、肺野有散在的钙化点或少许条索状纤维化影,无临床意义,可合格。

A4 眼科

A4.1 常规检查项目

A4.1.1 病史搜集。

A4.1.2 一般检查。

A4.1.2.1 眼睑、结膜、泪器。

A4.1.2.2 角膜、巩膜。

A4.1.2.3 前房、虹膜、瞳孔。

A4.1.2.4 晶状体。

A4.1.2.5 玻璃体。

A4.1.2.6 眼底。

A4.1.3 视觉功能检查。

A4.1.3.1 远视力。

A4.1.3.2 近视力。

A4.1.3.3 色觉。

A4.1.3.4 隐斜视。

A4.1.3.5 视野(必要时)。

A4.1.3.6 暗适应(必要时)。

A4.1.4 屈光检查。

A4.1.5 眼压检查(必要时)。

A4.2 检查方法

A4.2.1 远视力。

A4.2.1.1 检查采用兰德特氏(Landolt)环行视力表。距离为5m,不采用2.5m加反光镜方法。视力表1.0行视标应与受检者的眼同高。

A4.2.1.2 视力表一般采用人工光源照明或自然光线照明。视力表的照明要均匀无眩光,照度每平方米30烛光~60烛光。

A4.2.1.3 环境照明度不得低于视力表照明度的20%。

A4.2.1.4 先查右眼,后查左眼。瞩受检者以打手势的方式指出视标缺口方向。每一视标检查时间一般不应超过3s。

A4.2.1.5 记录方法:以全部认出的一行加紧邻的视标开口更小的一行的视标个数。

A4.2.1.6 注意事项。

a. 遮眼板勿压眼球,查完一眼后,应稍休息,再查另一眼。

b. 不能给受检者任何暗示,当视标认错时不要在原处停顿、重复指点或在言语中显露提示。

c. 随时注意受检者的手势、姿势、表情和遮眼情况。

A4.2.2 近视力。

A4.2.2.1 检查采用标准近视力表,检查距离为30cm。

A4.2.2.2 记录方法:以全部认出的最小一行视标的数值采用小数计法。

A4.2.3 色觉。

A4.2.3.1 采用假同色版检查法。以俞自萍氏或空军后勤部卫生部印制的《色觉检查图》为主要版本。如采用其中一种版本时,尚需备有其他版本,以资对照。

A4.2.3.2 在白天明亮的自然光线下检查。

A4.2.3.3 距离为50cm~100cm。

A4.2.3.4 每版辨认时间一般不超过5s。

A4.2.3.5 结果判定:按所用版本的规定进行评定。

A4.2.3.6 注意事项。

a. 色盲本应保持整洁。

b. 防止其他受检者围观,受检者不能歪头、斜视,不得给予任何暗示。

c. 记载时要注明所用色觉检查图的名称。

d. 对于认图迟钝者应根据辨认时间长短及误差情况进行综合判断。需用其他版本对照检查,一经确定异常不再复查。

A4.2.4 隐斜视。

A4.2.4.1 采用隐斜计检查法,检查在暗室进行。距隐斜计6m处置一直径为1cm的点光源,其高度应与隐斜计目镜同高。

A4.2.4.2 受检者面对光源坐于隐斜计后面,双眼通过隐斜计目视镜向点光源注视。

A4.2.4.3 受检者调整隐斜计的瞳距和水平仪。将马氏(Maddox)杆和旋转三棱镜放置在受检者的非主视眼前,向受检者讲解仪器操作方法及光点和光线的调整要求。讲明只要点、线重合即可,无需频繁调整。

A4.2.4.4 检查水平隐斜时,将马氏杆呈水平位放置,使旋转三棱镜的转钮位于上方,并将三棱镜度数调整至零值附近。嘱受检者通过隐斜计用双眼观看点光源,如看到一光点并在其左侧或右侧同时看到一垂直线条状光线时,嘱受检者转动三棱镜的转钮,使垂直的光线正好通过光点与之重合。检查者此时可以从刻度上直接读出隐斜视的度数,如三棱镜基底向颞侧则为内隐斜视,如向鼻侧则为外隐斜视。

A4.2.4.5 检查垂直隐斜时,将马氏杆呈垂直位放置,使旋转三棱镜的转钮位于外侧方,并将三棱镜度数调整至零值附近。嘱受检者通过隐斜计用双眼观看点光源,如看到一光点并在其上方或下方同时看到一水平线条状光线时,嘱受检者转动三棱镜的转钮,使水平的光线正好通过光点与之重合。检查者此时可以从刻度上直接读出隐斜视的度数,如三棱镜基底向下,则为置马氏杆眼的上隐斜视;如向上,为下隐斜视,但习惯称为未加马氏杆眼的上隐斜视。

A4.2.4.6 隐斜检查记录方法采用三棱镜度"△"记载,先记录内或外隐斜度数,再记录上隐斜度数。内(外)隐斜或上隐斜为0度时,应记录内(外)0或上0,而不应省略不计。只有当两者均为0值方可记录为"正位"。

A4.2.4.7 注意事项。

a. 检查前要校正仪器。先查数人的上隐斜,如多数指0度处,说明隐斜计是准确的。

b. 光点应保持足够亮度。为防耀眼可在光点外加一层磨光玻璃或不反光的白色薄纸。光点附近要杜绝其他光源。

c. 隐斜计的高度及前后位置必须与受检者相适宜,以防止其头、颈部肌肉紧张或挤压眼球。

d. 检查时每隔一秒钟在受检者放置马氏杆眼前干扰一次,使其仅能间歇地看到条状光线,以干扰其融和作用,获得准确的检查结果。

e. 检查者观察所得隐斜度数后,应让受检者重复操作一次,并将两次结果均记录下来便于判断。鉴于隐斜度在两眼分别放置马氏杆大多数人有变动,故应将马氏杆和三棱镜分别放置在受检者两眼前交叉检查。判定时,以最多出现最高隐斜度数为依据。

f. 检查结果不能让受检者看到或听到,更不能让受检者事先了解到0位时光点情况,以防受检者弄虚作假。

g. 隐斜度数较高或结果不稳者,可休息20min后或次日复查。仍难决定取舍时,可结合眼位及眼球运动、同视机检查综合评定。

A4.2.5 屈光检查。

A4.2.5.1 采用散瞳检影法,即在睫状肌麻痹状态下,用视网膜检影法进行检查。

A4.2.5.2 检查在暗室进行,检查距离为1m,以黄斑光影为准。

A4.2.5.3 记录方法:用"+"或"-"符号记载实际屈光度(即已除去1m检查距离所造成的1.0屈光度)。有斜轴散光时应用虚线标出轴向。体检表上应注明所用药物名称、浓度及次数。

A4.2.5.4 注意事项。

a. 点药务必使药液滴入结膜囊内,防止闭眼挤掉或被棉球吸出。

b. 注意压迫泪囊,防止中毒。

c. 滴药期间,嘱受检者闭目休息,不要在强光下停留。

d. 当屈光处于标准边缘时,应由两名以上医师进行检影以确定屈光度,必要时用插片能否矫正视力方法来核实检影正确性。

A4.2.6 视野检查(必要时)。

结果判定:视野在任何径线比正常缩小15°以上或有非生理性暗点出现不合格。

A4.2.7 眼压检查。

结果判定:眼压>21mmHg不合格。

A4.2.8 暗适应检查(必要时)。

A4.2.8.1 采用暗适应仪测定快速暗适应时间。

A4.2.8.2 评定:按所用暗适应仪的规定进行评定。暗适应异常不合格。

A5 耳鼻咽喉及口腔

A5.1 常规检查项目

A5.1.1 病史搜集。

A5.1.2 一般检查项目。

A5.1.2.1 外耳、鼓膜。

A5.1.2.2 外鼻、鼻腔。

A5.1.2.3 口咽部。

A5.1.2.4 喉部。

A5.1.2.5 颞下颌关节。

A5.1.2.6 口腔。

A5.1.3 功能检查。

A5.1.3.1 纯音听阈测定。

A5.1.3.2 耳气压功能检查。

a. 耳听诊管检查。

b. 捏鼻鼓气检查。

A5.1.3.3 前庭功能检查:旋转双重试验检查。

A5.1.3.4 低头体位引流检查(必要时)。

A5.1.3.5 鼻呼吸功能检查。

A5.1.3.6 嗅觉检查。

A5.2 病史搜集

着重询问有无晕车、晕船、晕机史;有无耳鸣、耳聋、眩晕以及反复鼻衄史,了解发生年龄、发作次数、程度、性质、有无明显诱因。

A5.3 检查方法与结果评定

A5.3.1 纯音听阈测定检查。

A5.3.1.1 方法:按临床检查方法进行。

A5.3.2 耳听诊管测定检查。

A5.3.2.1 方法:用听诊管两端的橄榄头分别插入检查者和受检者的外耳道内,嘱受检者做吞咽、捏鼻吞咽或捏鼻鼓气三种动作,倾听有无空气通过咽鼓管进入中耳腔的吹气声音。

A5.3.2.2 评定:能听到吹气声音者为耳气压功能良好。

A5.3.3 捏鼻鼓气检查。

A5.3.3.1 方法:嘱受检者做捏鼻鼓气动作。检查者用耳镜观察鼓膜活动情况。

A5.3.3.2 评定:能看到鼓膜活动(松弛部、鼓膜后上象限尤为明显),光锥闪动为耳气压机能良好。鼓膜无活动属不良。

A5.3.4 声阻抗检查(必要时)。

按照临床检查方法进行并参照临床检查结果评定。

A5.3.5 旋转双重试验检查。

A5.3.5.1 方法:分别对三个半规管进行检查,各半规管检查时间间隔为5s。

a. 水平半规管:嘱受检者闭眼,头前倾30°。以2s一圈的速度将转椅顺时针旋转,5圈后突然停止,嘱其立即向前弯腰至90°。5s后睁眼并迅速抬起头坐正。

b. 后垂直半规管:闭眼,头向右肩倾斜90°,以2s一圈的速度将转椅逆时针旋转5圈后突然停止。5s后睁眼并迅速将头摆正。

c. 上垂直半规管:闭眼,低头和弯腰至120°。以2s一圈的速度将转椅顺时针旋转5圈后突然停止。5s后睁眼并迅速抬头坐正。

A5.3.5.2 评定。

a. 0度:无不良反应。

b. Ⅰ度:有轻微头晕、恶心、面色苍白、微汗等且恢复快。

c. Ⅱ度:有头晕、恶心、颜面苍白、打呃、出汗等。

d. Ⅲ度:有明显的头晕、恶心、呕吐、颜面苍白、大汗淋漓、肢体震颤、精神萎靡等。

e. 延迟反应:检查后经一定时间才出现前庭植物神经反应,重者可有食欲不振、卧床不起等。

出现Ⅱ度以上或延迟反应者为明显前庭植物神经敏感,评为不合格。

A5.3.6 低头体位引流检查(必要时)。

A5.3.6.1 方法:令受检者坐位,双腿并拢,双臂交叉平行放在腿膝部位,低头前额置于手臂上,10min~15min后坐正,立即接受鼻腔检查。

A5.3.6.2 评定:窥查中鼻道或嗅裂区有黏液脓性或脓性分泌物溢出即为阳性。

A5.3.7 鼻肺反射试验检查(必要时)。

A5.3.7.1 方法:嘱受检者侧卧于鼻甲较小的一侧,10min~15min后立即接受鼻腔检查,窥查下鼻甲变化情况。

A5.3.7.2 评定:鼻甲变大者为阳性;无变化者为阴性。

A5.3.8 嗅觉检查。

A5.3.8.1 方法:用4个不透明、大小形状相同的小瓶,分别装有少量酒精、汽油、醋和水。嘱受检者坐位,闭眼,检查者用手指压堵其一侧鼻孔,将嗅瓶置于另一侧鼻孔前,令其辨闻气味。同法检查对侧。

A5.3.8.2 评定。

a. 双鼻孔均能分别辨闻出酒精、汽油和醋为嗅觉良好。

b. 一侧或两侧鼻孔不能完全辨闻出酒精、汽油或醋,但能辨闻出其中一至二种为嗅觉迟钝。

c. 一侧或两侧鼻孔均不能辨闻出酒精、汽油和醋者为嗅觉丧失。

A5.4 病症鉴定

A5.4.1 上颌窦炎。

鼻窦X线检查仅发现上颌窦窦腔密度增高,黏膜增厚,但无明显鼻腔缩小,穿刺冲洗有少量脓性分泌物,鼻腔检查无明显异常,上颌窦窦口引流通畅,可评为合格。

A5.4.2 上颌窦黏膜囊肿

鼻窦X线检查仅发现上颌窦黏膜囊肿位于窦腔侧壁或底壁并小于窦腔三分之一,窦腔黏膜无炎性改变,鼻腔检查无明显异常,上颌窦窦口引流通畅,可评为合格。

附件 B
辅助检查项目

1. 血常规(血红蛋白、红细胞计数、白细胞计数及分类、血小板计数)
2. 尿常规(尿蛋白、尿糖、尿沉渣镜检)
3. 便常规
4. 乙型肝炎表面抗原、肝功(谷丙转氨酶)
5. 胸部 X 线透视
6. 胸部 X 线照片(正位)
7. 腹部 B 型超声(肝、胆、脾、双肾)
8. 纯音听阈测定
9. 心电图
10. 脑电图(睁闭眼、过渡换气)
11. 快速血浆反应素环状卡片试验(RPR)
12. 人类免疫缺陷病毒(HIV)抗体检测
13. 尿人绒毛膜促性腺激素试验(HCG)(女性)

附录三 航空医学常用名词汉英对照

阿司匹林　Aspirin
阿托品　Atropine
艾滋病　AIDS
安宫黄体酮　Medroxyprogesterone acetate
暗适应　Dark adaptation
白蛋白　Albumin
白细胞　White blood cell
白细胞减少症　Leukopenia
败血症　Septicaemia
斑疹伤寒　Typhus
搬运　Transporting
瓣膜　Valve
膀胱　Bladder
包扎　Wrap
爆发性高空缺氧　Fulminating altitude hypoxia
爆震性耳聋　Knock rating deafness
被动免疫　Passive immunity
贲门　Cardia
苯蒸气　Benzene steam
鼻腔　Nasal cavity
鼻息肉　Nose polyp
鼻炎　Rhinitis
鼻中隔　Nasal septum
鼻中隔偏曲　Nasal septum deviation
便秘　Constipation
变态反应性鼻炎　Allergy rhinitis
病毒　Virus
病毒性肝炎　Viral hepatitis
病理　Pathological
肠毒素　Enterotoxin
肠脂垂　Epiploicae appendices
抽搐　Twitch
臭氧　Ozone
出血　Bleeding
传播　Dissemination
传导　Conduction

传导系统　Conduction system
传导性　Conductivity
传染病　Infectious diseases
传染源　Origin of infection
垂体　Hypophysis
促红细胞生成素　Erythropoietin
大肠　Large intestine
大气压力　Atmospheric pressure
大叶性肺炎　Lobar Pneumonia
呆小症　Cretinism
胆绞痛　Cholecystalgia
胆囊　Gallbladder
胆囊结石　Gallstone
蛋白质　Protein
氮气　Nitrogen
低气压　Low atmospheric pressure
低渗性脱水　Hypo-osmoticity dehydration
低压舱　Altitude test facility
癫痫　Epilepsy
碘　Iodine
电磁辐射　Electromagnetic radiation
电离辐射　Ionization radiation
淀粉酶　Amylase
定向障碍　Directional obstacles
动脉　Artery
窦房结　Sino-atrial node
对流　Convection
腭扁桃体　Palate tonsil
耳鸣　Tinnitus
耳气压功能不良　Ear pressure dysfunction
耳塞　Earphones
耳罩　Earmuffs
二氧化硫　Sulphur dioxide
二氧化碳　Carbon dioxide
发热　Fever
发育　Development

繁殖　Reproduction
反射弧　Reflex arc
防御反射　Defense reflex
防御功能　Defense function
房室传导阻滞　Auriculo-ventricular conduction block (AVB)
房室结　Atrioventricular node
房室束　Atrioventricular beam
放射线　Radioactive rays
飞行安全　Flight safety
飞行不合格　Flight failure
飞行合格　Flight qualified
飞行劳动负荷　Flight workload
飞行疲劳　Flight fatigue
飞行事故　Flight Accident
飞行学生　Flight students
飞行员　Pilot
飞行暂不合格　Flying temporary failure
飞行执照　Flying certificate
废用性萎缩　Disuse atrophy
肺　Lung
肺结核　Tuberculosis
肺囊虫性肺炎　Lung cysticercus pneumonia
肺水肿　Pulmonary edema
肺循环　Pulmonary circulation
肺炎支原体　Pneumonia mycoplasma
风湿病　Rheumatism
风湿热　Rheumatic fever
服务　Service
服务质量　Quality of service
氟　Fluoride
氟哌酸　Norfloxacin
辐射　Radiation
辐射环境　Radiation environment
附睾　Epididymis
复方阿司匹林　Compound aspirin
副交感神经　Parasympathetic
腹泻　Diarrhea
钙　Calcium
肝　Liver
肝癌　Liver cancer
肝昏迷　Liver stupor
肝炎　Hepatitis
肝硬化　Cirrhosis
感觉器　Sensory organs
感染　Infection
感染性疾病　Infectious diseases
感受器　Receptor
肛门　Anus
高空飞行　Altitude flying
高空减压病　High-altitude decompression sickness
高空缺氧　Altitude hypoxia
高空胃肠胀气　High-altitude gastrointestinal Flatulence
高渗性脱水　Hyperosmolar dehydration
高血压病　Hypertension
高压氧舱　Hyperbaric oxygen chamber
睾丸　Testicle
铬酸雾　Chromium acid mist
庚酸炔诺酮　Norethisterone enanthate
宫颈炎　Cervicitis
汞蒸气　Mercury steam
共济失调　Ataxia
钩端螺旋体病　Leptospirosis
骨　Bone
骨传导　Bone conduction
骨骼肌　Skeletal muscle
骨胶原纤维　Collagen fiber
骨膜　Periosteum
骨髓　Marrow
骨细胞　Bone cell
骨折　Bone fracture
骨质　Ossein
骨质疏松　Osteoporosis
骨组织　Bone tissue
鼓膜　Tympanic membrane
鼓膜穿孔　Perforated eardrum
固定　Fixed
关节(骨连结)　Joint
冠状动脉硬化性心脏病　Coronary heart disease
国际民航组织　International civil aviation organization (ICAO)
国际民航组织标准大气　International civil aviation organization standard atmosphere
过敏性休克　Allergic shock
氦气　Helium

航空毒理学	Aviation toxicology	钾	Potassium
航空毒物	Aviation poison	驾驶飞机	Driving aircraft
航空航天	Aerospace	驾驶员	Pilot
航空环境	Aviation environment	检查方法	Inspection method
航空器	Aircraft	睑板腺囊肿（霰粒肿）	Chalazion
航空生理学	Aviation physiology	碱性磷酸盐	Alkalinity phosphate
航空生物动力学	Aviation biological dynamics	交感神经	Sympathetic
航空性牙痛	Aviation toothache	胶体渗透压	Colloid osmotic pressure
航空性中耳炎	Aviation tympanitis	胶原纤维	Collagenous fibre
航空医师	Aviation doctor	节律性	Rhythmicity
航空医学	Aviation medicine	节律性收缩	Rhythmicity contraction
航行雷达	Navigational radar	结肠带	Coplic bands
红外线	Infrared	结肠袋	Haustra of colon
红细胞	Red blood cell	结缔组织	Connective tissue
呼吸	Breath	结核病	Tuberculosis(TB)
呼吸系统	Respiratory system	结膜炎	Conjunctivitis
化学成分	Chemical composition	解毒	Disintoxicating
化学因素	Chemical factor	金刚烷胺盐	Amantadine salt
昏迷	Stupor	金刚乙胺	Rimantadine
机舱	Cabin	近视	Myopia
肌肉	Muscle	晶体渗透压	Crystal osmotic pressure
肌肉组织	Muscular tissue	精囊腺	Seminal vesicle
激素	Hormone	精神异常	Mental disorder
急、慢性病毒性肝炎	Anxious, chronic toxic hepatitis	静脉	Vein
急、慢性胆囊炎	Anxious, chronic cholecystitis	酒	Liquor
急、慢性菌痢	Anxious, chronic bacillary dysentery	酒精中毒	Alcoholism
急、慢性胃肠炎	Anxious, chronic gastroenteritis	抗体	Antibody
急、慢性胃炎	Anxious, chronic gastritis	科里奥利加速度	Coriolis acceleration
急性胆囊炎	Acute cholecystitus	氪气	Krypton
急性放射病	Acute radiation sickness	空难	Air disaster
急性高空缺氧	Acute altitude hypoxia	空气传导	Air conduction
急性阑尾炎	Acute appendicitis	空勤人员	Aircrew
急性肾盂肾炎	Acute pyelonephritis	空中乘务员	Flight attendant
急性细菌性痢疾	Acute bacillary dysentery	空中机械员	Flight mechanic
脊髓	Spinal cord	口腔	Oral cavity
寄生虫	Parasite	拉伤	Strain
加速度	Acceleration	阑尾	Appendix
甲基睾丸素	Methyl-testosterone	劳动效率	Labor efficiency
甲基炔诺酮	Methyl norethisteronum	立克次体	Rickettsia
甲亢	Hyperthyroidism	立体视觉	Stereoscopic vision
甲孕酮	Armor progesterone	痢疾杆菌	Shigella
甲状旁腺	Parathyroid gland	临床诊断	Clinical diagnosis
甲状腺	Thyroid gland	淋巴管	Lymph vessel

淋巴系统　Lymphatic system
淋病　Gonorrhea
磷　Phosphorus
磷蒸气　Phosphorus steam
领航员　Navigator
流感疫苗　Influenza vaccine
流行性出血热　Epidemic hemorrhagic fever（EHF）
流行性感冒　Influenza
流行性脑脊髓膜炎　Meningococcal meningitis
流行性腮腺炎　Mumps
硫化氢　Hydrrogen sulfide
颅内压增高　Intracranial hypertension
鲁米那　Luminal
旅客　Passenger
氯地孕酮　Chlormadinone
氯化物　Chloride
氯气　Chlorine
卵巢　Ovary
螺旋体　Spirochete
麦芽糖　Malt sugar
脉搏　Pulse
脉搏压　Pulse pressure
慢性放射病　Chronic radiation sickness
慢性肝炎　Chronic hepatitis
慢性高空缺氧　Chronic altitude hypoxia
慢性骨髓炎　Chronic osteomyelitis
慢性腰腿痛　Chronic low back pain
毛细血管　Capillary
霉变食物中毒　Moldy food poisoning
镁　Magnesium
锰　Manganese
迷走神经　Vagus nerve
泌尿系统　Urinary system
免疫球蛋白　Immunoglobulin
免疫学检查　Immune examination
民航运输　Air Services
明适应　Bright adaptation
内分泌失调　Endocrine disorders
内分泌系统　Endocrine system
内分泌腺　Endocrine gland
内膜异位　Endometriosis
钠　Sodium
氖气　Neon

脑　Brain
脑水肿　Hydro-cephalus
脑溢血　Encephalorrhagia
尼古丁　Nicotine
农药　Pesticides
疟疾　Malaria
呕吐　Vomiting
帕　Pascal
皮肤瘙痒　Pruritus
疲劳　Weary
脾脏　Spleen
平滑肌　Smooth muscle
平均动脉压　Average arterial pressure
葡萄球菌　Staphylococcus
葡萄球菌食物中毒　Staphylococcus food poisoning
浦肯野氏纤维　Purkinje's fiber
气候　Climate
气流　Air current
气象　Meteorology
气性坏疽　Gas gangrene
气压　Pressure
气压性牙痛　Barometric pressure toothache
器官　Organ
器质性心脏病　Organic heart disease
前列腺　Prostata
前列腺素　Prostaglandin
前庭功能　Vestibular function
前庭器　Vestibular apparatus
前庭蜗器　Vestibular-cochlear organ
荨麻疹　Urticaria
切向加速度　Tangential acceleration
氢离子　Hydrogen ions
球蛋白　Globulin
屈光不正　Ametropia
屈肢症　Bends
炔雌醇　Ethinylestradiol
炔诺酮　Norethindrone
缺氧　Oxygen deficit
缺氧症　Anoxia
热痉挛　Heat cramps
人工辐射　Artificial radiation
人工心肺复苏　Artificial heart recovery
人体解剖　Human anatomy

妊高症　Pregnancy-induced hypertension syndrome
妊娠　Pregnancy
妊娠贫血　Pregnancy anemia
妊娠中毒　Pregnancy poison
肉毒杆菌食物中毒　Botulinum food poisoning
乳腺增生　Breast hyperplasia
腮腺　Parotid gland
散光　Astigmatism
沙门氏菌属　Salmonella
沙眼　Trachoma
上皮细胞　Epithelial cell
上皮组织　Epithelial tissue
上腔静脉　Superior vena cava
上消化道　Upper gastrointestinal
烧伤　Burn
舌下腺　Sublingual gland
申请复飞　Applies overshoot
神经衰弱　Neurasthenia
神经纤维　Nerve fiber
神经元　Neuron
神经组织　Nervous tissue
肾　Kidney
肾绞痛　Renal colic
肾上腺　Adrenal gland
肾素　Renin
肾炎　Nephritis
生长　Growth
生理功能　Physiological functions
生理学　Physiology
生殖系统　Reproductive system
失密　Divulging secrets
失能　Loses energy
湿度　Humidity
十二指肠　Duodenum
时差效应　Time difference effect
食管　Esophagus
食糜　Chyme
食物中毒　Food poisoning
视觉器官　Visual organ
视网膜　Retina
收缩　Contraction
收缩压　Systolic pressure
手　Hand

舒张　Diastole
舒张压　Diastolic pressure
输卵管　Uterine tube
衰老　Senile
双眼视觉　Binocular vision
撕裂伤　Laceration
四乙铅　Tetraethyl lead
似昼夜节律　Resembles the diurnal rhythm
松果体　Pineal body
酸碱平衡　Acid-base equilibrium
酸中毒　Acidosis
太阳辐射　Solar radiation
碳酸盐　Carbonate
糖类　Carbohydrate
糖尿病　Diabetes
体格检查　Medical examination
体检合格证　Physical examination certificate
体温　Body temperature
体循环　Systemic
体液沸腾　Boiling fluid
天然辐射　Natural radiation
铁　Iron
听觉　Sense of hearing
听觉疲劳　Fatigue hearing
听觉适应　Auditory adaptation
听力损失　Hearing loss
停飞　Aircraft grounding
通气　Ventilation
铜　Copper
痛经　Dysmenorrhea
头盔　Helmet
唾液腺　Salivary gland
危重病人　Seriously injured patient
维生素 D_3　Vitamin D_3
胃、十二指肠溃疡　Stomach, duodenal ulcer
胃　Stomach
胃肠功能紊乱　Stomach and intestines function disorder
胃肠胀气　Gastrointestinal flatulence
胃蛋白酶　Pepsin
温度　Temperature
温度负荷　Temperature load
污染　Pollution

无线电波 Radio wave	兴奋性 Excitability
戊酸雌二醇 Estradiol valerate	性格异常 Unusual character
吸收 Absorption	性激素 Sex hormone
吸氧 Oxygen uptake	胸腔 Pleural
希氏束 His bundle	胸腺 Thymus
硒 Selenium	休克 Shock
系统 System	修复 Repair
细胞 Cell	虚脱 Prostration
细胞核 Cell nucleus	嗅觉 Sense of smell
细胞膜 Cell membrane	嗅觉器官 Organum olfactorium
细胞质 Cytoplasm	血管 Blood vessel
细菌 Bacterium	血浆蛋白 Plasma Protein
细菌毒素 Bacteriotoxin	血浆胶体渗透压 Blood plasma colloid osmotic pressure
细菌感染 Bacterial infection	
细菌性痢疾 Bacillary dysentery	血流 Blood stream
细菌性食物中毒 Bacterial food poisoning	血栓闭塞性脉管炎 Thrombus unenlightened vasculitis
下颌下腺 Submandibular gland	
下腔静脉 Vena cava inferior	血小板 Blood platelet
下消化道 Under the digestive tract	血压 Blood pressure
先兆流产 Threatened abortion	血液循环 Blood circulation
纤维蛋白原 Fibrinogen	循环衰竭 Circulatory failure
氙气 Xenon	循环系统 Circulatory system
向心加速度 Centripetal acceleration	迅速减压 Rapid decompression
消化 Digestion	牙齿 Tooth
消化酶 Digestive enzyme	咽 Swallowing
消化系统 Digesting system	烟草 Tobacco
消化腺 Digestive gland	盐酸 Hydrochloric acid
消炎痛 Indomethacin	眼 Eye
小肠 Small intestine	洋地黄中毒 Digitalism
效应器 Effector	氧气 Oxygen
心 Heart	氧气不足 Oxygen insufficiency
心动周期 Cardiac cycle	药物成瘾 Drug Addiction
心肌 Cardiac muscle	一氧化碳 Carbon monoxide
心肌纤维 Myocardial fiber	胰岛 Pancretici slets
心绞痛 Angina	遗传 Heredity
心理负荷 Psychological load	乙醇 Alcohol
心理学 Psychology	乙肝疫苗 Hepatitis B Vaccine
心率 Heart rate	乙酸孕酮 Progesterone acetate
心内注射 Heart injection	乙型肝炎病毒 Hepatitis B virus
心室颤动 Ventricle tremor	异常分裂 Unusual fission
心脏骤停 Cardiac arrest	意识障碍 Consciousness barrier
锌 Zinc	阴道 Vagina
新陈代谢 Metabolism	阴道炎 Vaginitis

应激性　Irritability	支气管哮喘　Bronchial tube asthma
营养物质　Nutrients	脂肪　Fat
幽门　Pylorus	直线加速度　Linear acceleration
有害气体　Noxious gas	植物神经　Vegetative nerve
宇宙辐射　Cosmic radiation	止血　Hematischesis
预防　Prevention	治疗　Treatment
远视　Hyperopia	致病性微生物　Pathogenic microorganism
运动系统　Kinematic scheme	窒息　Suffocation
运动员　Athlete	中耳气压伤　Middle ear pressure wound
晕车　Carsickness	中耳炎　Otitis media
晕船　Seasickness	中风　Stroke
晕机病　Airsickness sickness	中国民用航空人员医学标准　Chinese civil aviation personnel medicine standard（CCAR-67FS）
晕厥　Syncope	
再造　Restoration	中枢神经　Central nervous
造血　Hematopoietic	中暑　Heat-stroke
噪声性耳聋　Noise-induced deafness	肿瘤　Tumor
噪声　Noise	周围神经　Peripheral nerve
黏多糖蛋白　Mucopolysaccharide protein	主动脉　Aorta
黏液蛋白　Mucin	子宫　Uterus
黏液性水肿　Mucinous edema	子宫肌瘤　Uterine fibroids
真菌　Fungus	子宫内膜异位症　Endometriosis sickness
真菌毒素　Mycot oxin	紫外线　Ultraviolet ray
诊断　Diagnosis	自动免疫　Active immunity
诊疗技术　Technology clinic	自律性　Personal discipline
振动　Vibration	

参 考 文 献

[1] 湖南医学院.生理学[M].北京:人民卫生出版社,1982.
[2] 戴自英.实用内科学[M].北京:人民卫生出版社,1993.
[3] 葛盛秋.民用航空医学科研成果论文集[M].北京:中国民航出版社,1996.
[4] 尤昭玲,李克湘.实用妇产科手册[M].湖南:湖南科学技术出版社,1997.
[5] 苏应宽,徐增祥,江森.新编实用妇科学[M].济南:山东科学技术出版社,1999.
[6] 马瑞山.航空航天生理学[M].太原:山西科学技术出版社,1999.
[7] 皇甫恩,苗丹民.航空航天心理学[M].西安:陕西科学技术出版社,2000.
[8] 中国民用航空人员医学标准和体检合格证管理规则.中国民用航空总局(2001).
[9] 民用航空人员体检鉴定和体检合格证管理程序.中国民用航空总局(2002).
[10] 吴建亭.航空航天知识[M].西安:第四军医大学出版社,2003.
[11] 常耀明.航空航天营养与卫生学[M].西安:第四军医大学出版社,2003.
[12] 郭国民.空军卫生勤务学[M].西安:第四军医大学出版社,2003.
[13] 郝力行.空中乘务专业机上急救教材[M].北京:中国民航出版社,2003.
[14] 刘平.航空医学[M].成都:西南交通大学出版社,2003.
[15] 张波.急救护理学[M].北京:中国协和医科大学出版社,2004.
[16] 孙喜庆.航空航天生物动力学.西安:第四军医大学出版社,2005.
[17] 丁训杰.急诊抢救手册[M].北京:金盾出版社,2006.
[18] 王占国.传染病学[M].北京:高等教育出版社,2006.
[19] 姚红光,李程,等.航空卫生保健与急救.北京:旅游出版社,2007.
[20] 王建智,刘立,郭俊,等.商业航空飞行中的紧急医学事件[J].民航医学,2007,17:1.